U0340522

基于仲景理论的现代

心肺复苏创新技术

▶▶▶ 主编◎张思森　郝义彬　李　静

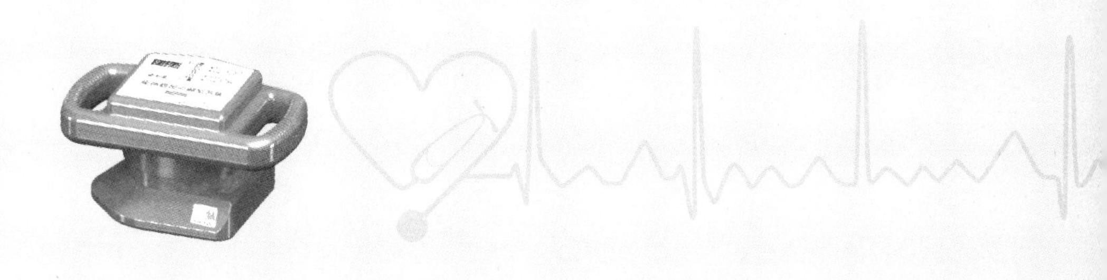

郑州大学出版社

图书在版编目(CIP)数据

基于仲景理论的现代心肺复苏创新技术 / 张思森, 郝义彬,
李静主编 . — 郑州 : 郑州大学出版社, 2020. 12
ISBN 978-7-5645-7202-0

Ⅰ. ①基… Ⅱ. ①张…②郝…③李… Ⅲ. ①心肺复苏术
Ⅳ. ①R605.974

中国版本图书馆 CIP 数据核字(2020)第 155010 号

基于仲景理论的现代心肺复苏创新技术
JIYU ZHONGJING LILUN DE XIANDAI XINFEI FUSU CHUANGXIN JISHU

策划编辑	薛 晗	封面设计	曾耀东
责任编辑	薛 晗	版式设计	凌 青
责任校对	刘 莉	责任监制	凌 青 李瑞卿

出版发行	郑州大学出版社有限公司	地 址	郑州市大学路 40 号(450052)
出 版 人	孙保营	网 址	http://www.zzup.cn
经 销	全国新华书店	发行电话	0371-66966070
印 刷	河南瑞之光印刷股份有限公司		
开 本	787 mm×1 092 mm 1 / 16		
印 张	16.5	字 数	363 千字
版 次	2020 年 12 月第 1 版	印 次	2020 年 12 月第 1 次印刷

书 号	ISBN 978-7-5645-7202-0	定 价	99.00 元

作者名单

主　审　王立祥　孟庆义　宋　维

主　编　张思森　郝义彬　李　静

副主编　王红宇　刘亚华　张梓然　王　贺　兰　超　毛峥嵘　付晓丽　张晨龙　冯伟彬　刘变化　张　岩

编　委　(以姓氏笔画为序)

丁宁杨　马桂林　王玉娇　王赛南　付利然
付胜奇　白　红　成怡冰　毕朋朋　刘　青
刘　婷　刘永瑞　刘亚杰　刘玮玮　刘金强
刘恒亮　刘晓鹏　许　杰　孙　楠　巫庆荣
李　娜　李　宾　李　颖　李利华　杨卫红
杨季菱　岑颖欣　汪宏伟　沙　鑫　宋　科
宋国趁　张　颖　张存庆　张枭然　张艳娜
张淑玲　贾美云　徐彦立　郭丽萍　戚文涛
彭丹洋　董善京　董慧君　韩淑鹏　焦宪法
舒延章　鲁利斌　温其智　谢永富

内容提要

本书共3篇。第一篇全面论述了心肺复苏的发展、概念、伦理依据等,列出最新中国心肺复苏专家共识。第二篇将临床最常用、最实用的急救技术进行系统讲解,紧扣最新国际指南,反映指南精髓,吸纳研究进展,保持前沿性,为临床实践提供可供遵循的国际通行依据。本书大量引用最新版《2015 国际心肺复苏及心血管急救指南》及最新版《2016 中国心肺复苏专家共识》,读者借此可了解本领域的前沿热点。第三篇深度解析腹部心肺复苏的解剖生理基础及"腹泵"等参与复苏的"多泵"机制原理,着重诠释了腹部提压心肺复苏创新技术的临床研究与转化应用研究成果。系统归结了腹部心肺复苏的试验研究结果与临床实践案例,如作者将历经数载创立的"腹部提压""腹主动脉反搏""膈肌下抬挤"等10余种经腹实施心肺复苏的方法,第一次系统地呈现给读者,彰显了"腹部心肺复苏学"原始创新这一特色,深刻揭示了心肺复苏研究的现状、技术及趋势,从整合医学的全新理念出发,揭示腹部心肺复苏的内在规律。本书内容翔实,科学性强,对于从事临床医学与基础医学的医界同仁具有重要的阅读价值。

序

从早期唤醒法、马背颠簸法、鼻中插管吹气法等心肺复苏的雏形开始，到现在的胸外按压、口对口人工呼吸、电除颤、腹部提压心肺复苏等急救技术构成的心肺复苏要素，都是人们与死亡对抗、对死亡发生机制进行研究和逐步认识的结果，从某种意义上来说，急救技术几乎与人类历史一样久远。在远古时期，狩猎、战争和严酷的生活环境使伤亡较多，古时期的心肺复苏也随之发展，只是在当时简陋的条件下，心肺复苏领域几乎等同于巫术。现代医学发展起来以后，随着细胞和分子生物学、生物工程学、生物物理学等学科的突飞猛进，计算机、高分子材料等技术的介入，循证医学理念的普及和统计学的发展，心肺复苏新理论和新技术随之出现，进入一个飞跃式发展的崭新阶段。《2015 国际心肺复苏及心血管急救指南》对旧版指南的更新更科学、更全面、更易于实施。《2016 中国心肺复苏专家共识》之腹部提压心肺复苏更是引入了心肺复苏的新思路、新方法、新技术。心肺复苏技术走到今天，腹部提压心肺复苏技术的出现，解决了传统复苏存在的局限性、缺陷性和片面性，突破了发展的瓶颈，给心搏骤停患者带来了福音。

临床工作中所有医务人员都应该掌握心肺复苏这一最核心、最重要的救命技术，每个人随时都可能使用到心肺复苏技术，但并非每个人都能有机会和精力去更新自己的心肺复苏知识体系，把握心肺复苏最新进展。本书不仅严格按照《2015 国际心肺复苏及心血管急救指南》的更新内容，根据文献循证的原则，参考引用了指南出版后较新的和最具价值的资料，结合作者长期在急救临床一线工作的实践经验，全面、系统、详尽地介绍了心肺复苏的理论前沿、实践规范和最新进展，更对心肺复苏新方法——腹部心肺复苏创新技术进行了详细的介绍和阐述。适用于急诊急救领域所有医务人员，也适用于各类医学院校和医院参照制定心肺复苏培训的内容，帮助不同层次医疗或辅助医疗人员掌握心肺复苏常用基本技能。

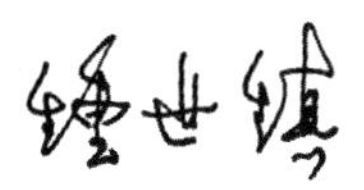

中国工程院资深院士、中国现代临床解剖学奠基人、
中国数字人和数字医学研究倡导者、南方医科大学教授
2020 年 5 月

前 言

心肺复苏急救技术是每位医务工作者必须具备的技能,熟练掌握和应用心肺复苏知识和技能是医学教育和临床技能培训中不可缺少的部分。20 世纪 50 年代开始了现代心肺复苏的新纪元,以胸部为主的标准胸外按压心肺复苏术沿用至今。随着心搏骤停和心肺复苏相关基础理论研究的深入和临床应用的推广,全球数百位专家摒弃地域、文化、宗教和学术观点的差异及桎梏,依据循证医学,严格评估证据,量化临床建议等级,经过数年的努力,于 2015 年颁布《2015 国际心肺复苏及心血管急救指南》。这一指南对 2010 年旧版指南进行了更新,其更新内容摒弃很多旧观念,更加注重时间、整合与团队配合等要素,得到世界各国专家及医务工作者的接受与认可。

至今,现代心肺复苏已走过半个多世纪的历程,尽管从事心肺复苏的中外学者及临床医护人员付出了巨大的努力,但是心搏骤停的自主循环恢复率和出院生存率仍不理想,特别是无神经系统后遗症的出院者更是寥寥无几,因此,传统心肺复苏进入了发展的瓶颈期。

中国急救专家王立祥教授长期精于心肺复苏临床研究与应用领域,凭借其敏捷的思维、严谨的敬业精神和渊博的知识,首先发现了传统心肺复苏的致命问题:一是存在明显按压禁忌证的局限性;二是存在实施过程中易出现胸肋骨骨折的缺陷性;三是存在不能兼顾到呼吸的片面性等。要解决这些"胸路"的不通,只有另辟蹊径,选择走"腹路",腹部心肺复苏正是以胸腹部解剖生理为理论基础而衍生出的一种新复苏理念。在腹腔容纳了人体 1/4 的血容量,为心肺复苏之"源";膈肌上托心脏,为心肺复苏之"泵";膈肌又是人体主要的腹式呼吸肌群,为心肺复苏之"气";腹主动脉反搏,为心肺复苏之"灌"。这些均为拓宽了心肺复苏的新思路开辟了腹部心肺复苏的新方法,在心肺复苏史上具有里程碑式的意义。王立祥教授、李静博士主持研发和临床转化的医学产品——腹部提压心肺复苏仪,也使得腹部心肺复苏理论可以运用到临床。

作者从事急诊急救事业近 30 年,并带领课题组对心肺复苏特别是腹部心肺复苏创新技术进行了多年的临床应用研究,积累了丰富的临床经验,为促进国际交流,与世界急救同道分享创新体会,花费精力撰写了这本著作,力图紧扣最新指南与共识(《2015 国际心肺复苏及心血管急救指南》《2016 中国心肺复苏专家共识》),系统全面地介绍心肺复苏常用基本技能,并对心肺复苏新思路、新技术进行系统全面讲解。注重权威性,忠实反映指南和共识的精髓,以期为临床实践提供一些可供遵循的国际通行依据。理论结合实践,强调可操作性。本书编撰时将实用性排在第一位,重急救、重基础、重常用、重技术,从临床工作和临床培训的角度出发,力图将最新进展与指导性和实用性相结合,便于广大医学生及临床医务人员进行学习查阅，便于广大医学院校、医院及有需要的机构参考并指导培训内容的制定。

借此机会，衷心感谢河南中医药大学校长许二平教授的大力支持，本书的完成，与他的关怀和支持是分不开的；感谢参与编写的各位专家、同事及研究生们，有了他们的帮助，编撰工作得以顺利完成。急诊急救事业与所有事物一样都是不断发展的，虽作者尽量缜密但仍可能有所疏漏，敬请读者进行批评指正。

河南中医药大学心肺脑复苏研究中心主任
中原心肺脑复苏研究所所长
河南中医药大学人民医院（郑州人民医院）/河南中医药大学第五临床医学院副院长
医学博士，教授，博士研究生导师
2020年5月

目　录

第一篇　概　论

第二篇　心肺复苏常用基本技能

第三篇　腹部心肺复苏

第一篇

概　论

第一章 心肺复苏总论

第一节 基于仲景理论的心肺复苏发展史

起死回生在远古时代就已经成为人类的梦想。历数人类数千年文明史,与心肺复苏(cardiopulmonary resuscitation, CPR)相关阐述仅有一点残留的踪迹。西方圣经是最早提到心肺复苏的论著,对心肺复苏最早的记载也是400年前。由此来看,中国医学应用针灸、手捏人中穴复苏的历史则可能更为悠久。

东汉末年的医圣张仲景,是中医历史上极为伟大的医学家。他所著《金匮要略》中就有记载:"救自缢死……徐徐抱解,不得截绳,上下安被卧之,一人以脚踏其双肩,手少挽其发,常弦弦勿纵之;一人以手按据胸上,数动之;一人摩捋臂胫,屈伸之。若已僵,但渐渐强屈之,并按其腹,如此一炊顷,气从口出,呼吸眼开,而犹引按莫置,亦勿苦劳之。"解曰:"救自缢死……徐徐抱解,不得截绳,上下安被卧之"是指将自缢者慢慢解开绳索,放为平卧位;"一人以脚踏其双肩,手少挽其发,常弦弦勿纵之"是指使头后仰快速打开气道;"一人以手按据胸上,数动之"则是指将手放在胸前不停地按压;"一人摩捋臂胫,屈伸之"是指向上挤压并屈伸上下肢体,以增加回心血量;"并按其腹"则为通过腹部按压促进血液回流和通气;"呼吸眼开,而犹引按莫置"则是要求患者苏醒后要继续治疗,不要静放不管。这是目前世界上人们对心肺复苏方法最早的文字记载,而这一方法距今已近2 000年。

汉代的《华佗医方》也有类似记载,可见1 800年前,中医已经采用屈伸手臂、按压胸廓的人工呼吸法和胸外心脏按压法,综合急救缢死一类患者。当时要求胸外按压至少持续一两个小时,不辞劳苦坚持到底,是取得成功的关键,这一宝贵经验,已为历来施行急救的大量病例所证实。

东晋著名医药学家葛洪所著《肘后备急方》中救自缢死方曰:"徐徐抱解其绳,不得断之,悬其发,令足去地五寸许,塞两鼻孔,以芦管内其口中至咽,令人嘘之。"大意是塞住鼻孔,用芦苇管从口插入咽喉,令人往管内吹气。用芦管吹气复苏,是当今人工呼吸时的"口咽通气管"在古代的最早雏形,是葛洪的一大发明。由此可见我国古人早就已采用了综合复苏的方法救治心搏骤停患者。以上记载表明,到了晋代以后,人工呼吸等复苏方法得到加强,其应用时间早于西方1 000多年。

到了隋代著名医学家曹元方,主持编撰了《诸病源候论》一书(610年),这是我国现存最早的论述病因、病机及证候学的专著。其在“自缢死候”章节云:“以绳物系颈,自悬挂致死,呼为自缢。若觉早,虽已死,徐徐捧下,其阴阳经络虽暴壅闭,而脏腑真气故有未尽,所以犹可救疗。”该理论阐明了有关病因、病机,即凡缢溺之人,均可因窒息等因素致脏腑气机壅闭、经络血脉不通而死(呼吸心跳停止),指出人工呼吸、心脏按压等复苏措施必然成为基本急救技术。

唐朝孙思邈所著《千金要方》卷二十五“备急”曰:“治自缢死方,强卧,以物塞二耳,竹筒内口中,使两人痛吹之,塞口傍无令气得出,半日死人即噫噫,即勿吹也。”又方:“捣皂荚、细辛屑如胡豆大,吹两鼻中。”又方:“灸四肢大节陷大指,曰地神各七壮。”由以上记载可知,到了唐代,对CPR术在方法与细节上又有所改进。

我国的心肺复苏技术在北宋时期传入日本,日本现存的“医典”《医心方》,书中“卷十四救自缢方”里的文字内容直接引用了《肘后方》《千金要方》等几部中国医书里有关救治自缢的章节,足见当时我国心肺复苏技术对周边邻国的影响。

从东汉发明心肺复苏术后,经过晋、唐、宋、元等历代的演变发展,至明代,口对口人工呼吸等复苏技术被广泛应用,甚至已普及民间。明代作家冯梦龙编写的《醒世恒言》(1627年)一书中就有关于“口对口人工呼吸”的翔实记载。《醒世恒言》第二十卷《张廷秀逃生救父》,有个对上吊自杀进行急救的场景:“……双手抱住,叫丫鬟拿起杌子上去解放……将汗巾割断,抱向床上,轻轻放开喉间死结。叫徐氏嘴对嘴打气,连连打了十数口气,只见咽喉气转,手足展施。又灌了几口滚汤,渐渐苏醒。”这样的急救情节,从伤情判断、人工呼吸到善后处置,详备的急救流程,令人赞叹。

至明清,人们对危急病症的急救意识日渐浓厚,不仅有官颁医书,民间医书也多有刻行。明朝张时彻《急救良方》成于嘉靖二十九年(1550年),《四库全书总目》赞该书:“专为荒村僻壤之中不谙医术者而设,故药取易求,方皆简易,不甚推究脉证也。”《普济方》(明朝官颁医书)、黄吉甫《备急仙方》、熊宗立《备急海上方》、胡其重《急救危症简便验方》(1673年)、顾世澄《疡医大全》(1760年)、程鹏程《急救广生集》(1803年)、文晟《急救便方》(1850年)等急救著作陆续出现,急救术的传播更加广泛而深入。

由此可见,我国古人早就已经采用了胸腹联合进行综合复苏之法来救治心搏骤停患者。

国外对心肺复苏最早的记载是在圣经(公元前896年)中:“以利沙上床伏在孩子身上,口对口,眼对眼,手对手。即伏在孩子身上,孩子的身体就渐渐温和了。”原始的复苏措施非常繁杂,没有统一的标准。因古人认知有限,以至于复苏方法千奇百怪。基本上分为3类:利用体位复苏,利用刺激复苏,利用热能复苏。人们发现死亡的人身体会变冷,于是觉得身体变暖就会防止死亡出现,就将热灰烬或热水直接放置于死者胸前,希望能使人苏醒。1530年,人们在实践中发现用风箱对口部吹气有效,用风箱将壁炉内的热空气和烟吹入患者口内,保持躯体温度,这是“风箱法”,该法延用300年,基于这种方法,发明了后来的球囊面罩复苏器,在今天复苏技术中广泛应用。以上就是利用热能复苏的方法。基于把患者唤醒的强烈愿望,使用强烈的外部刺激,如叫喊、水泼、殴打、撕咬、火烙,甚至鞭笞的方式,这是利用刺激复苏的“叫醒法”。18 世纪,欧洲风行沙滩游泳,为了救治溺水人员,将其束缚双脚倒立于木杆上部,上下抬举木杆迫使空气进出溺水者胸腔,此法衍生出“滚筒法”,即将患者放于大木桶上或桶内来回滚动。用马背代替木桶就有了“马背颠簸法”又叫“震荡法”“倒灌法”,让马驮上溺水患者在沙滩上来回奔跑,使胸腔随颠簸撞击的频率有节律的变化可以恢复呼吸。这些均是利用体位复苏方法。在寒冷地区,人们发现,把死亡者置于冰块的空间可出乎意料地使人苏醒,发明了“全身降温法”,由于认识水平的限制,在当时不知道最需要降温的是脑部。总之,复苏方法多种多样,但仍不乏有一些成功的个例,可能是方法本身起到一定作用,也可能是巧合,但总的来说成功率均异常低下。

对生命的渴望促使心肺复苏进步,原始的复苏措施到 20 世纪 50 年代和 60 年代逐步演变成现代心肺复苏方法。口对口人工呼吸、胸外心脏按压、心脏电除颤是现代心肺复苏的标志,是基本心肺复苏术的三大要素。

1958 年被誉为“现代心肺复苏术之父”的捷克裔奥地利人彼得·沙发医生(Peter Safar,1924—2003 年)发明口对口人工呼吸。1960 年考恩(Kouwenhoven)又报道了用力胸外按压方法以维持血液循环的理论。于是 Safar 确认了以口对口吹气式的人工呼吸和胸外心脏按压术的联合应用技术,奠定了现代心肺复苏术的基础,开创了现代心肺复苏术的发展。1975 年认识到在基础生命支持(basic life support,BLS)、恢复有效自主循环之后,及时开展进一步生命支持的重要性,开设了第一期高级心肺复苏学习班。20 世纪 80 年代脑复苏(cerebral resuscitation)又被推至复苏学前沿,持续生命支持(persistent life support,PLS)的理论得以发展。这是因为脑及其他重要脏器的复苏成功和充分血液再灌注与否决定着心肺复苏成功后患者的生存质量。如果说心肺复苏是决定预后的基础,那么以脑复苏为导向的持续生命支持治疗则是决定预后的关键。20 世纪 90 年代循证医学发展的推动,人工通气、辅助循环装置等技术又有更深入研究,改进方法(如在心脏按压间隙进行腹部按压,是进一步发明腹部提压心肺复苏新技术的思想来源)、增加器材、评估措施等带来心肺复苏术的快速进步。1992 年 10 月,美国心脏协会(American Heart Association,AHA)正式提出“生存链”的概念,认为心搏骤停后获得最高存活机会得益于生命链各环节之间环环相扣,生存链的提出是复苏领域一次革命性的飞跃。心肺复苏和电除颤技术已经不再局限于医疗体系中,而是逐步向社会普及,挽救了不少院外濒死者的生命。1998 年正式提出用自动体外除颤器(automated external defibrillator,AED)进行除颤是心肺复苏史上又一个飞跃。美国学者认为,AED 是心搏骤停的“灭火器”,可将猝死患者生存率提高到 50%。现在,AED 已进入公共场所甚至已经开始进入家庭。自此拯救了数以万计的心搏骤停患者,尤其是发生在院外的患者。

为了推广心肺复苏术,1974 年开始 AHA 和欧洲复苏委员会先后制定了心肺复苏指南,并逐步完善心肺复苏和心血管急救(emergency cardiovascular care,ECC)的内容,心肺复苏指南为救助者和急救人员提供了统一、有效、科学的救治建议,指导挽救很多心血管急症患者。AHA 不断地推进着现代心肺复苏术的发展和改进，在学术上达成国际共识。自《2000 国际心肺复苏指南》，以后每 5 年进行一次心肺复苏和心血管急救指南的修改。2015 年 10 月 15 日，AHA 颁布了《2015 国际心肺复苏及心血管急救指南》，新的指南对 2010 版指南很多部分进行了更新及修订。

30 多年来，我们对心肺复苏基础方案不断进行拓展，但仍有不足和缺陷，比如胸廓畸形、胸部外伤、胸肋骨骨折、血气胸等不太适合应用胸外按压技术，如果本着抢救患者生命的目的强行忽略这些禁忌证继续实施胸外按压，则可能导致骨折、加重骨折或使骨折断端伤及肺脏与胸膜，难以保证按压质量及效果。基于此基础，根据“腹泵”“胸泵”“肺泵”和“心泵”理论，中国武警总医院王立祥教授提出了腹部提压心肺复苏新思想，建立了腹部心肺复苏新理论，并研发出“腹部提压心肺复苏仪”，填补了世界心肺复苏史上的空白。“胸路不通走腹路，腹路不通走胸路”，传统心肺复苏与腹部心肺复苏技术实现相辅相成，解决了心肺复苏的现场急救盲区，使急救一线医护人员在抢救心搏骤停患者时更加游刃有余，在一定范围内提高了自主循环恢复率。AED 和腹部提压心肺复苏仪的发明使急救技术更易在基层社区推广，具有深远的社会效益和经济效益。

总之，如果将 20 世纪 60 年代 Kouwenhoven、Safar 和 Jude 提出的口对口吹气和胸外按压心肺复苏法视为近代心肺复苏的第一次革命。将 1992 年 AHA 提出的“生命链”概念和内容；将急救技术技能与社区模式、社区人群急救结合起来的理念、应用 AED 视为近代心肺复苏第二次、第三次革命。21 世纪初，中国急救医生王立祥经过多年的临床科研与实践，汲取中西方复苏之精粹，创建了腹部心肺复苏学，发明了腹部心肺复苏术，更丰富了现代心肺复苏术的理念，促进了现代心肺复苏术革命性的技术发展，应该是近代心肺复苏的第 4 次重要进步。

第二节 心肺复苏及相关概念

心肺复苏是心肺复苏技术的简称，是针对心跳呼吸停止所采取的抢救措施，即用心脏按压或其他方法形成暂时人工循环并试图恢复心脏自主搏动和血液循环，用人工呼吸代替自主呼吸并试图恢复自主呼吸，达到恢复苏醒和挽救生命的目的。

心肺复苏学，是研究心跳呼吸骤停后，因缺血缺氧所造成机体组织细胞和器官衰竭的发生机制，及其阻断并逆转其发展过程的方法，目的在于保护心肺脑等重要脏器不致达到不可逆变的损伤程度，并尽快恢复自主呼吸和循环功能。

人体各脏器对缺血缺氧耐受时间不同，大脑组织 4～6 min，小脑 10～15 min，延髓 20～25 min，脊髓约 45 min，交感神经节约 60 min，心肌和肾小管细胞约 30 min，肝细胞 1～2 h，肺组织耐受缺血、缺氧时间更长一些。心搏骤停情况下，血液循环停止超过上述时间，则可造成脏器不同程度的、不可逆的损害。例如，血液循环停止 10 s 就可导致大脑缺氧而失去意识，2～4 min 后脑内葡萄糖和糖原储备耗竭，4～5 min ATP 耗尽。在缺氧或高二氧化碳或两者都存在时,大脑血流的自动调节功能将丧失。在分秒之中要准确地判断和救治。时间就是生命在心肺复苏中得到了恰当的诠释,心肺复苏术是医学的重要技术之一。

现代心肺复苏技术包括基础生命支持、高级生命支持(advance life support,ALS)、持续生命支持三部分。在此,仅讨论心肺复苏基本技能,供广大临床一线医护人员参考。

猝死(sudden death,SD):指外表健康或非预期死亡的人在外因或无外因的作用下,突然和意外发生的非暴力性死亡。由于对"突然"缺乏统一规定,可以分为瞬间死亡(数分钟内)、非常突然死亡(1 h 内)、突然死亡(24 h 内及超过 24 h)。导致猝死的病因很多,包括心血管疾病、呼吸系统疾病、中枢神经系统疾病、药物或毒物中毒、过敏、精神应激、水和电解质代谢紊乱、严重感染等,还有一些原因不明。

心脏性猝死(sudden cardiac death,SCD):是难以预防的心血管急症,目前广泛接受的 SCD 概念为在瞬间发生或在产生症状后 1 h 内发生的、因心脏原因所致的自然死亡。患者可以有或没有已知的早已存在的心脏疾病,但死亡的发生或其发生的具体时间必须是不可预知的。一般而言,心脏性猝死通常是因心脏搏动异常和(或)传导障碍所引起的心排血量的显著而急剧下降甚至无心排血量所致。现在心律失常已经得到广泛证实。其中,心室颤动 62%~75%,室性心动过速约占 7%,其余的心脏性猝死是由缓慢性心律失常如窦性停搏、完全性房室传导阻滞、室性自搏性心律及心室停搏所致,而电机械分离或无脉性的心电活动所致者则少见。这些致命性心律失常所导致的心脏性猝死,都是在瞬间发生,或者至多在发病后 1 h 发生,所以,心搏骤停是心脏性猝死最常见的形式和原因。

心搏骤停(cardiac arrest,CA):因各种原因导致心脏突然丧失有效射血能力的病理生理状态。

(一)心搏骤停的原因

多种因素均可导致心搏骤停。

1.心源性原因　心脏本身的病变所致。①冠心病;②重症心肌炎;③心肌病;④心脏瓣膜病;⑤先天性心脏病;⑥原发性电生理紊乱。

2.非心源性原因　①水、电解质、酸碱平衡紊乱;②呼吸衰竭或呼吸停止;③中毒;④休克。

3.其他因素　①麻醉意外;②迷走神经刺激;③外科手术操作或特殊检查均有诱发心搏骤停的可能性。

(二)心搏骤停的发生机制和病理生理

心搏骤停时致使心脏泵血功能突然停止的原因是心脏发生了致命性快速心律失常或无脉电活动(pulseless electrical activity,PEA),以致电活动不能有效产生心脏机械活动或心脏无电活动。心搏骤停导致机体急性缺血缺氧,引起交感神经活动兴奋,释放大量儿茶酚胺及相关激素,使外周血管收缩,从而保证心脑等重要器官供血。同时缺氧又导致无氧代谢和乳酸增多,引起代谢性酸中毒,尤以脑部损害最为严重,随着脑血流量的急骤下降,脑细胞 ATP 含量迅速降低,细胞代谢停止,导致脑及其他组织细胞的不可逆损伤。缺氧对心脏的影响则是由于儿茶酚胺增多和酸中毒使希-浦氏系统自律性增高,室颤阈值降低,甚至导致心肌超微结构受损而发生不可逆损伤。

(三)心搏骤停的临床表现

1.意识突然丧失,呼之不应。

2.大动脉搏动(颈动脉或股动脉)触及不到或心音消失。

3.呼吸停止或呈叹息样。

4.瞳孔逐步散大至边缘并固定。

5.皮肤、面部、甲床苍白或发绀。

6.可伴有短阵的全身性抽搐和大小便失禁。

(四)心搏骤停的分期

1.前驱期许多患者在发生心搏骤停前有数天或数周,甚至数月的前驱症状,诸如心绞痛、气急或心悸的加重,易于疲劳,以及其他非特异性的主诉。

2.发病期亦即导致心搏骤停前的急性心血管改变时期,通常不超过 1 h。典型表现包括长时间的心绞痛或急性死心肌梗死的胸痛,急性呼吸困难,突然心悸,持续心动过速或头晕目眩等。

3.心搏骤停期意识完全丧失为该期的特征。如不立即抢救,一般在数分钟内进入死亡期。罕有自发逆转者。心搏骤停患者的预后取决于抢救的及时性和有效性。

4.生物学死亡期。

(五)心搏骤停的心电图表现

1.心室颤动　心室肌发生快速而极不规则、不协调的连续颤动。心电图表现为 QRS 波群消失代以连续而快慢不规则、振幅不一的室颤波,频率为 200~500 次/min,是心搏骤停的最常见类型,约占 80%。若能立即给予电除颤,复苏成功率则很高(图 1-1)。

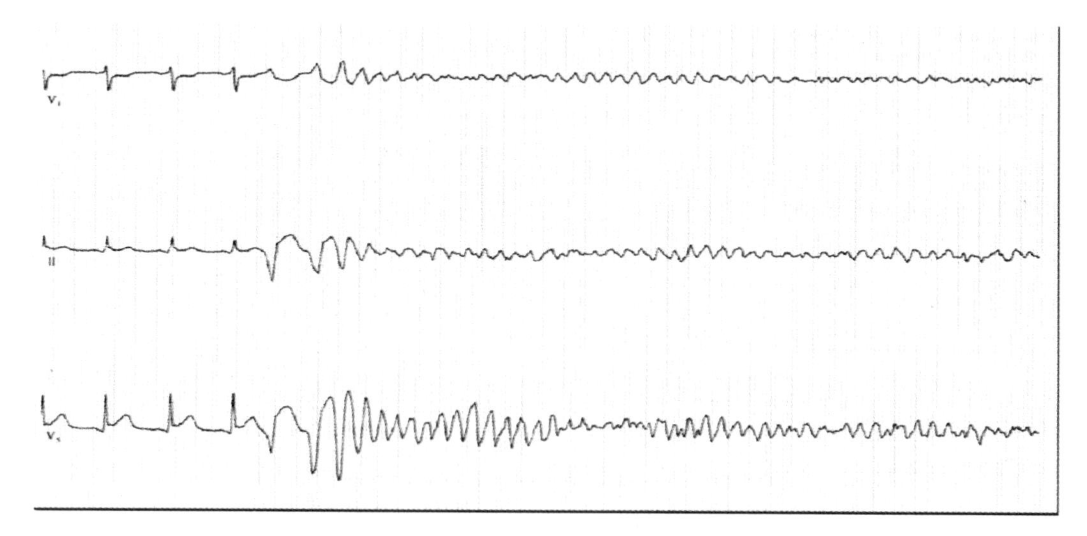

图 1-1　心室颤动

2.心室静止　又称心室停顿。心室肌完全丧失收缩活动,呈静止状态。心电图表现为一条直线或仅有房性 P 波。在心搏骤停一段时间后出现(图 1-2)。

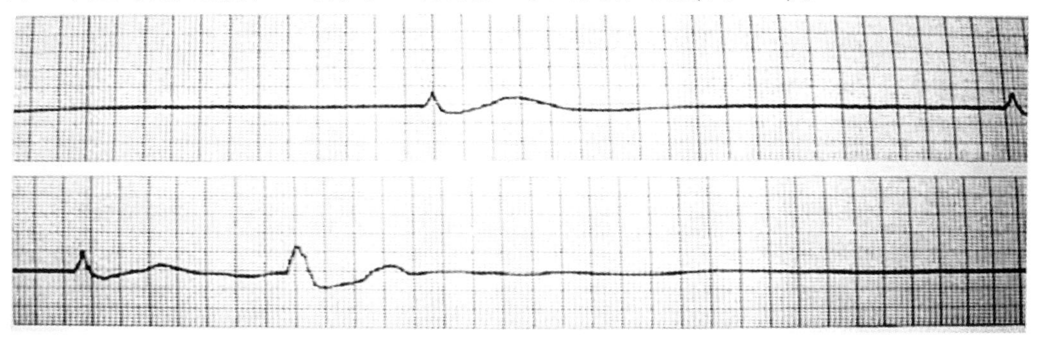

图 1-2　心室静止

3.心电-机械分离　指心脏保留心电的节律性,但失去有效的机械功能。心电图表现为缓慢(20~50 次/min 以下)、矮小、宽大畸形的 QRS 波群,但无心搏出量,听诊无心音,扪及不到周围动脉的搏动,为严重心肌损伤的后果。此型复苏较困难(图 1-3)。

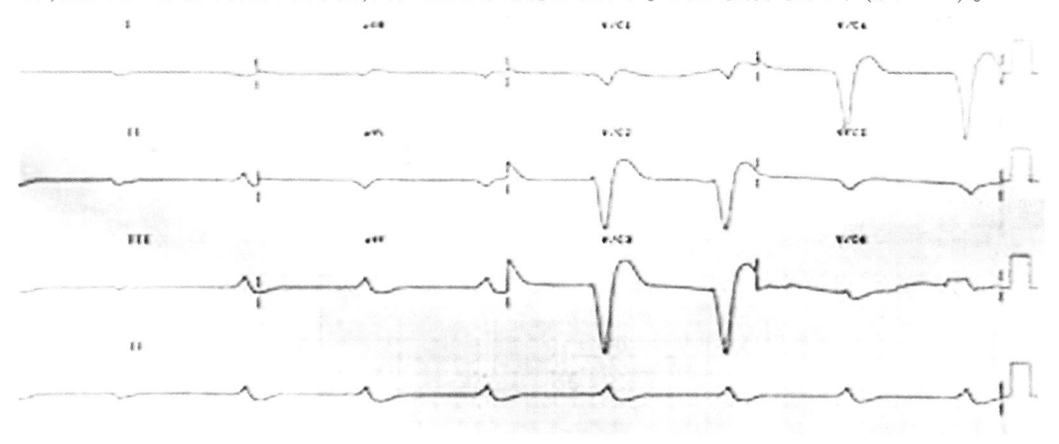

图 1-3　心电机械分离

4.心搏骤停的复苏时间　常温下,患者发生心搏骤停的 3 s 后自觉头晕或黑矇;5~10 s后因脑部缺氧出现晕厥,即意识丧失;10~20 s 后发生惊厥,即阿-斯综合征;20~30 s 呼吸间断停止,面色苍白或发绀;45 s 后出现瞳孔散大;60 s 后因延髓受抑制而引起呼吸停止、大小便失禁;4~6 min 后脑细胞发生不可逆损害。心搏骤停 4 min 内部分患者可表现为心室颤动,部分患者则为心室静止。因此,早期及时除颤是对心室颤动最有效的治疗,每延时 1 min,除颤的成功率下降 7%~8%,复苏的成功率下降 10%。所以,普及、培训群众掌握现场 CPR 技能是提高心肺复苏成功率的关键因素。

应当指出的是心搏骤停并不代表死亡,大量临床实践证实及时有效的复苏,就有可能使患者恢复自主的循环和呼吸功能,中枢神经系统功能也可恢复,甚至不遗留任何后遗症。反之,如果未能进行及时有效的复苏,那很快就会导致全脑尤其是脑干的不可逆性损害,即脑死亡(brain death)或脑干死亡(brain stem death)。

第三节 心肺复苏术

一、现场救护

1.现场救护 新概念指在现代发展和人类生活新的模式结构下,利用科技进步成果,针对生产、生活环境下发生的危重急症、意外伤害,向公众普及救护知识,使其掌握基本救护理念与技能,成为"第一目击者",以便能在现场及时、有效地开展救护,从而达到"挽救生命、减轻伤残"的目的,为安全生产、健康生活提供必要的保障。

2.第一目击者(first responder) 是指在现场为突发伤害、危重疾病的伤病员提供紧急救护的人。包括现场伤病员身边的人(亲属、同事、EMS 救援人员、警察、消防员、保安人员、公共场合服务人员等),平时参加救护培训并获取培训相关的证书,在事发现场利用所学的救护知识、技能救助伤病员。

3.急救医疗服务体系(emergency medical service system,EMSS) 是由院前急救、院内急诊科诊治、重症加强治疗病房和各专科的"生命绿色通道"救治为一体的急救网络。

4.生存链(survival chain) 是指患者在院外心搏骤停后,为了争取抢救时间所采取的一个系列有序的多学科综合优化救治的措施。用预定的 5 个抢救环节组成一个的"链",环环相扣,以示其重要性。即早期识别求救、早期心肺复苏、早期电除颤、早期高级生命支持和心搏骤停后综合治疗。

5.自动体外除颤器 是一种用于现场急救中的便携式医疗设备。它可以诊断特定的心律失常并且能给予电击除颤。专门用于非专业人员现场抢救心脏性猝死(图 1-4)。

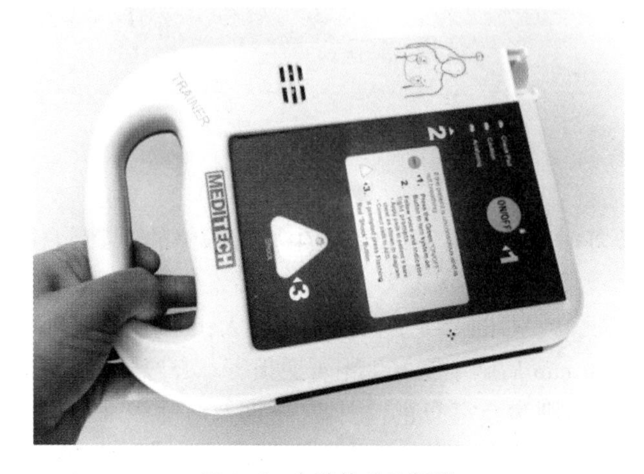

图 1-4 自动体外除颤器

二、心肺复苏术

对心搏骤停患者实施胸外心脏按压或其他方法人工建立循环和用人工吹气代替自主呼吸的维持基本生命的技术。其方法分为:

1.传统胸部心肺复苏术 患者呼吸心跳停止时,施救者通过胸外按压和人工呼吸的方法所采取的一切抢救措施。

2.腹部心肺复苏术 是以人体腹部解剖与生理为基础,通过腹部内外途径促进膈肌上下移动引发腹胸腔内压力变化,利用“腹泵”机制带动发挥“胸泵”“心泵”和“肺泵”效应。临床上主要采用腹部提压器(图 1-5)对腹部进行腹部提压(提拉与按压)及开腹经膈肌下抬挤心脏等方法,建立人工循环与呼吸,实现心与肺复苏并举的目的。尤其是在胸外按压出现禁忌时,腹部心肺复苏术成为唯一有效的复苏途径。

(1)腹部提压心肺复苏术 施救者用双手紧握腹部提压器手柄将提压板平放在被施救者的中上腹,负压装置的开口与被施救者的皮肤紧密接触,快速启动负压装置,使被施救者的腹部和提压板紧密结合。施救者于被施救者的右侧通过提压手柄连续交替向下按压和向上提拉,向下按压时垂直用力,勿左右摆动,提拉时垂直向上均衡用力(图 1-6)。

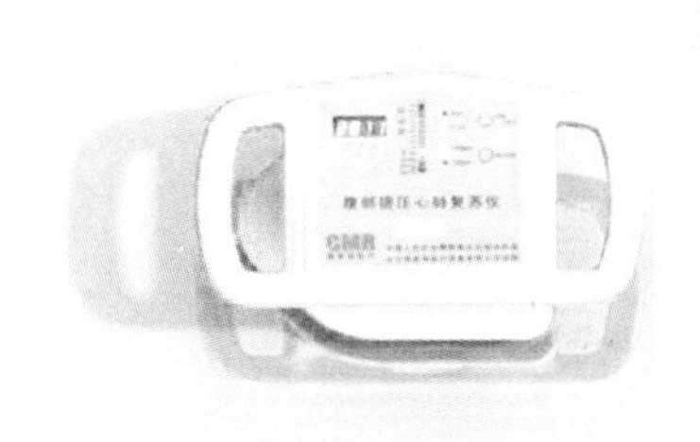
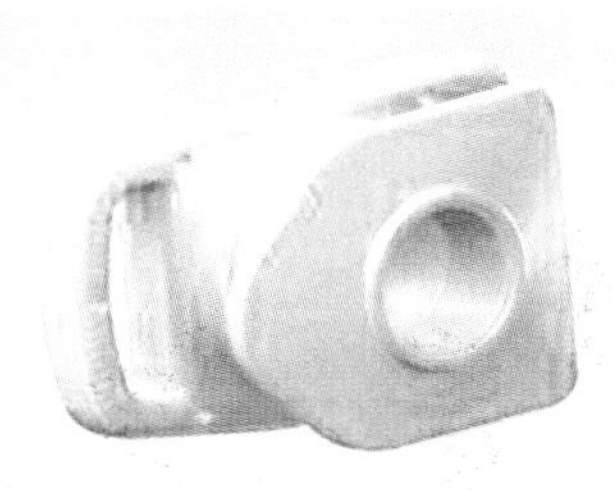

图 1-5 腹部提压器

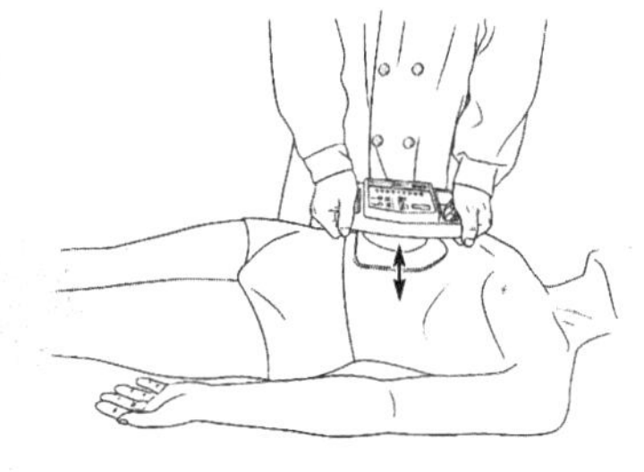

图 1-6 腹部提压心肺复苏术

(2)开腹经膈肌下抬挤心肺复苏术 施救者将右手从腹部手术切口深入膈肌下方,放置于心脏后下方膈肌贴附面处,左手掌置于胸骨下 1/2 处固定后,双手配合以右肘关节协调带动右手掌指有节律、冲击性地向胸骨处抬挤(图 1-7)。

3.胸腹联合心肺复苏术 这项技术需要 2~3 个施救者,进行按压或提压的两人站在一侧或相互对侧,其中一人以标准的形式进行胸外按压,另一个人将双手重叠放于患者的腹部(一般是剑突与脐连线中点的部位)或将腹部提压器置于中上腹部,在胸外按压的放松时相按压腹部,按压时相放松或提拉腹部(图 1-8)。

4.腹主动脉反搏心肺复苏术 该方法是在一施救者进行传统胸外按压的基础上,于胸外按压的放松期,另一施救者于上腹部左正中线,即腹主动脉体表投影处,将双手的示指、中指和环指相互重叠,沿腹主动脉走形向脊柱方向实施按压,腹主动脉按压与胸外按压交替进行(图 1-9)。

5.心肺脑复苏术(cardio-pulmonary-cerebral resuscitation,CPCR) 在心肺复苏成功的基础上为最终实现患者神志清醒和脑功能恢复正常所采取的一系列救治措施。心搏骤停时间越长,全身机体组织因缺氧造成的损害越严重,尤其是脑组织。因此,及早实施心肺脑复苏术是抢救生命成功的关键。

在临床实际操作中,由于心搏骤停较多发生于院外,胸腹联合心肺复苏术、腹主动脉反搏心肺复苏法较烦琐、不宜培训、难推广,甚至有些方法如开腹经膈肌下抬挤心肺复苏术,需在腹部形成手术切口,即使在院内也往往难以达到,因此以上方法较少应用。传统心肺复苏术和腹部提压心肺复苏术简便易操作,容易在社会群众中培训、推广、普及,故这两种方法较多应用于院内外等心搏骤停的各种急救场合。

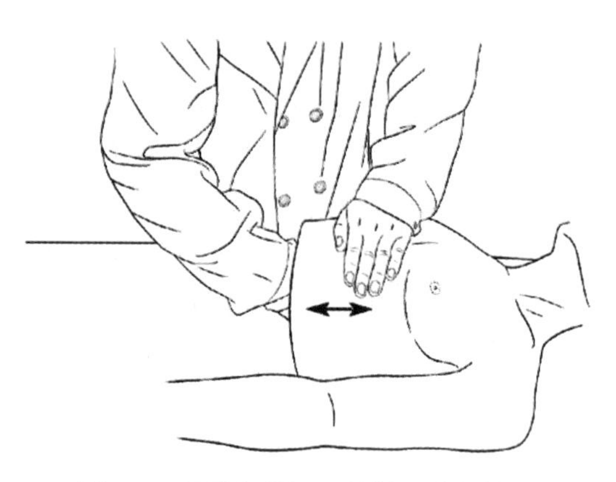

图 1-7　开腹经膈肌下抬挤心肺复苏术

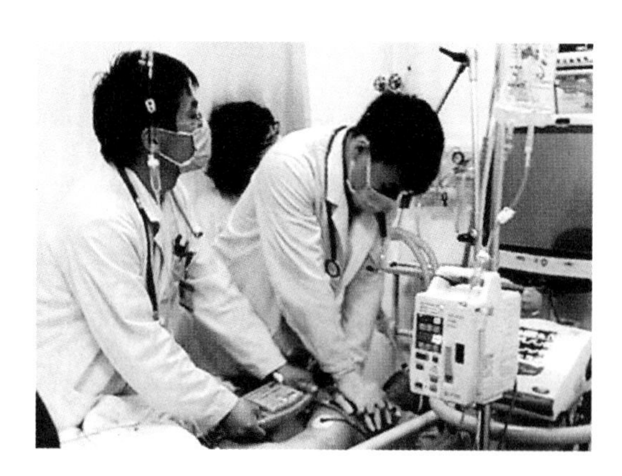

图 1-8　胸腹联合心肺复苏术

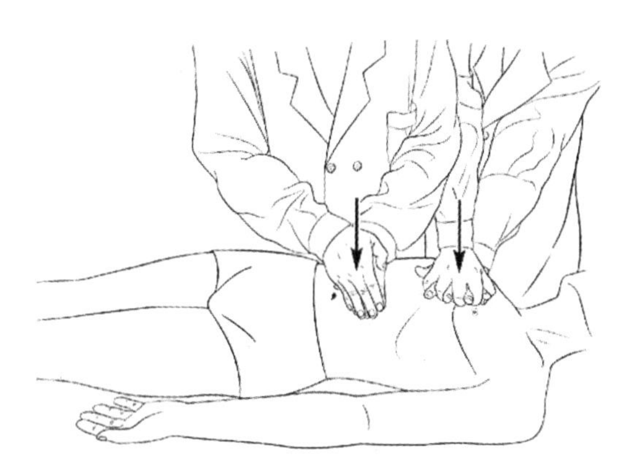

图 1-9　腹主动脉反搏心肺复苏术

第二章 心肺复苏的伦理学问题

为了挽救生命,恢复健康,减轻痛苦,减少致残,以及逆转临床死亡。抢救者常常需要在不知道患者意愿及后果的情况下,在数秒之内做出 CPR 是否实施的决策。其结果可能与我们所做的 CPR 与患者或亲属的意愿相违背。如何决定是否要给患者实施 CPR,以及何时终止 CPR 是我们需要面对的难题。心肺复苏的目标是最大限度挽救生命、恢复健康、减少痛苦、避免残疾,其特殊之处就在于将患者从死亡边缘挽救回来。但是,心肺复苏并不能总是获得满意效果,有时甚至与患者生前意愿及家属意愿相抵触,或者并没有与患者最大利益相符合。心肺复苏有其特定的适应证和禁忌证,在一些特定条件下,心肺复苏可能是徒劳无功的。

患者亲友一般难以接受患者呼吸心搏骤停这样的现实,作为医务工作者,应当遵循以下原则:伦理原则,患者自主原则,重视预立遗嘱及代理人意见,无效性原则与生命支持措施的停止,不复苏和不复苏医嘱,院外复苏失败后的转运原则。

一、伦理原则

当我们需要开始或终止复苏时,必须考虑到伦理和文化背景。尽管医务人员在"复苏决策"上起着重要的作用,但也必须以科学依据和患者意愿作为前提。

二、患者自主原则

患者的自主性是指患者在伦理及法律上有权力同意或拒绝医生所建议的任何一种医疗行为,包括心肺复苏。同意或拒绝医学治疗的权力并不在于患者是否为终末期患者、家人同意与否、医师和医院行政人员同意与否。我们要从伦理和法律两个方面对患者的自主性予以尊重。在我们进行复苏操作时,应当假定患者理解我们要为他们做什么及他们是否同意。除非患者明确丧失决策能力,成年患者应当自己决定其是否接受 CPR 等操作。我们要明确告知患者影响决策的任何相关信息,包括患者的现状、可能的预后;我们要采取的措施,以及可能的替代措施、其危险性和利益。患者必须能够认真考虑并允许在各种可替代的决策间进行选择。当由于某种原因造成患者暂时性决策能力丧失(如某种疾病、药物作用、抑制状态等)时,我们需要治疗这些疾病,争取恢复患者的决策能力。如果患者的病情发展方向不明确,我们需要对患者的任何紧急情况进行积极的治疗,直至患者的病情发展倾向性清晰为止。

在实际工作中,医师往往能够判断患者是否能够在充分知情的情况下决定自己是否接受医疗措施。医师帮助患者了解自身病情、预后、治疗的风险、利弊及可能的结果等信息。在对患者自主性能力存有疑问时,应被视为有自主性。当自主能力因暂时的因素(如疾病、药物或精神状态)受到干扰时,应尽可能去除这些因素,恢复患者自主性能力。

存在自主性能力的患者可以用遗嘱来决定当他们丧失自主能力时,要接受或拒绝何种医疗措施,我们应当尊重这样的遗嘱。

三、重视预立遗嘱及代理人意见

遗嘱包括口头遗嘱、书面遗嘱、生前意愿(living will)及正式委托书(power of attorney)等形式。当患者有自主能力时,与家人、朋友、医师的对话为最常见的遗嘱形式。但是,从法律层面来讲,书面遗嘱较为可靠,医师应鼓励患者提供书面遗嘱。

医疗措施委托书可以让有行为能力者指定代理人,代理人一般为亲人或密友,可以在患者丧失自主能力时代替患者做决定。代理人应了解并尊重患者的价值观,必须依照患者生前的意愿,以患者最大利益为基础。委托代理人和遗嘱不同在于适用于任何情况下决定是否给予医疗措施,不局限于终末期疾病。指定代理人意见是为心搏骤停患者提供心肺复苏的重要决定因素。

一些患者在有行为能力时已选择代理人,以行使其委托的责任。当未选代理人时,在国外,医师通常要求法院为此类患者指定代理人。国内,医师常选择直系亲属或密友。对于无亲友可代做决定的三无人员,可能会出现伦理上极度两难的情况,在临床工作中,伦理委员会、伦理学专家及其他多位无关同事、医师对患者的意见应该有所帮助。

在实际生活中,极少有人去提前预料将来可能罹患的疾病,更不用说提前准备遗嘱或讨论心肺复苏的事情。临床医生也很少与患者讨论有关遗嘱的事情。此外,患者的正确决定依赖于对心肺复苏概念和预后的充分理解,不同人、医患之间对生命质量的理解存在偏差,广大群众对于心肺复苏了解太少,而对复苏成功率期望又太高,另外一些患者担心复苏后神经系统功能方面存在后遗症而拒绝抢救。因此,医务工作者有责任和义务向公众普及心肺复苏知识及复苏预后。在做出放弃复苏决定时,医务人员必须与家属充分沟通,这样才能极大地避免可能发生的冲突。

四、无效性原则与生命支持措施的停止

心肺复苏的无效性包括存活率低和复苏后生命质量低两方面的含义。关键因素在于基础疾病情况及对复苏后的预期健康状态。无论患者或其代理人是否提出要求,医师都没有给予患者无效性治疗的义务。

心肺复苏的无效不是医师单方面决定的,而是有严格的定义,临床医师也应遵从这种定义来判断复苏是否有效。

心肺复苏的无效指标:①全力进行适当的 BLS 及 ALS 后,仍不能恢复自主循环及呼吸。②患者的生理功能在最大治疗下仍持续恶化,预期 BLS 及 ALS 不会有生理上的帮助。如持续恶化的败血症或心源性休克,在最适当的治疗后仍未恢复心跳,心肺复苏将不能恢复其循环。③设计良好的研究结果显示,在某些情况下心肺复苏无法增加存活率。例如转移癌的患者,在心搏骤停时,心肺复苏并不能使其存活出院。

“无效性”有时被用于不太严格及不客观的情况,此时,医师单方面停止心肺复苏不能被认为是适当行为。有些医师在重要目标不能达成时,虽然其他有意义的目标也可能达成,却认为心肺复苏无效。例如,对一年轻但持续植物状态的患者,如果再次发生心搏骤停,心肺复苏可能恢复其循环及长期存活,但无法改善脑部功能。另一个“无效性”的定义用于进行心肺复苏但成功率极低的状况。在这种状况下,医师必须对有价值的治疗目标及治疗成功的可能性做出有价值的判断。医师要认识到,这种情况下,他们的角色是与患者或代理人进行深入讨论,提供建议及信息,而不是决定者。

终止急救应该是一项适当的医学判断,医师在严格遵循以上定义进行判断后,应告诉患者亲属或代理人终止复苏的决定,而不是让其选择是否进行复苏。

对于新生儿来说,出生前情况无法确定,难以准确判断预后。对于胎龄<23 周、体重<400 g 的低体重儿,存在某种染色体(如 13 或 18 号染色体三体畸形)或解剖学缺陷等极度发育不成熟的婴儿,复苏成功的可能性极低,即使复苏成功也都存在严重的脑部疾病。这种情况下,与家属沟通后放弃复苏应该是恰当的。

院前急救终止心肺复苏的情况:有效的自发性呼吸循环恢复;将急救责任转交给医疗救护人员或受过专业训练的人员继续给予心肺复苏;将急救责任转移给一个决定中止急救的医师;死亡的可靠标准已被确认;急救者因太累无法持续进行,周围环境不安全危及急救人员的生命或者持续急救有可能危及其他人;急救者得到有效的不复苏(No-CPR)医嘱。在道德及法律上,中止 CPR 与在第一现场不开始 CPR 没有差别。此外,CPR 急救之后仍缺乏可电击心律是停止复苏的另一项标准。

目前我国临床实际中往往采用 BLS 30 min 的标准,但复苏 30 min 的效果一直存在争议。院前系统中,急救人员到现场的距离、救护车运送患者花费的时间、快速转运患者可能引起车祸的风险,这些都可能是长时间复苏的原因。在暂时没有条件提供 ALS 时,应该根据当地情况,衡量资源及急救人员风险后,制定一套何时该开始或者停止 BLS 的流程。

当给予患者足够的 ALS 急救后仍无法成功复苏时可在院外停止急救。决定基础是:气管插管已成功;静脉通道建立且已根据 ALS 流程给予针对性药物应用及电击;出现持续性心搏骤停或一些无效心律,无可逆原因存在。研究显示,在院外 ALS 不能成功的情况下,快速将患者转送到院内急救,很少有患者能存活下来,而且高速转运的危险性或许会超过极其微小的复苏成功可能。有短暂自主心律恢复的患者代表预后良好,有转送医院的价值,低体温、中毒、电击或药物过量等也有转送价值。如果 ALS 时间累积超过 30 min 自主循环未恢复,又缺乏缓解因素,延长复苏时间并不能获得成功,可以考虑停止复苏。但是,如果任何时候出现自主循环的恢复,都应该延长复苏时间。药物过量或复苏前严重低体温患者尤其应延长复苏时间。

但是对于儿童来说,尽管救护人员已经做最大努力,他们的自主循环可能一过性恢复,最终还是会死于监护病房中。对于新生儿来说,15 min 的复苏或两剂以上的肾上腺素仍不能恢复其自主循环,则存活或无残疾存活的可能性极低,可考虑停止复苏。

许多复苏后自主循环恢复的患者并不能恢复意识,一项大型研究表明,复苏后第3天仍无瞳孔对光反射和疼痛反射、第1周皮肤缺乏对躯干诱发电位的反应与缺血缺氧性昏迷的不良预后有关。但对有神经障碍的婴儿做决定时,要特别谨慎。目前还没有关于复苏患者神经功能预后的可靠指标。持续植物状态为不可逆大脑整合功能的终点,然而脑干功能可能完整。对于心搏骤停后持续植物状态的预后,可以在 3~7 d 后做出正确判断。在这种情况下,为缺乏决定能力的患者做决定,终止患者生命支持在道德上是允许的。

虽然中止复苏,无论在情感上还是道德上,对患者及医护人员都是一个复杂的决定,但对于终末期患者的最后阶段,当患者始终昏迷不醒、当持续的治疗负担远远超过收益、当广泛被接受的科学研究显示急救成功的机会极其微小,则此时决定中止生命支持的处理应该是适当的。

五、不复苏和不复苏医嘱

不复苏可能会造成理解上的误导,有些亲属可能认为,如果尝试复苏,患者是可以得救的,然而事实上并不是这样。放弃复苏(不尝试复苏,do not attempt resuscitation,DNAR)可能更清楚地表明复苏成功的概率几乎为零。No-CPR 医嘱不应和遗嘱及患者生前意愿混淆。后两者是指患者在丧失做决定能力时,对医疗服务的期望及要求,生前意愿的存在并不表示患者就放弃侵入治疗及心肺复苏。符合患者意愿的遗嘱及生前意愿,应由医师进行解释并形成一项治疗方案,包括特殊医嘱(如 No-CPR)。与其他医疗措施不同,心肺复苏可以不需要医生医嘱就开始进行,是因为急救隐含着同意的原则。然而,停止心肺复苏必须要有医师的医嘱。

无论院内还是院外,遭遇心搏骤停时,一般目击者都有强烈的意愿给患者做徒手CPR,最先到场的专业急救人员也有可能会做同样的急救、电除颤及 ALS。但也有例外,就是不进行心肺复苏的情况,包括患者有明显死亡征象、急救者有可能遭受危险、患者或其代理人明确指出不愿意进行复苏、有严重或慢性极度衰弱的疾病或终末期疾病。非目击情况下的死亡、呼吸道畅通的创伤性心搏骤停者如果需要有较长的运送时间,也不适合心肺复苏。怀疑有不可逆脑损害或脑死亡的情况下,是否开始做心肺复苏有争议,但实际上这两种情况在院外无法可靠判断,因此,神经状态不应当作为停止或者不进行心肺复苏的标准。

有些时候可能很难决定要不要开始心肺复苏,如已有 No-CPR 遗嘱,家人、代理人或医师仍要求做心肺复苏。如果存在疑问或有明确理由证明是无效的 No-CPR 遗嘱应立即开始心肺复苏。如果以后证据显示不复苏为患者清除表达的期望,此时 CPR 或其他生命支持的措施可以终止。同时,应注意辨识 No-CPR 遗嘱的成人及儿童,可通过正式遗嘱单、辨识卡、颈圈或其他方式来完成。同时应注意,患者关于心肺复苏与否的遗嘱可能经常改变,尤其是那些一开始就选择不做心肺复苏尝试的患者更容易改变其最初的决定,因此对于医生而言,应该定期对患者的遗嘱进行再评估,这一点必须由医师、患者或其代理人共同决定,以便能够正确应用 No-CPR 医嘱。医师必须将 No-CPR 医嘱、No-CPR 医嘱的理由及其他患者医疗措施的特定极限签写在病历上。口述的 No-CPR 医嘱可能会导致误解,且可能会让医护人员陷于法律及道德的风险中。当不是真的要做心肺复苏急救或心肺复苏急救被认为无效时,“做做急救样子(show codes)”或“慢慢急救(slow codes)”似乎是一种心肺复苏的方式,但这种方式尤其是用来欺骗患者亲属或朋友时,终究会造成医护人员道德完整性的损害和医疗资源的浪费。所以,我们不应该做这样的急救。

六、院外复苏失败后的转运原则

在心搏骤停发生的现场,BLS、电除颤、ALS 之后迅速转运到有条件的医院接受进一步治疗是院前急救人员天经地义的工作。但如果院前复苏不成功,应该如何处理?

实际上,对于大多数非创伤性心搏骤停的患者,如果院外正规 BLS 和 ALS 都无法成功,那么转运至医院继续复苏的价值也很小。院前复苏失败后,急救医师可以现场宣布死亡,意味着部分患者可能不必转运。现场急救时,如果对急救人员和目击者的威胁大于复苏患者的可能性,也需要考虑转运的必要性。

许多国家禁止按复苏原则进行复苏的个人在院外宣布患者的死亡,对于欧洲医疗急救人员而言,法律赋予急救医师有权在发病现场宣布患者死亡。如果不允许急救反应系统在院外宣布死亡,那么他们就有可能做出一些违反伦理道德的事情,比如将复苏失败的患者(尸体)从现场搬运至医院,甚至到医院急诊后继续进行无效急救。

急救人员一般会在私人家中遇到终末期患者,这些患者可能仅需要处理内科急症或者外伤、解除痛苦或只是单纯转送医院。这类情况拨打 120 急救电话并不恰当。卫生部门应该有一个必要的、完善的政策,以便急救人员可以拒绝无意义的急救任务,但仍可适当安排其他紧急医疗处理及救护车转运。

最后,转运者必须提前与接收单位协调好,以确保安全地转运。转运方式和救护人员队伍组成根据不同地区急救系统的不同而有差异,同时也要根据患者个体的救护需求而定。

第三章 中国心肺复苏专家共识

人类这一具有生命的机体，自从存在的那一天起，就拉开了与死亡进行抗争的大幕。而作为抢救心搏骤停这一直接威胁人们生命急症的主要手段——心肺复苏术就成了能使临危患者“起死回生”的主角，是患者见“上帝”的最后一关。在我国，心血管疾病患者已接近3亿，心血管疾病已成为我国居民死亡的首要原因，并仍然呈逐年增长的趋势。近年来，我国CA的发生率也明显增加，并成为青壮年人群的主要杀手，目前每年约有54.4万人发生CA，发病率已渐近发达国家水平，但整体抢救水平远低于发达国家和地区，CA患者神经功能良好的出院生存率仅为1%左右。CA是指心脏泵血功能机械活动的突然停止，造成全身血液循环中断、呼吸停止和意识丧失。引发CA常见的心律失常类型包括心室纤颤（ventricular fibrillation，VF）、无脉性室性心动过速（ventricular tachycardia，VT）、心室停顿及无脉性电活动（pulseless electrical activity，PEA）。CA本质上是一种临床综合征，是多种疾病或疾病状态的终末表现，也可以是某些疾病的首发症状，常常是心脏性猝死的直接首要因素。CA发作突然，10 s左右即可出现意识丧失，如在4~6 min黄金时段及时救治可获存活，贻误者将出现生物学死亡，且罕见自发逆转者。CPR就是应对CA，能形成暂时的人工循环与人工呼吸，以期达到心脏自主循环恢复（return of spontaneous circulation，ROSC）、自主呼吸和自主意识的挽救生命技术。因此，大力提升临床急救的施救能力，切实实施高质量的CPR，也就成为CA抢救成功的关键和根本保证。已经证实，大部分CA发生在院外，部分患者CA发作前会有先兆，及早识别CA发作，发作时第一反应者及时实施CPR，获得自动体外除颤器（automated external defibrillator，AED）及时除颤，当地有高效、专业的急诊医疗体系（emergency medical service system，EMSS）是决定患者存活的关键。我国仍是发展中国家，地区间发展水平差距较大，医疗资源有限且分布不均，要从根本上提高我国CA患者的整体抢救成功率，必须构建具有中国特色的科学和高效的CA综合防治体系。这一防治体系贯穿CA前预防、CA抢救的CPR全程直至CA复苏后处理的完整过程。强调CA前要以“预”字为纲，变被动抢救为主动防控；突出抢救中以“化”字为主，使CPR科学技术与临床实践紧密结合，准确把握CA患者和CPR技术共性标准和个性特点，辨证施救与科学化解；CA后则以“生”字为重，尽显敬畏生命、拓展生命的CPR发展观，优化CPR后管理的全过程，使生命得以恢复和延续。从古人的唤醒和刺激复苏法，到口对口人工呼吸法、胸外按压人工循环法及体外心脏电除颤法三大要素构成的现代复苏术，均是人类对死亡发生机制逐步认识的结果，随着时代进步与医学科技的发展，人们对死亡的认知与复苏方法的认识相向而行，永无止境。为规范和指导我国CPR的理论探索与临床实践，突出具有中国特色的CPR整体方略与目标，提高CPR临床医疗水平，中国研究型医院学会心肺复苏学专业委员会汇集国内CPR领域专家，基于国际CPR指南的科学共识，结合我国国情和具体实践，涵盖了CA前期的预防、预识、预警的“三预”方针，CA中期的标准化、多元化、个体化的“三化”方法与CA后期复生、超生、延生的“三生”方略，共同制定了《2016中国心肺复苏专家共识》，作为指导我国CA综合防治体系构建和CPR临床实践的行动指南，为政府部门机构、医院、企事业单位、学校、社团、公益组织、各级管理人员、广大医务工作者等，提供有关CPR科学的专业指引和参考。

一、CA前期的“三预”方针

CA前期是指患者未发生心跳呼吸骤停前的时段。狭义的理解是指发生CA前极短暂的先兆症状时间，往往只有数分钟至数小时。这里定义的CA前期应该涵盖患者真正出现CA前的整个时间过程，这期间从个人到家庭、社区和医疗卫生服务系统乃至整个社会，每个相关要素的构成都会成为决定CA患者生存与否的关键。CA往往猝然发生，抢救过程中任何失误和延误均可导致不良预后，因此，在CA发生之前应强调“三预”方针：预防、预识和预警。

1.CA前期的预防　CA前期的预防首要是应该建立相对全面的综合预防体系，“预”强调的是意识，“防”侧重的是措施。CA前期的预防体系是指组建专家委员会制定相应的方案，相关部门配备防治器材，普及培训志愿者，筛选CA前期高危患者，评估其风险后及时采取干预措施，从而建立的一套有效运行的综合预防体系。该综合体系应该涵盖从个人到家庭，从社区到社会，从医院到整个医疗服务体系，从救护到医疗，从群体到个人，从健康个体到冠心病(coronary artery heart disease，CHD)患者的多维立体预防体系。建立“家庭初级预防、社区中级预防、医院高级预防”的三位一体院外心搏骤停(out of hospital cardiac arrest，OHCA)预防急救新模式。

(1)CA前期的家庭预防　对于每个家庭来说，每个年龄段的成员都有出现猝死的风险和可能。婴幼儿缺乏自我保护能力，容易因为各种意外和环境因素导致CA。冬季容易发生的婴儿猝死综合征、气道异物窒息和环境温度过高/过低等都是婴幼儿出现CA的常见原因。儿童CA多因为感染、癫痫、各种意外、哮喘或先天性心脏病等病因引起。各种意外、毒物接触、过劳猝死、激动猝死、房事猝死等都可能是导致成人CA的原因。然而，对于成年人，尤其是中老年人，发生CA的首要病因还是CHD等各种心血管疾病。60岁以上老年人一般存在慢性基础疾病，加之自身特殊的生理改变以及自我防护能力下降，容易因为慢性疾病的急性发作、气候、窒息及心理刺激引发CA。因此，每个家庭应该树立健康、和谐的家庭文化，彼此关心健康问题；定期进行健康体检，掌握个人健康状况；及时就医治疗，相互督促规范治疗；积极配合社区慢性疾病的管理。首先，家庭中每一个成员都应学习急救特别是 CA 的相关科学知识,知晓不同年龄段的家庭成员可能出现的 CA 高危因素,采取措施避免和预防其可能受到的伤害和意外。其次,每个家庭应该掌握力所能及的急救技能,制订家庭急救预案或计划,拟定转运路线。第一,要学会正确启动 EMSS,正确拨打 120 急救电话,学会启动、利用当地社区或单位的辅助应急救护资源。第二,要掌握海姆立克(Heimlich)手法,能够为气道阻塞(食物嵌顿或窒息)的家庭成员进行现场急救。第三,要掌握正确的 CPR 技术,学会 AED 的使用,最好是参加规范的 CPR 技术学习班(医疗机构、社区或各种公益组织开办),在专业人员的指导下掌握正确的 CPR 技术,也可以利用网络和视频等形式开展自学。第四,要根据家庭成员的健康和疾病状况掌握特殊的健康监测和急救知识,例如监测体温、血糖和血压,应用家庭远程生命监测装置等。最后,应该配备适当的急救装备,以防万一,例如,建立家庭急救信息卡,包括家庭具体住址及附近地标建筑、联系人电话、家庭主要成员既往慢性疾病史、药物过敏史等,放置于固定电话旁或固定位置,便于拨打急救电话时快速、准确地提供相关信息;设立家庭急救药箱,配备常见急救物品(酒精、方纱、绷带、手套等)和慢性疾病家庭成员可能需要的急救药品(如硝酸甘油、卡托普利、安宫牛黄丸、止喘药等);特殊的抢救设备(如 AED、腹部提压心肺复苏仪、制氧机等)。友好、互助的邻里关系不仅促进日常的心理、生理健康,也有助于在危急时刻相互扶持,共渡难关。

(2)CA 前期的社区预防　院外发生的心搏骤停(OHCA)患者的存活依赖于社区内各种相互支持的要素,即旁观者第一时间识别 CA,呼救,启动 EMSS,立即实施 CPR 并及早电除颤,直到 EMSS 专业急救人员到达、接手,并将患者快速转运至医院急诊科或导管室,之后转入重症监护病房(intensive care unit,ICU)进行复苏后治疗。理想情况下,所有 OHCA 患者都应该接受旁观者 CPR 和除颤,否则等到专业急救人员到达后才实施 CPR 和除颤,患者存活的概率极低。因此,秉承王一镗教授“三分提高、七分普及”的“三七”理念,在社区建立完整、有效的预防体系是 OHCA 防治的关键。

不同社区 CA 者的复苏效果有明显差异,这与患者的基本健康状况、合并症严重程度和社区条件差异有关,后者关系到院前急救生命链各个环节的细节差异,涉及社区是否有经过培训的非专业“急救员”及其数量和实施 CPR 的质量、社区医疗转运人员和工具、社区有无除颤设备、呼叫系统、应急预案、反应策略、经常性的急救演练和社区生命关爱文化氛围等。理想的社区 CA 预防体系建设应包括以下几个方面。

1)科普:全面、全员宣传动员,普及 OHCA 的科学和知识,提高居民健康和急救意识,营造互助和谐、关爱生命的文化氛围。科普教育应该利用全媒体(广播、电影、电视、报纸、海报、宣传单张、手册、微信、微视频、流媒体等)进行广泛、持续的宣传,内容应该科学、准确,形式多样,充分利用社区医疗的一级预防和健康教育平台。

2)培训:开展形式多样、群众喜闻乐见、讲求实效的 CPR 普及培训。首先从社区医务人员、工作人员、公安干警、消防警察、教师、公共交通系统(机场、车站、地铁等)工作人员、安保人员、导游等开始,逐步扩展到慢性病(心血管疾病)患者家属、大中小学生、公司白领、职员、普通百姓等广大社区人群。同时广泛开展志愿者、企事业单位、公司、工矿企业、社团机构、公益组织等社会团体和个人的 CPR 技能培训。广大医疗卫生机构、专业学

(协)会、红十字会组织、专业医务人员等专业机构提供必要的科学技术支持和咨询,指导并带领社区的各种机构、团体开展有偿或无偿的培训活动。培训活动形式、规模可灵活多样,但内容一定要正确,理论结合实践,真正使参加培训的人员掌握正确的CPR技能并敢于在必要时实施。鼓励企事业单位等机构将CPR纳入教育对象、成员的基本安全技能教育和培训。

3)人员:经过培训的各类社会人员都是第一反应者的最佳人选,培训人员的数量越大,第一反应者CPR的比例就会越高。针对我国CPR普及率低于1%,医务人员向家庭成员传授CPR技术低于1%,院外突发CA患者复苏成功率低于1%的"三低"窘境,中华医学会科学普及分会与中国研究型医院学会心肺复苏学专业委员会启动了"全国心肺复苏普及进亿家精准健康工程"——525+(我爱我家)工程,即5年内CPR普及共2亿人,每人培训5户家庭,真正走出一条符合我国国情的精准CPR普及之路,以此提高公众的CPR意识和技能。

4)装备:AED能够自动识别可除颤心律,适用于各种类别的施救者使用。近年来欧美等国家能够迅速提升OHCA患者的抢救成功率,与AED在这些国家的广泛普及密切相关,基于此,本专家共识强烈推荐在CA高发的公共场所应该实施公众除颤(public access defibrillation,PAD)计划。PAD计划是在很有可能有目击者、OHCA发生率相对较高的公共场所,例如机场、火车站、地铁、商场、游乐场、宾馆、学校、写字楼等设置AED,便于第一反应者能够快速获得并实施除颤。在欧洲及美国、日本、新加坡等国家和地区及我国香港和台湾已广泛实施PAD计划,使得越来越多CA患者得以及时救治并存活出院。我国内地仅在个别地区和场所(机场)配置有AED,但由于培训和相关法律等配套落后,这些AED也未能发挥应有的作用。同时,应积极推进基于胸外按压禁忌证应运而生的腹部提压CPR技术,该项技术为切实执行高质量胸外按压CPR,如保障按压深度、充分的胸廓回弹及不中断胸外按压,并协同AED发挥了积极作用。鼓励有条件的地区、社区、机关单位、家庭配备AED和腹部提压心肺复苏仪等急救装备。

5)预案:各企事业单位、公司、工矿企业等机构应该建立灾害防范、急救应对的规章和制度,落实安全救护员制度并配备急救装备,保障员工安全,明确机构范围内突发事件的第一时间应急救护的责任和义务。除了第一反应者启动EMSS,社区医疗卫生机构、公共场所(公交系统、公园、广场、商场、娱乐场所等)、公司、企事业单位、工矿企业等机构,都应该结合各自的实际情况制定针对CA等紧急事件的应急处置预案和流程,组织开展应急演练并持续改进,确保EMSS急救人员能够迅速到达现场,与现场施救人员快速衔接。

6)文化:在CA普及教育、CPR普及培训中应该始终贯穿和培养公众勇于施救、互助互爱的急救文化。及时表彰并宣传报道第一反应者对OHCA的急救案例,弘扬社会主义的精神文明风尚,宣扬关爱生命、乐于助人社会主义先进文化。逐步营造积极、和谐、互助的社会环境和急救文化。

7)其他:为保障社区预防体系的建设和有效运行,应同步加快制订相关的配套法律,例如保护施救者的"好心人法",规范EMSS的"院前急救法",推动公共场所配备必要急救装备(AED 和急救箱等)的相关法律或条文。应该充分鼓励和引导社会慈善、公益团体和知名公司企业,加入到 CA 社区预防体系的建设当中,重点支持我国西部、偏远和经济落后地区的社区预防体系建设,推动全国性社区预防体系的建立和完善。

(3)CA 前期的医院预防　医院是 CA 救治的关键主体,既是对 OHCA 患者高级生命和复苏的终点站,也是 IHCA 整体防治的主战场。医院是 CA 救治医疗卫生应急救援体系的终极环节和代表,对 CA 前的医院预防也包括了与之紧密相连的院前急救反应系统的建设和发展。

1)院前急救反应体系:对于 OHCA,除了有效的社区预防体系,还应该建立完善、高效的 EMSS。EMSS 是包含了院前急救(120 急救中心)、院内急诊(医院急诊科)和危重症监护[ICU 或急诊重症监护病房(emergency intensive care unit,EICU)]一体的应急医疗救援体系。无论城市还是乡村,都应该创造条件,建立具有有效院前急救能力的急救中心、站和点,为民众提供基础的急救服务。我国院前急救模式多样,但各急救(指挥)中心、站和点要建立从调度指挥、现场急救、安全转运和交接、培训质控等涵盖院前急救全程,提高抢救水平的 CA 综合救治规范,并通过质量控制体系进行持续质量改进。首先,要提升科学指挥调度能力,院前急救调度人员在快速派遣急救任务的同时,要能够指导和帮助电话求救的市民对 CA 做出识别;能够通过电话指导市民对 OHCA 患者进行现场 CPR(即调度员指导下的 CPR)。有条件的地区,还应该积极尝试通过现代信息技术呼救、调度 CA 现场附近的社会急救资源参与第一时间的 CPR 和电除颤等急救。高水平的院前急救队伍是高效 EMSS 的一个关键环节,应强化院前急救人员培训,制定院前急救规范和流程,提高对急性冠脉综合征(acute coronary syndrome,ACS)、脑卒中、创伤等急危重症的现场快速诊断和施救能力,减少 CA 的发生,改善患者预后。有条件的地区和单位可在院前环境下保证高质量 CPR 的同时,开展实施高级心血管生命支持(advanced cardiovascular life support,ACLS)。急救中心应该加强和规范院前病历的记录,逐步完善信息化建设,并建立持续质量改进的机制,不断提升院前急救能力和水平。院前急救系统与医院急诊科要建立一体的无缝连接抢救流程和体系,保障患者的快捷、安全转运和交接。

2)IHCA 预防体系:我国 IHCA 发生的情况与国外大致相同,但复苏成功率同样不理想。不管是成人还是儿童,大部分(超过 60%)的 IHCA 发生在 ICU、急诊科、手术室或操作治疗单元(导管室、腔镜室等),这就要求这些部门的医疗团队能够提供最高水平的医疗救治。一旦有 CA 发生,应马上识别,启动院内反应系统,复苏团队实施高质量 CPR,快速除颤,有效的 ACLS 及综合的复苏后治疗。与社区预防体系一样,医院内不同专业之间能否紧密协调配合决定患者的生死。无论在院内的任何地方,IHCA 现场的医护人员还必须面对人群拥挤、家属在场、空间局限、转运等复杂的环境,是否能够立即获得像急诊科或 ICU 一样额外的 CPR 抢救资源,保证高质量的 CPR 和有效的 ACLS 实施,是 IHCA 预防系统建设的关键。与 OHCA 相反,IHCA 患者生存依赖于医院内有效的监测和预防体系。IHCA 预防体系包括建立早期预警系统(early warning scoring system,EWSS)和快速反应系统(机制),组建院内快速反应小组(rapid respond team,RRT)或紧急医疗救护小组(medical emergency team,MET)。组建 RRT 和 MET 的目的是为了早期对病情恶化的患者进行干预,预防 IHCA 的发生。RRT 和 MET 由 ICU 或急诊医师、护士、呼吸治疗师组成,携带监护和复苏的装备和药物。当院内的其他医务人员(尤其是普通病房)发现患者病情恶化时应立即通知 RRT 和 MET 到达现场进行救治。RRT 和 MET 能够显著降低 IHCA的发生率和病死率,尤其是在普通病房。

3)CPR 培训与质量控制:预防措施是否有效,最终由 CA 发生时是否有人及时实施了高质量 CPR 决定。CA 患者的生存率取决于是否有经过培训的医务人员和第一反应者在场施救,以及功能良好、环环相扣的生存链。科学与实践之间总存在一定的差距,要弥合反应者和医务人员在实施 CPR 实践与科学之间的差距,真正提高复苏成功率,必须建立科学、完善的 CPR 培训机制。运用科学、先进的培训方法(例如模拟培训教育等),强化培训的质量和效果,则是将科学知识转化为实际操作,以提升 CPR 质量和效果的根本途径;建议使用 CPR 反馈装置帮助学习 CPR 的实践技能。对于专业人员而言,以团队形式实施的 CPR 仍然是临床实践的首选。鼓励在具备基础设施和培训师资的培训机构及部门(国家级、省级急诊、全科医师住院医师规范化培训基地)中,使用高仿真模型。在 ACLS 课程中,应该融入对领导能力和团队合作原则的强化培训,以提升受训人员的实际抢救水平和能力;对于学习的形式可采用标准、科学的手段和灵活多样的方式进行。为保持专业人员高质量的 CPR 水平,应该建立定期的培训考核和认证体系,将 CPR 的专业技能纳入医学执业的基本资质条件。对于院内医务人员的教育培训内容应该包括对 IHCA 患者的早期识别和处理,例如急性致命性突发事件的识别和治疗课程,增加 CA 前的处理,减少 IHCA 数量,最终提高 IHCA 患者的出院生存率。应不定期地对医护人员进行 IHCA 患者病情恶化早期识别能力的培训,除了标准的 ACLS 课程,还应模拟院内场景进行培训和演练,不断提高院内反应的速度和效能。要建立院内 CPR 的质量监测和控制体系,不断改进和提升院内团队的复苏质量和能力。

2.CA 前期的预识　CA 前期的预识是指对于针对可能发生 CA 的高危患者进行预先性识别,及时采取可能的干预措施,预防 CA 或及早启动 CPR 流程。预识包括 3 个方面,对可能发生 CA 的高危患者进行溯源性预识;院内危重症及高危患者的动态性预识及对 OHCA 患者发作前的即时性预识。

(1)CA 前期的溯源性预识　溯源性预识就是要抓住 CA 的发病机制和病因,明确高危患者存在的危险因素,采取有针对性的预防措施。成人 OHCA 多为心源性 CA。心血管疾病是 CA 最常见且最重要的原因,其中以 CHD 最为常见,尤其是急性心肌梗死(acute myocardial infarction,AMI)的早期。因此,对 CHD 患者实施积极、有效的一级和二级预防措施意义重大。规范使用 β 受体阻滞剂、抗血小板药物、血管紧张素转化酶抑制剂(angiotensin converting enzyme inhibitor,ACEI)类药物和调脂药物,及时行冠状动脉(简称冠脉)造影及经皮冠脉腔内成形术或冠脉旁路移植术,适时进行射频消融治疗,使用埋藏式心脏复律除颤器(implantable cardioverter defibrillator,ICD)能够预防和(或)减少 CA 的发生。除了 CHD,其他心血管疾病也会引起 CA,如先天性冠脉异常、马方综合征、心肌病(扩张型心肌病、肥厚型心肌病等)、心肌炎、心脏瓣膜损害(如主动脉瓣病变及二尖瓣脱垂)、原发性心电生理紊乱(如窦房结病变、预激综合征、Q-T 间期延长综合征和 Brugada 综合征)、遗传性心律失常性疾病、中重度慢性心功能不全、心震荡等。对这些患者也应该积极采取预防性措施,ICD 较其他方法能更好地预防心脏性猝死的发生。基础疾病的治疗及抗心律失常药物(β 受体阻滞剂和胺碘酮)的应用也十分重要。此外,对有心脏性猝死家族史、既往有 CA 发作史的患者也应该高度重视,采取必要的防护措施。

(2)CA 前期的动态性预识　动态性预识是对 CA 高危患者院内观察、监测的重要方法。CA 前的动态性预识依赖于院内 EWSS 的建立。超过 50%的 IHCA 继发于呼吸、循环衰竭和各种原因所致的休克,这些事件发生前都会有生理变化的早期表现,例如气促、心动过速以及低血压等。IHCA 患者会出现生理不稳定状态的恶化,且难于及时发现并处理。这种状况多发生于普通病房,不同于 ICU 或手术室,普通病房由于缺乏足够高的患者-护士比例以及监护的警惕性,对生命体征的手动监测和医护人员对患者巡视频次的减少,往往会延误对病情的识别更易出现 IHCA。因此,要建立动态性预识机制,这可以通过增加对高危患者的远程心电监测,包括对呼吸频率和心律的监测,或者增加巡视的频率来实现。临床条件下,也可以通过应用和组合各种评分系统对危重患者进行病情评估,早期识别潜在的危重患者。对早期临床表现不明显或症状不典型的患者,应该坚持动态、连续和反复的监测,多次评估,及早发现。对已经被识别出的高危患者,经过治疗处理后还应持续地严密监测和观察,评价治疗效果和病情恶化风险,直至病情稳定。

(3)CA 前期的即时性预识　部分患者在发生 CA 前有数天或数周,甚至数月的前驱症状,如心绞痛、气急或心悸的加重,易于疲劳,以及其他主诉。但这些症状无特异性,并非心脏性猝死所特有。前驱症状仅提示有发生心血管疾病的危险,而不能预测心脏性猝死的发生。部分患者可无前驱症状,瞬间发生 CA;如此时能够意识到发生 CA 的风险而尽早就医、诊治,有可能避免恶性事件的发生。部分 CA 患者从心血管状态出现急剧变化到 CA 发生前的时间为瞬间至持续 1 h 不等;由于猝死的病因不同,发病期的临床表现也各异;典型的表现包括严重胸痛、急性呼吸困难、突然心悸、持续心动过速或头晕目眩等。若 CA 瞬间发生,事先无预兆,则大部分是心源性的。在猝死前数小时或数分钟内常有心电活动的改变,其中以心率加快及室性异位搏动增加最常见;另有少部分患者以循环衰竭发病。此时尽快启动急救反应系统,采取一定的自救措施(休息、平卧、口服硝酸甘油等急救药物),或许能够争取部分宝贵的院前急救时间。

3.CA 前期的预警　CA 前期的预警是基于循证医学为依据的易发生 CA 的病症、基于现代医学检测筛查的高危个体,通过现代医学大数据分析而得出的预警模式。通过有效、规范地实施可能发生 CA 个体的精准定位,而发出预先警告信息,达到防患未然的目的。

(1)机体预警　OHCA 多为心源性疾病所致,年轻人和年长者发生 CA 的原因不同。年轻人多表现为遗传性离子通道疾病和心肌病变引发的恶性心律失常,还有心肌炎和药物滥用等原因。而年长者则表现为慢性退行性心脏改变,例如 CHD、心瓣膜病变及心力衰竭。所以作为不同的个体和人群,可供预测 CA 发生的机体特征也不尽相同。对没有已知心脏病的人群,筛查并控制缺血性心脏病的危险因素(血脂、血压、血糖、吸烟、体重指数)是最有效的 CA 预防措施。家族性猝死的研究成果提示基因学检测将成为预测 CA 的重要手段。在缺血性心脏病患者中,尽管曾提出一系列包括晚电位、Q-T 间期离散度、微伏级 T 波电交替等预测因子,但未获得欧洲心脏病学会(European Society of Cardiology, ESC)指南的推荐,左心室射血分数(left ventricular ejection fraction, LVEF)仍是目前唯一临床常用的 CA 预测指标。遗传性心律失常疾病的预测因子则有高度异质性,不同类型的遗传性心律失常预测因子不同。IHCA 主要是由于非心源性病因所致,包括严重的电解质紊乱和酸碱平衡失调、窒息、各种原因所致的休克、恶性心律失常、药物过敏反应、手术、治疗操作、麻醉意外、脑卒中、药物过量、呼吸衰竭(简称呼衰)等。虽然 IHCA 也突然发生,但起病前往往存在基础疾病的恶化和演变过程,也会出现特异性的血流动力学不稳定改变,因此重视 CA 前疾病和主要生命体征(心电图、血压、心率、呼吸频率、血氧饱和度等)的监测,建立预警机制,早期干预、处理,也能够有效降低 IHCA 的发生率。

(2)心理预警　在院外条件下,CA 的诱因还有一个不可忽视的心理因素——情绪,即指因为情绪(喜、怒、哀、思、悲、恐、惊)、精神因素而引发的 CA。资料表明,情绪因素能显著影响和改变心、肺、脑疾病的发生率。情绪因素可以是发病的病源性因素,也可以是促发因素,或者使疾病加剧的因素。近年来在临床上也常常见到,由于情绪波动而引起的 CA。过度情绪(喜、怒、哀、思、悲、恐、惊)、精神因素可引发交感神经兴奋和迷走神经抑制导致的原发性 CA,也可通过影响呼吸中枢调节,引发呼吸性碱中毒导致心跳呼吸骤停,还可诱发原有心脑血管疾病,引发的继发性心跳呼吸骤停。临床上与心理因素关系比较密切,且容易引发 CA 的几种高危情况应引起大家的警惕,提前做好预防工作。儿茶酚胺敏感性多形性室性心动过速是一种常见的遗传性心脏病,多发生于无器质性心脏病、Q-T 间期正常的青少年,以运动或情绪激动时出现双向性或多形性室性心动过速,导致晕厥和猝死为特征。章鱼壶心肌病又称心碎综合征或心尖球形综合征,因发作时左心室心尖呈气球样,与传统日本章鱼鱼篓的圆形底部和窄口相似而得名。近 1/3 的章鱼壶心肌病患者是因为受到精神因素的影响(如悲伤、惊恐、焦虑、人际冲突、愤怒、挫折等)而发病。有些患者会发生多灶性的冠脉痉挛或短暂的心肌灌注不良,甚至有部分诱发 VF 而出现心跳呼吸骤停。Q-T 间期延长综合征(long Q-T syndrome, LQTS)也是一种与情绪改变及其心脏事件发生相关的遗传性心脏疾病。这一类疾病的治疗都是以 β 受体阻滞剂为代表的抗心律失常药物和 ICD 治疗为主,同时应该避免剧烈运动、过度的情绪改变以及远离令人产生应激的环境等。另外,对于有 CHD 及心脑血管异常(主动脉瘤、脑动脉瘤、主动脉夹层)基础病的患者,在情绪失调等应激状态时儿茶酚胺分泌量明显增加。儿茶酚胺除可引起恶性心律失常外,还可使血压增高、微血管内血小板聚集作用增加,导致心脑血管恶性事件的发生,严重者可致心跳呼吸骤停。

(3)仪器预警　对于已知的高危患者,应用适当的仪器设备进行检查分析,对 CA 发生的风险进行筛查是有意义的。不主张对普通人群进行常规筛查,但建议对年轻的竞技体育运动员进行赛前 CA 风险筛查。对猝死患者直系亲属筛查是识别风险个体、积极防治 CA 的重要手段。对于室性心律失常(ventricular arrhythmias, VA)患者,首先要准确采集病史,再根据患者的具体情况选择最佳的检查方式。对于陈旧性心肌梗死合并心悸、晕厥或接近晕厥、晕厥可疑为缓慢或快速心律失常所致及鉴别致心律失常性右室心肌病(arrhythmogenic right ventricular cardiomyopathy,ARVC)和右心室流出道心动过速,推荐使用冠状动脉造影和电生理检查这一类有创性检查。而致死性 VA 或 CA 生还者合并中、高危 CHD 风险的患者则推荐使用无创性检查,具体包括:静息 12 导联心电图适用于可疑或已知 VA 的患者;动态心电图用于检测和诊断心律失常,12 导联动态心电图用于评估 Q-T 间期或 ST 段的变化;心脏事件记录器用于症状偶发者,判断是否与短暂心律失常相关;埋藏式心电记录器用于偶发症状可疑与心律失常相关,而应用现有手段无法明确者;信号叠加心电图用于合并 VA 或致命 VA 风险的 ARVC 人群的诊断;运动负荷试验可于年龄、症状提示为中高风险的 CHD 患者诱发心肌缺血或 VA,用于已知或可疑运动诱发的 VA,包括 CPVT 的诊断及预后评估,运动诱发的 VA 进行药物或消融治疗的效果评估;建议超声心动图均适于可疑或确诊 VA 的所有患者以评估左心室功能,检出心脏结构异常;对严重 VA 或 SCD 高危患者应行超声心动图评价左心室和右心室功能并检出结构性心脏病,如扩张型、肥厚型或右室心肌病患者,AMI 存活者,SCD 生还有遗传基因异常患者的亲属;运动试验+影像[运动负荷超声心动图或心肌灌注显像,单光子发射计算机断层成像术(single-photon emission computedtomography,SPECT)]用于心电图诊断缺血不可靠[应用地高辛、左心室肥厚、静息时心电图 ST 段压低>1 mm,预激综合征或左束支传导阻滞(left bundle-branch block,LBBB)],中度罹患 CHD 风险合并 VA 的患者以检出潜在缺血;药物负荷+影像用于不能进行运动负荷试验,中度罹患 CHD 风险的 VA 人群以检出潜在缺血;当超声心动图不能准确判断 VA 患者的左心室和右室功能和(或)结构异常时,可考虑行心脏磁共振成像(cardiac magnetic resonance,CMR)或计算机 X 射线断层扫描(computed tomography,CT)检查。

二、CA 中期的“三化”方法

CA 中期是指针对患者心跳呼吸骤停期间进行初级或高级生命支持的时段,应采用标准化、多元化和个体化并重的“三化”方法,以最大限度提高 CPR 的抢救成功率与生存率。自 1960 年现代 CPR 诞生之日起,胸外按压(产生并维持人工循环,前向血流)、人工呼吸(保持人工通气)和电除颤(尽快终止可除颤心律)就是 CPR 的基本核心技术,也是 CPR 技术不断优化和发展的目标。在复杂多变的临床条件下,要获得最佳的复苏治疗与复苏效果应切实执行“三化”方法。

(一)CA 中期的标准化

传统的徒手 CPR 不受装备和条件限制,能够快速实施,仍然是当今 CPR 的首选复苏策略,我们也称之为标准 CPR(standard cardiopulmonary resuscitation,STD-CPR)。受制于施救者的身体条件和疲劳产生,施救者的复苏质量会存在明显差异。因此,要确保高质量的人工循环产生,便于培训、推广和质量控制,必须建立标准化的 CPR 方法学。

1.成人 CPR　基础生命支持标准如下。

(1)判断患者意识　只要发病地点不存在危险并适合,应就地抢救。急救人员在患者身旁快速判断有无损伤和反应。可轻拍或摇动患者,并大声呼叫“您怎么了”。如果患者有头颈部创伤或怀疑有颈部损伤，要避免造成脊髓损伤，对患者不适当地搬动可能造成截瘫。

(2)判断患者呼吸和脉搏(非医务人员只判断呼吸即可) 患者心脏停搏后会出现呼吸减慢、停止，甚至出现濒死叹气样呼吸或也称为喘息，而部分 CA 的原因正是呼吸停止或窒息。因此，一旦患者呼吸异常(停止、过缓或喘息)，即可认定出现 CA，应该立即予以 CPR。通常，我们通过直接观察胸廓的起伏来确定患者的呼吸状况；也可以通过患者鼻、口部有无气流或在光滑表面产生雾气等方法来参考判断。对于经过培训的医务人员，建议判断呼吸的同时应该判断患者的循环征象。循环征象包括颈动脉搏动和患者任何发声、肢体活动等。检查颈动脉搏动时，患者头后仰，急救人员找到甲状软骨，沿甲状软骨外侧 0.5~1.0 cm 处，气管与胸锁乳突肌间沟内即可触及颈动脉。同时判断呼吸、脉搏的时间限定在 5~10 s。

(3)启动 EMSS 对于第一反应者来说，如发现患者无反应、无意识及无呼吸，只有 1 人在现场，对成人要先拨打当地急救电话(120)，启动 EMSS，目的是求救于专业急救人员，并快速携带除颤器到现场。现场有其他人在场时，第一反应者应该指定现场某人拨打急救电话，获取 AED，自己马上开始实施 CPR。EMSS 是贯穿 OHCA 患者抢救全程的关键，是整个生存链串联、稳固的核心。对于 OHCA 患者，高效、完善的 EMSS 应该包括专业的调度系统、快速反应的院前急救队伍和优秀的转运、抢救体系。专业的调度系统能够快速派遣专业的院前急救队伍的同时，通过辅助呼救者正确、及时识别 CA，鼓励并指导报警者实施 CPR。对于 IHCA 患者，启动院内应急反应体系包括呼救，组织现场医务人员 CPR 的同时，启动院内专有的应急体系代码，呼叫负责院内 CPR 的复苏小组或团队。需要特别注意的是，有时短暂的、全身性的抽搐可能是 CA 的首发表现。

(4)实施高质量的 CPR ①胸外按压技术标准：CPR 时为保证组织器官的血流灌注，必须实施有效的胸外按压。有效的胸外按压必须快速、有力。按压频率 100~120 次/min，按压深度成人不少于 5 cm，但不超过 6 cm，每次按压后胸廓完全回复，按压与放松比大致相等。尽量避免胸外按压中断，按压分数(即胸外按压时间占整个 CPR 时间的比例)≥60%。在建立人工气道前，成人单人 CPR 或双人 CPR，按压/通气比都为 30∶2，建立高级气道(如气管插管)以后，按压与通气可能不同步，通气频率为 10 次/min。②胸外按压实施标准：患者应仰卧平躺于硬质平面，术者位于其旁侧。若胸外按压在床上进行，应在患者背部垫以硬板。按压部位在胸骨下半段，按压点位于双乳头连线中点。用一只手掌根部置于按压部位，另一手掌根部叠放其上，双手指紧扣，以手掌根部为着力点进行按压。身体稍前倾，使肩、肘、腕位于同一轴线上，与患者身体平面垂直。用上身重力按压，按压与放松时间相同。每次按压后胸廓完全回复，但放松时手掌不离开胸壁。按压暂停间隙施救者不可双手倚靠患者。仅胸外按压的 CPR 是指如果旁观者未经过 CPR 培训，则应进行单纯胸外按压 CPR，即仅为突然倒下的成人患者进行胸外按压并强调在胸部中央用力快速按压，或者按照急救调度的指示操作。施救者应继续实施单纯胸外按压 CPR，直至 AED 到达且可供使用，或者急救人员或其他相关施救者已接管患者。所有经过培训的非专业施救者应至少为 CA 患者进行胸外按压。另外，如果经过培训的非专业施救者有能力进行人工呼吸，应按照按压∶人工呼吸为30∶2进行。单纯胸外按压(仅按压)CPR对于未经培训的施救者更容易实施，而且更便于调度员通过电话进行指导。另外，对于心脏病因导致的CA，单纯胸外按压CPR或同时进行按压和人工呼吸CPR的存活率相近。

(5)人工通气　①开放气道：如果患者无反应，急救人员应判断患者有无呼吸或是否异常呼吸，先使患者取复苏体位(仰卧位)，即先行30次心脏按压，再开放气道。如无颈部创伤，可以采用仰头抬颏法或托下颌法，开放气道，对非专业人员因托颌法难于学习，故不推荐采用，专业急救人员对怀疑有颈椎脊髓损伤的患者，应避免头颈部的延伸，可使用托颌法。②仰头抬颏法：完成仰头动作应把一只手放在患者前额，用手掌把额头用力向后推，使头部向后仰，另一只手的手指放在下颏骨处，向上抬颏，使牙关紧闭，下颏向上抬动，勿用力压迫下颌部软组织，以免可能造成气道梗阻。也不要用拇指抬下颏。气道开放后有利于患者自主呼吸，也便于CPR时进行口对口人工呼吸。如果患者义齿松动，应取下，以防其脱落阻塞气道。托下颌法：把手放置患者头部两侧，肘部支撑在患者躺的平面上，托紧下颌角，用力向上托下颌，如患者紧闭双唇，可用拇指把口唇分开。如果需要行口对口人工呼吸，则将下颌持续上托，用面颊贴紧患者的鼻孔。此法效果肯定，但费力，有一定技术难度。对于怀疑有头、颈部创伤患者，此法更安全，不会因颈部活动而加重损伤。③人工通气：采用人工呼吸时，每次通气必须使患者的肺脏膨胀充分，可见胸廓上抬即可，切忌过度通气。在建立高级气道后，实施连续通气的频率统一为6 s/次(10次/min)。但应该强调，在人工通气时应该使用个人保护装置(如面膜、带单向阀的通气面罩、球囊面罩等)对施救者实施保护。口对口呼吸：口对口呼吸是一种快捷有效的通气方法，呼出气体中的氧气足以满足患者需求。人工呼吸时，要确保气道通畅，捏住患者的鼻孔，防止漏气，急救者用口把患者的口完全罩住，呈密封状，缓慢吹气，每次吹气应持续1 s以上，确保通气时可见胸廓起伏。口对口呼吸常会导致患者胃胀气，并可能出现严重合并症，如胃内容物反流导致误吸或吸入性肺炎、胃内压升高后膈肌上抬而限制肺的运动。所以应缓慢吹气，不可过快或过度用力，减少吹气量及气道压峰值水平，有助于降低食管内压，减少胃胀气的发生。对大多数未建立人工气道的成人，推荐500~600 mL潮气量，既可降低胃胀气危险，又可提供足够的氧合。球囊-面罩通气：使用球囊面罩可提供正压通气，但未建立人工气道容易导致胃膨胀，需要送气时间长，潮气量控制在可见胸廓起伏。但急救中挤压气囊难保不漏气，因此，单人复苏时易出现通气不足，双人复苏时效果较好。双人操作时，一人压紧面罩，一人挤压皮囊通气。如果气道开放不漏气，挤压1 L成人球囊1/2~2/3量或2 L成人球囊1/3量可获得满意的潮气量。如果仅单人提供呼吸支持，急救者位于患者头顶。如果没有颈部损伤，可使患者头后仰或枕部垫毛巾或枕头，使之处于嗅闻位，便于打开气道，一手压住面罩，一手挤压球囊，并观察通气是否充分，双人球囊-面罩通气效果更好。

(6)电除颤　大多数成人突发非创伤性CA的原因是VF，电除颤是救治VF最为有效的方法。研究证实，对于VF患者每延迟1 min除颤，抢救成功率降低7%~10%，因此早期电除颤是CA患者复苏成功的关键之一。心律分析证实为VF/无脉性VT应立即行电除颤，之后做5组CPR，再检查心律，必要时再次除颤。单相波除颤器首次电击能量选择360 J，双相波除颤器首次电击能量选择应根据除颤器的品牌或型号推荐，一般为120 J或150 J。对心室静止（心电图示呈直线）与肺动脉内膜剥脱术（pulmonary endarterectomy，PEA）患者不可电除颤，而应立即实施CPR。AED能够自动识别可除颤心律，适用于各种类型的施救者使用。如果施救者目睹发生OHCA且现场有AED，施救者应从胸外按压开始CPR，并尽快使用AED。在能够使用现场AED或除颤器治疗CA的医院和其他机构，医务人员应立即先进行CPR，并且尽快使用准备好的AED/除颤器。以上建议旨在支持尽早进行CPR和早期除颤，特别是在发生CA时现场有AED或除颤器的情况下。如果OHCA的反应者不是院前急救人员，则急救人员可以先开始CPR，同时使用AED或通过心电图检查节律并准备进行除颤。在上述情况下，可以考虑进行2 min的CPR，然后再尝试除颤。如果有2名或3名施救者在现场，应进行CPR，同时拿到除颤器。对于IHCA，没有足够的证据支持或反对在除颤之前进行CPR。但对于有心电监护的患者，从VF到给予电击的时间不应超过3 min，并且应在等待除颤器就绪时进行CPR。电除颤的作用是终止VF而非起搏心脏，因此，在完成除颤后应该马上恢复实施胸外按压直至2 min后确定ROSC或患者有明显的循环恢复征象（如咳嗽、讲话、肢体明显的自主运动等）。

（7）CPR的药物应用　迄今为止，未能证实任何药物应用与CA患者生存预后有关。CPR时，用药应考虑在其他方法之后，如急救人员应首先开展BLS、电除颤、适当的气道管理，而非先应用药物。开始BLS后，尽快建立静脉通道，同时考虑应用药物抢救，抢救药物的给药途径限于静脉通道（intravenous injection，IV）或经骨通道（intraosseous，IO）。①肾上腺素：肾上腺素作为血管收缩药已有100年的历史，作为CPR基本用药已有40多年的历史。主要药理作用有增强心肌收缩力、增加冠状动脉及脑血流量、增加心肌自律性和使VF易被电复律等。肾上腺素仍被认为是复苏的一线选择用药，可用于电击无效的VF/无脉性VT、心脏静止或PEA。肾上腺素用法为1 mg静脉注射，每3～5 min重复1次。每次从周围静脉给药后应该使用20 mL生理盐水冲管，以保证药物能够到达心脏。因心内注射可增加发生冠脉损伤、心脏压塞和气胸的危险，同时也会延误胸外按压和肺通气开始的时间，因此，仅在开胸或其他给药方法失败或困难时才考虑应用。②胺碘酮（可达龙）：胺碘酮属Ⅲ类抗心律失常药物。胺碘酮仍是治疗各种心律失常的主流选择，更适宜于严重心功能不全患者的治疗，如射血分数<0.40或有充血性心衰征象时，胺碘酮应作为首选的抗心律失常药物。因为在相同条件下，胺碘酮作用更强，且比其他药物致心律失常的可能性更小。当CPR 2次电除颤及给予血管加压素后，如VF/无脉性VT仍持续时，应考虑给予抗心律失常药物，优先选用胺碘酮静脉注射；若无胺碘酮时，可使用利多卡因75 mg静脉注射。胺碘酮用法为CA患者如为VF/无脉性VT，初始剂量为300 mg溶入20～30 mL葡萄糖注射液内快速注射，3～5 min后再注射150 mg，维持剂量为1 mg/min持续静脉滴注6 h。非CA患者，先静脉注射负荷量150 mg（3～5 mg/kg），10 min内注入，后按1.0～1.5 mg/min持续静脉滴注6 h。对反复或顽固性VF/VT患者，必要时应增加剂量再快速静脉注射150 mg。一般建议每日最大剂量不超过2 g。胺碘酮的临床

药物中含有负性心肌收缩力和扩血管的作用的成分,可引起低血压和心动过缓。这常与给药的量和速度有关,预防的方法就是减慢给药速度,尤其是对心功能明显障碍或心脏明显扩大者,更要注意注射速度,监测血压。③利多卡因:利多卡因仅作为无胺碘酮时的替代药物。初始剂量为 1.0~1.5 mg/kg 静脉注射。如 VF/VT 持续,可给予额外剂量 0.50~0.75 mg/kg,5~10 min 1 次,最大剂量为 3 mg/kg。④硫酸镁:硫酸镁仅用于尖端扭转型 VT(Ⅱb 类推荐)和伴有低镁血症的 VF/VT 以及其他心律失常两种情况。用法:对于尖端扭转型 VT,紧急情况下可用硫酸镁 1~2 g 稀释后静脉注射,5~20 min 注射完毕;或 1~2 g 加入 50~100 mL 液体中静脉滴注。必须注意,硫酸镁快速给药有可能导致严重低血压和 CA。⑤碳酸氢钠:在 CA 和复苏后期,足量的肺泡通气是控制酸碱平衡的关键。CA 和复苏时,由于低血流造成的组织酸中毒和酸血症是一动态发展过程。这一过程的发展取决于 CA 的持续时间和 CPR 时血流水平。目前关于在 CA 和复苏时酸碱失衡病理生理学的解释是,低血流条件下组织中产生的 CO_2 发生弥散障碍。所以在 CA 时,足量的肺泡通气和组织血流的恢复是控制酸碱平衡的基础,这就要求首先要进行胸外心脏按压,然后迅速恢复自主循环。目前实验室和临床研究尚无肯定的认识,血液低 pH 值会影响除颤成功率、影响 ROSC 或短期的存活率。交感神经的反应性也不会因为组织酸中毒而受影响。只有在一定的情况下,应用碳酸氢盐才有效,如患者原有代谢性酸中毒、高钾血症或三环类或苯巴比妥类药物过量。此外,对于 CA 时间较长的患者,应用碳酸氢盐治疗可能有益,但只有在除颤、胸外心脏按压、气管插管、机械通气和血管收缩药治疗无效时方可考虑应用该药。应根据患者的临床状态应用碳酸氢盐,使用时以 1 mmol/kg 作为起始量,在持续 CPR 过程中每 15 min 给予 1/2 量,最好根据血气分析结果调整补碱量,防止产生碱中毒。

(8)CPR 质量的监测与评估　对于 CPR 质量的监测,最简单、直接的方法就是施救者本人或团队成员通过观察,凭借训练和抢救的经验评估 CPR 的质量,再结合患者面色改变、大动脉搏动、瞳孔改变等情况综合评价 CPR 实施的质量,并通过相互提醒提供信息反馈。但这样的监测显然不够客观、准确,事实上效果也不佳。CPR 质量监测技术已经成功转化为临床可用的成熟品,而这些监测和反馈技术无论是在临床实践和培训中都被证实能够有利于对临床 CPR 过程的质量监控。这些监测、反馈技术虽然未被证实能够改善患者的生存预后,但对于及时记录 CPR 的实施质量,并持续改善 CPR 的质量意义重大。目前,监测 CPR 质量的方法和技术主要包括 3 类:第一类是能够直接反映 CPR 效果的技术。冠状动脉灌注压(coronaryartery perfusion pressure,CPP)是最经典的指标,也是 CPR 质量评价的“金标准”,但在临床实践中常难以获得,通常建议以舒张期的有创动脉血压作为参考和替代。呼气末二氧化碳波形图是国际复苏指南的重点推荐,能够很好地反映人工循环时的心排血量(cardiac output,CO)水平,还可确定高级气道的放置位置和 ROSC,最新指南还推荐其可以作为复苏预后评价的指标,是不错的监测指标,但前提是需要建立高级气道。心电图波形分析也是经典的评价指标之一,可反映心肌灌注及电活动的状态,作为除颤时机的判断指标更为合适。脑部血氧饱和度监测提供了一种全新的无创监测 CPR 质量的方法,可以了解 CPR 过程中实时的脑灌注及脑组织供氧情况,但还需进一步临床验证。第二类是目前最常用的对 CPR 实施技术的监测,包括按压深度、频率,胸廓回弹、按压分数等指标,系统还可提供实时的语音或图文的反馈提示。该类技术主要通过测量按压位置的加速度改变或者胸部阻抗等参数的改变来测算,精度和准确度也在不断提高。而且这类数据能够被完整记录,还可用于复苏后的小结和质量分析研究。第三类技术虽不能直接反映复苏质量,却能显著改善 CPR 的质量。例如,心电滤波技术能够将按压干扰波形从心电监测的波形中滤除,在无须停止按压的情况下,即可判断心律失常类型,可显著提高按压分数及除颤成功率。血氧饱和度监测易受环境温度、患者外周循环等条件影响,并不是良好的质量监测指标,但联合心电图协同分析,却能很好地判定复苏后 ROSC。强调对 CPR 操作的标准化,核心是要确保实施高质量 CPR 的实施。高质量 CPR 的内容包括快速(按压速率 100~120 次/min)、用力按压(成人按压深度 5~6 cm),胸廓充分回弹,尽量减少按压中断(按压分数>60%)和避免过度通气。对于专业的急救人员,建议以团队形式实施 CPR 作为基本原则,以最大限度保证高质量 CPR 的实施,减少抢救过程中的错误和疏漏。

2.儿童和婴儿 CPR　BLS 标准界定儿童的年龄在 1 周岁至青春期,婴儿则是指出生后至年满 1 周岁。不同于成人患者,儿童和婴儿患者出现 CA 多是各种意外和非心脏原因(特别是窒息)。因此,注重预防是儿童和婴儿 CPR 的首要原则。在 CPR 实施过程中,相对于成年人,对儿童和婴儿的复苏应该更加重视人工通气的重要性,不建议对儿童实施单纯胸外按压的复苏策略。此外,对年轻患者,包括儿童和婴儿,应该延长 CPR 的时间,不轻易终止 CPR。儿童 CPR 标准的操作流程与成人大致相同,主要的差别是胸外按压的深度,儿童应控制在 5 cm 左右,在实施双人儿童 CPR 时,按压/通气比应该为 15:2(成人为 30:2)。高质量 CPR 的标准与成人相同。为婴儿实施 CPR 时,判断患儿意识采用拍打足底的方法,胸外按压时采用二指垂直按压(单人)或双拇指环抱法(双人),按压深度约为 4 cm,按压/通气比与儿童一致。

(二)CA 中期的“多元化”

CA 发生时间无法预测,发病起点和情况也千差万别,采用 STD-CPR 有时难以应对特殊的条件和环境。“多元化”的 CPR 方法学和装备为特殊情况下的 CPR 提供重要的途径,为特殊的患者带来生的希望。目前临床和基础研究证实一些非传统 CPR 方法与装备能够提高患者的生存率和改善神经功能预后,但尚需掌握好适应证并充分发挥各自的优势和长处,多元化的 CPR 手段尤其为特殊情况下 CA 患者提高了生存概率。

1.单纯胸外按压　单纯胸外按压是指只进行胸外按压而不进行人工通气的复苏方法,适用于非专业医务人员无能力或不愿意进行人工呼吸时对 OHCA 患者实施的 CPR。该方法能获得较好的 CPP、肺通气/灌注比值和存活率;另外能减少因直接接触患者而传染疾病等个人顾虑,并能提高院外环境下第一反应者进行 CPR 的比例。对于医务人员或经过培训的非专业施救者,建议实施 STD-CPR。

2.腹部提压　腹部提压是一种突破传统复苏理念,我国自主研发的创新性复苏技术。该技术依据“腹泵”“心泵”“肺泵”和“胸泵”的原理,采用腹部提压心肺复苏仪对腹部进行提拉与按压,通过使膈肌上下移动改变胸腹内压力,建立有效的循环和呼吸支持。实施时通过底板吸盘吸附于患者中上腹部，以 100 次/min 的频率连续交替对腹部实施向下按压（按压压力 40~50 kg）和向上提拉（提拉拉力 20~30 kg），达到同步建立人工循环和通气，以实现 ROSC。该技术需要施救者持续循环往复，直至患者 ROSC 或复苏终止。其适应证包括：①开放性胸外伤或心脏贯通伤、胸部挤压伤伴 CA 且无开胸手术条件；②胸部重度烧伤及严重剥脱性皮炎伴 CA；③大面积胸壁不稳定（连枷胸）、胸壁肿瘤、胸廓畸形伴 CA；④大量胸腔积液及严重胸膜病变伴 CA；⑤张力性及交通性气胸、严重肺大疱和重度肺实变伴 CA；⑥复杂先天性心脏病、严重心包积液、心脏压塞及某些人工瓣膜置换术者（胸外按压加压于置换瓣环可导致心脏创伤）；⑦主动脉缩窄、主动脉夹层、主动脉瘤破裂继发 CA；⑧纵隔感染或纵隔肿瘤伴 CA；⑨食管破裂、气管破裂和膈肌破裂伴 CA；⑩胸椎、胸廓畸形，颈椎、胸椎损伤伴 CA；⑪STD-CPR 过程中出现胸肋骨骨折者。腹部外伤、腹主动脉瘤、膈肌破裂、腹腔器官出血、腹腔巨大肿物为禁忌证。鉴于 STD-CPR 通常并发胸肋骨骨折，而影响到胸外按压深度及胸廓回弹幅度，不能保证高质量的 CPR，腹部提压 CPR 弥补了 STD-CPR 的不足，尤其在创伤、灾害及窒息等特殊条件下的 CA 抢救中已逐步显现出特别的优势，与 STD-CPR 协同在完善高质量 CPR 中发挥重要作用。

3.开胸直接心脏按压　直接心脏按压是一种特殊的 CPR 方法，可能会为脑和心脏提供接近正常的血流灌注。该方法多在胸部外伤、心脏压塞、心胸外科手术等特殊的条件下才使用。研究表明，CA 早期，经短期体外 CPR 无效后，直接心脏按压可提高患者的存活率；急诊开胸心脏按压是有创的，可能会导致部分患者死亡，因此进行这一操作需要有经验的抢救团队，并能在事后给予最佳护理。故不提倡常规实施开胸直接心脏按压的 CPR。今后，有必要进行相关的临床研究以评价其 CA 复苏效果。开胸心脏按压 CPR 可用于某些特殊情况，但不应作为复苏后期的最后补救措施。目前 CA 开胸的指征包括：胸部穿透伤引起的 CA；体温过低、肺栓塞或心脏压塞；胸廓畸形，体外 CPR 无效；穿透性腹部损伤，病情恶化并发 CA。

4.经膈肌下抬挤　膈下抬挤在规避徒手胸外按压和开胸心脏按压不足的同时，结合临床实际针对不同境遇下出现的 CA，依据只有贴近心脏的挤压才能保证较好心搏出量的原则，由我国医师设计的开腹经膈肌下向上向前抬挤心脏的 CPR 方法。如果患者开腹手术时出现 CA，常规应用胸外按压进行 CPR，由于腹部切口敞开，胸外按压难以充分发挥“心泵”和“胸泵”的作用，使临床 CPR 成功率大幅降低。使用经膈肌下抬挤 CPR 法，可以用手经腹部切口自左侧膈肌将心脏直接挤压至胸壁内侧，实现对心脏的挤压，产生 CPR 的效果。

5.体外膜肺 CPR　体外膜肺氧合（extracorporeal membraneoxygenation，ECMO）已经是非常成熟的常规心肺重症治疗技术。通过紧急建立急诊体外循环也可作为 CA 治疗的循环辅助措施，该方法是通过股动脉和股静脉连接旁路泵而不必开胸。实验和临床研究已经证实，救治延迟的 CA 时，体外膜肺 CPR（extracorporeal cardiopulmonary resuscitation，ECPR）可改善血流动力学状况及存活率和神经功能预后。鉴于该项复苏技术的复杂性以及昂贵的使用成本，ECPR 不能作为一种常规复苏选择，只有在可能对患者很有利的情况下才考虑使用，例如存在可逆的病因（急性冠脉闭塞、大面积肺栓塞、顽固的 VF、深低温、心脏损伤、重度心肌炎、心肌病、充血性心力衰竭和药物中毒）或等待心脏移植。

6.机械复苏装置　机械复苏装置的一个优点是始终保持一定的按压频率和按压幅度，从而消除了施救者疲劳或其他因素引起的操作变动，延长了高质量胸外按压的时间，但仅限于成人使用。然而所有机械复苏装置都有一个缺点，即在安装和启动仪器时需中断胸外按压，这也是多项大规模随机对照临床研究未能获得较理想的试验结果支持机械复苏的主要原因。目前，尚无证据显示机械复苏在改善血流动力学指标和存活率方面比STD-CPR有更好的优势，因此不推荐常规使用，但在进行人工胸外按压困难时或危险时的特殊条件下（如转运途中在救护车内、野外环境、长时间的CPR、人员不足或者在血管造影室内CPR等），机械复苏可以替代STD-CPR。目前，较成熟的机械复苏装置有以下几种。①活塞式机械复苏装置虽可以模拟徒手按压的手法，但此类仪器放置或操作不当，会造成通气和（或）按压不充分。此外，按压器加在胸部的重量会限制减压时胸部回弹和静脉回流，尤其在发生单根或多根肋骨骨折时更为明显。②主动式胸部按压-减压复苏装置按压时与传统按压类似，而放松时因上提手柄而使胸壁主动上提。与STD-CPR相比，主动式胸部按压-减压装置CPR可改善CPR时血流动力学，临床应用的长期预后也优于STD-CPR，因此，在欧美该类装置已在临床上被广泛使用。但这两类机械复苏装置本身也存在一些问题，例如CPR过程中按压位置的移动可造成胸骨骨折、价格昂贵、难以搬动（因体积重量的限制）及活塞脱位等；另外，按压部位可能移动的风险也限制了其在转运中的应用。③压力分布带式复苏装置是一类特殊设计的机械复苏装置，该装置的按压板作用于胸前壁大部分区域，胸部加压时两条拉力带可防止胸廓向两边扩张，从而提高了按压效率。与传统复苏技术相比，压力分布带式复苏装置是一种安全有效的CPR机械复苏装置，因为它可以保证持续有效的胸部按压。该复苏装置的独特设计使按压位置不易移位，甚至是在转运过程之中仍能保持高质量的CPR，这使该装置可作为野外救援、转运和CT检查中维持CPR的首选推荐。另外，该装置在急诊经皮冠脉介入术（percutaneous coronary intervention，PCI）时不遮挡视野，因此它也是CA患者在急诊PCI时实施CPR唯一可行的方案。④微型机械复苏装置也称Weil MCC装置，该装置采用第三代3D按压技术，通过CPR的“胸泵”和“心泵”机制，高效率地改善血流动力学效应，减少复苏过程引起的损伤。由于采用微型化技术，使用该装置时能够缩短设备准备和转换的时间窗，能够进一步提高机械复苏的抢救效能，但其仍需更多的临床数据支持。

7.其他CPR技术　一些新的CPR辅助机械装置作为复苏时的辅助手段，虽然不能替代传统CPR技术，但可与各种CPR方法联合使用，如主动式胸部按压-减压装置、气背心CPR和机械CPR等。但目前这些技术仍缺乏足够的临床数据支持，不推荐常规应用。

（三）CA中期的“个体化”

对于CA患者具体实施CPR时，要充分考虑到不同国家、不同地区、不同社会、不同人群等诸多差异，并结合CA时的多重因素加以灵活运用。怎样针对不同个体在不同境遇下出现的心跳呼吸骤停，因地制宜、因人而异地进行个体化CPR，在标准CPR的基础上进行适当调整，根据“个体化”的治疗原则对这些患者采用更为有效的CPR策略和流程，借以提高CPR的抢救成功率。

1.特殊程序　自1960年现代CPR诞生以来的50年里，A—B—C抢救程序[A打开气道(airway)、B人工呼吸(breath)、C人工循环(circulation)]一直为人们所遵循。2010版和2015版CPR指南特别强调了高质量胸外按压的重要性，将成人和儿童(不包括新生儿)BLS中的A—B—C流程更改为C—A—B流程。这是对CPR认识上的一次飞跃，然而临床实践中每次CPR实施的对象有不同的特点，如果不顾实际需求“刻板化”地采用A—B—C或C—A—B流程则有可能达不到最佳复苏效果而致使复苏失败。所以，实施CPR步骤应根据实际情况遵循“个体化”原则。

(1)救助对象的状况　由于儿童和成人CA病因不同，对婴儿和儿童患者复苏程序的推荐不同于成人患者。成人CA大多由VF引起，而儿童CA大多数由窒息导致。以往对原发性和继发性CA患者都推荐同样的复苏程序，但前者因心跳停止时体内动脉血氧含量丰富，故可首先采用胸外按压(C—A—B流程)；后者多因呼吸停止导致体内动脉血严重缺氧继发CA，应先进行口对口人工呼吸(A—B—C流程)，以提高患者动脉血中的血氧含量。

(2)救助人员的能力　由于专业和非专业救助人员的技能水准不同，两者在CPR操作程序上有相应改变。如不再教授非专业救护人员在实施CPR时如何评估患者的脉搏和循环；在院外CPR时，如果救助人员不会人工呼吸或是因惧怕传染不愿施行口对口人工呼吸，则可不受C—A—B流程限制，立即开始不间断的胸外按压。即使在院内CPR时，也可首先仅进行胸外按压，而不必一味等待专业人员进行气管插管。因此，在遇到CA患者时，不要被口对口人工呼吸的步骤所误导，高质量的徒手胸外按压才是最重要的。

(3)救助环境的设施　在院外大多数患者发生CA是由VF引起的，如果能在倒下的5 min之内完成除颤，复苏的成功率非常高。随着AED的问世，救助者能够便捷地对VF患者率先实施紧急除颤，以及时转复心律，恢复循环。

2.特殊原因　除了心脏本身的原因，引起CA的常见病因还包括缺氧、高/低血钾、高/低体温、低血容量、创伤、张力性气胸、心脏压塞、血栓、中毒等。

(1)缺氧　单纯因为低氧血症导致的CA不常见，但临床上最常见的因缺氧导致CA的原因是窒息。窒息性CA可由多种原因(气道梗阻、贫血、哮喘、淹溺、肺炎、张力性气胸、创伤等)导致，且发现时初始心律多为不可除颤心律(心搏停止或PEA)，此类患者复苏后神经功能损害较重，预后较差。CPR的关键是保证高质量胸外按压的同时优先补充氧气，有效通气。

(2)高/低血钾及其他电解质异常　电解质异常可诱发恶性心律失常，引起CA。致命性心律失常多与血钾有关，尤其是高血钾。所以，对肾功能衰竭、心力衰竭、严重烧伤和糖尿病患者应警惕电解质紊乱。高血钾是诱发CA的最常见病因，可通过心电图检查早期发现，以血中钾离子浓度高于5.5 mmol/L确诊。CPR时高血钾的处理包括心肌保护，转移钾离子进入胞内，排钾，监测血钾、血糖及预防复发。CPR低血钾也是临床常见的恶性心律失常和CA的诱因，可通过心电图早期识别。CPR时低血钾处理关键是快速补钾，同时也应补镁。

(3)高/低体温

1)低体温:意外低温(核心体温<35 ℃)也会导致CA,由于低温对大脑和心脏具有保护作用,所以对低温患者CPR时间应该延长,不能轻易宣布患者临床死亡。院前条件下,除非确认患者CA是因为致命伤、致死疾病、长时间窒息而引起,或者胸廓无法按压,否则CPR不应该停止。如按压困难可以考虑使用机械复苏装置。如有指征应该及时气管插管,但要小心插管刺激引起VF。检查生命体征的时间不少于1 min,可结合心电监护、心脏彩超等判断心脏血流情况,有疑问应当立即CPR。低温条件下的心脏对电治疗(起搏和除颤)及药物不敏感,因此,当核心体温<30 ℃时不考虑上述治疗。复温超过30 ℃但仍未正常(<35 ℃)时,用药间隔时间应该翻倍。复温是对该类患者抢救的重要措施,复温可采用皮肤保暖的被动复温方式,也可采用温盐水输注、体腔灌洗、体外循环装置等主动复温方式。

2)高体温:高体温多继发于外界环境及内源性产热过多。高体温患者出现CA常预后不良,神经功能损害较重。对此类患者CPR时除遵循标准方法外,应进行持续降温,方法与复苏后温度管理相同。

(4)低血容量 低血容量是CA的可逆病因,多由于血管内血容量减少(如出血)或严重血管扩张(如脓毒症和过敏反应)导致。变应原激发的血管扩张及毛细血管通透性增加是严重过敏反应引起CA的主要原因。外出血通常显而易见,例如外伤、呕血、咯血等,有时出血较隐匿,例如消化道出血或主动脉夹层破裂。大手术患者可能因为术后出血而存在低血容量的风险,易出现围手术期CA。无论什么原因引起的低血容量,复苏时首要的是尽快恢复有效循环容量(大量常温血制品或晶体液快速输注)的同时,立即针对病因治疗及控制出血。

1)过敏反应:过敏反应是指严重的、致命的广泛或全身性超敏反应,表现为快速进展的威胁生命的气道、呼吸和循环障碍,通常伴有皮肤黏膜改变,如抢救及时,患者预后良好。在过敏反应人群中,儿童的过敏反应多见于食物源性过敏,成人过敏反应多见于临床用药或昆虫蜇伤。对于过敏反应的抢救措施包括以下几种。①体位:存在呼吸困难时坐位,存在低血压时平卧,下肢抬高。②去除诱发因素,例如停止补液,拔出昆虫的螫针等。③出现CA立即CPR,同时立即给予肾上腺素(一线药物),1∶1 000肾上腺素0.3~0.5 mL肌内注射,注射最佳部位为大腿前外侧1/3中部。④开放堵塞的气道(气管插管、切开等),高流量吸氧。⑤尽快补液:成人500~1 000 mL,儿童20 mL/kg起,必要时增加。⑥监测:心电图、血压、血氧饱和度等。⑦糖皮质激素(初始复苏措施后):甲泼尼龙或地塞米松。⑧抗组胺药物(二线药物)苯海拉明等。⑨其他药物:支气管扩张剂、血管活性药物等。过敏反应抢救的关键在于早期发现诊断及正确处理。

2)创伤性心搏骤停:创伤性心搏骤停(trauma cardiac arrest,TCA)虽然病死率较高,但一旦ROSC,患者预后较其他原因CA患者要好。TCA出现前会有一系列表现,例如心血管不稳定、低血压、外周脉搏消失及非中枢神经系统原因引起的意识状态恶化。为TCA患者CPR时,除了按照标准复苏流程,同时应快速处理各种可逆病因(低血容量、心脏压塞、张力性气胸等)。如胸外按压无法有效实施,也可以酌情考虑其他有效的复苏方法学

(如腹部提压 CPR)。纠正低血容量的措施包括对可压迫的外出血加压包扎或应用止血带,对不可压迫的出血使用骨盆夹板、血制品(早期应用混合浓缩红细胞、新鲜冰冻血浆和血小板按 1:1:1 配比的血制品)、输液和止血[氨甲环酸(tranexamic acid,TXA)]。同步的损伤控制性手术、止血剂复苏和大容量输注策略(massive transfusionprotocols,MTP)是对大出血患者损伤控制性复苏的治疗原则。尽管容许性低血压在 CPR 领域的证据有限,但 CPR 成功后容许收缩压的目标是 80~90 mmHg(1 mmHg=0.133 kPa),但维持时间不应超过 60 min,颅脑损伤患者因颅内压升高而血压要求应更高。TXA(前 10 min 用 1 g 的负荷量接 8 h 用 1 g 的维持量)能够提高创伤性出血的生存预后,建议院前就开始使用。创伤患者易因为气道堵塞和创伤性窒息引起缺氧而诱发 CA,因此应该早期进行有效的气道管理和通气。对于引发 TCA 的张力性气胸,建议采用在第 4 肋间隙行双侧胸廓造口术,保证快速、有效。对存在心脏压塞引起 TCA 的患者应该实施复苏性开胸术,包括钝性创伤且院前 CPR 时间<10 min 的患者或者穿通伤且院前 CPR 时间<15 min 的患者,开胸手术越快效果越好。存在以下情况建议终止复苏尝试:所有可逆病因纠正后仍无法恢复自主循环;心脏超声无法探测到心脏活动。TCA 时存在以下情况可以放弃复苏:在最初的 15 min 内已无生命迹象;严重创伤无法存活(如断颅、心脏贯通伤、脑组织损伤)。院前急救的时间与严重创伤和 TCA 的预后呈负相关,故快速转运至关重要。

(5)张力性气胸　张力性气胸的病因包括创伤、哮喘或其他呼吸道疾病,有创性操作不当,或者持续正压通气等。紧急处理常使用针刺减压法,随后尽快行胸腔闭式引流。TCA 时如胸外按压无法有效实施也可以酌情考虑其他有效的 CPR 方法(如开胸直接心脏按压)。

(6)心脏压塞　心脏压塞多见于穿通伤和心脏外科患者,针对不同的病情采用复苏性开胸术或心包穿刺术(超声引导下)处理。胸外按压无法有效实施也可以酌情考虑其他有效的 CPR 方法(如开胸直接心脏按压)。

(7)血栓

1)肺栓塞:肺栓塞起病隐匿,可表现为突发的气促、胸痛、咳嗽、咯血或 CA 等;多有深静脉血栓、近 4 周手术或制动史、肿瘤、口服避孕药或长途飞行的病史;可有特征性的心电图表现等。出现 CA 时多表现为 PEA,CPR 时呼气末二氧化碳分压(partial pressure of end-tidal carbon dioxide,$PetCO_2$)降低。肺栓塞引起 CA 的总体生存率不高,CPR 的同时可考虑静脉溶栓治疗。溶栓治疗可能有效,但不能延误。一旦开始溶栓治疗,CPR 的时间应该维持 60~90 min。为保证持续的 CPR 质量,可以考虑机械复苏。如果有条件和团队,可以考虑应用 ECPR。可以采用,但不建议手术取栓或机械取栓;经皮取栓术的效果缺乏数据支持。复苏成功后应该注意长时间复苏后复苏相关性损伤。

2)冠脉栓塞:OHCA 绝大多数是由 CHD 引起的。如果初始心律为 VF,诱发 CA 的原因最有可能是冠状动脉血栓形成。CPR 成功后应尽快安全转运到能进行 PCI 的医院实施介入治疗;如大血管堵塞,可考虑在机械复苏装置的协助下尽快转运患者,并在导管室完成冠状动脉的再灌注治疗。考虑在机械复苏装置的协助下尽快转运患者,并在导管室完成冠状动脉的再灌注治疗。如果条件具备,甚至可以在 ECPR 的支持下将患者尽快转运到院内实施冠状动脉再通的治疗。保证高质量 CPR 的同时快速转运并能迅速将患者送入导管室需要极佳的院内、院外无缝隙连接和配合,这能提高抢救成功率。

(8)中毒　总体上来说,因中毒导致的 CA 发生率不高,但临床常见因中毒入院者。中毒的主要原因包括药物、家用或生产用品中毒,也少见于工业事故、战争和恐怖袭击。近年来,还应警惕毒品中毒的可能。对于考虑中毒引起的 CA,立即 CPR,怀疑阿片类中毒的患者应及时给予纳洛酮(肌内注射 0.4 mg 或鼻内使用 2 mg,可在 4 min 后重复给药)。对中毒引起的 CA 患者复苏时还应注意:当遇到原因不明的 CA,特别是不止 1 例患者时,应警惕中毒可能,且应注意施救者个人安全;避免为化学品中毒患者实施口对口人工通气;使用电治疗方式处理致命性心律失常;尝试鉴别中毒类型;测量体温;做好长时间复苏的准备,尤其对年轻患者;对于严重中毒的患者特殊治疗(超剂量用药、非标准药物治疗、长时间 CPR、ECPR、血液透析等)可能有效;向当地中毒中心咨询;利用网络资源。

3.特殊环境

(1)医疗场所内 CA

1)围手术期 CA:过去几十年间,尽管常规手术的安全性提高很多,但围手术期 CA 仍不可避免,尤其在老年患者和急诊手术时发生。此外,2 岁以下幼儿,心血管呼吸系统并发症、术前休克状态和手术部位都被认为是围手术期 CA 的危险因素。麻醉意外也是围手术期 CA 的原因之一,但总体比例不高。围手术期 CA 的生存预后较好。针对围手术期 CA 应采取的措施包括:术前管理,严密监测生命体征,高风险患者监测有创血压,及时发现 CA;诱导麻醉前使用粘贴式电极片;确保足够的静脉通道,备好复苏药物;监测患者体温,加温输注液体。CPR 时,遵循标准复苏流程;调节手术台至最佳的 CPR 位置;辨识 CA 原因并处理;若局部麻醉药中毒,立即静脉输入 20%的脂肪乳;监测 CPR 质量;团队复苏原则。

2)心导管室内 CA:心导管室内 CA 的主要原因是 AMI,也可能是血管造影时的并发症。处理的关键在于及时通过心电监测等发现 VF 并快速反应——除颤。要求高危患者进入心导管室就应该采用粘贴式电极片监测并准备除颤。与标准复苏流程不同,在心导管室的严密监测下,可采用连续除颤策略,即首次除颤后仍为 VF,可立即再次除颤。如果连续 3 次除颤不成功,则应立即实施 CPR,同时尽快并继续完成介入检查和治疗,开通堵塞的血管后再予电除颤。如果心电监测是 PEA,则应立即使用心脏超声确认是否发生了心脏压塞。

3)透析室内 CA:血透室内发生 CA,应遵循以下步骤。呼叫复苏团队或寻找专业人士;遵循标准复苏流程;指挥受训的护士操作血透机;停止超滤,给予容量负荷;将机器内血回输患者体内,脱机;保留透析用通道畅通,可用于给药;小心潮湿的表面;尽量减少除颤延误的时间。复苏时应考虑电解质紊乱等可逆的病因。

4)牙科诊室内 CA:牙科诊室内出现 CA,应遵循以下步骤,一旦患者突发意识丧失,立即呼救;检查患者口腔,移出所有固态物体,防止气道堵塞;调节诊床至水平位,便于实施 CPR;保持气道通畅,使用球囊面罩保持通气。

（2）转运途中的 CA　当在商业航班遇到 CA 时，应该遵循以下步骤：主动向乘务员介绍个人的职业资历；一旦发生 CA，飞机座椅处的局限空间不能满足 CPR，将患者移至过道或紧急出口处立即胸外按压；CPR 时给复苏球囊供氧；要求备降附近的机场，转送患者至当地医院；询问空乘人员是否有空中医疗咨询支持；带监视器的 AED 可用于心律监测；在法律上只有医师能够宣布飞机上患者死亡。

（3）体育赛事的 CA　心脏性猝死是运动员训练和比赛期间最常见的原因。肥厚型心肌病、右心室心肌病和先天性冠状动脉异常是常见的原因，还有部分患者是由于直接的心前区撞击后引起的 CA，也称为心震荡。无论什么原因引起的 CA，都应立即采取以下措施：要有专用通道，可以快速到达现场提供救治；施救者立即进行高质量的胸外按压；呼救帮助，取到 AED，快速除颤，为运动员的生存提供最佳机会，运动场馆应该有救护车准用通道；运动员 ROSC 后，应该将患者尽量转送到最近的心脏中心。

（4）淹溺引起的 CA　遵循标准 CPR 流程的同时，对溺水者复苏还应该注意：确认患者没有意识和呼吸后，启动应急反应系统；开放气道；给予抢救性呼吸：连续给予 5 次通气，如有可能给氧；实施高质量 CPR；在使用 AED 前擦干患者胸部；CPR 过程中患者口部会有大量泡沫产生，不用急于清除，待急救人员到达气管插管后，再使用吸引器清除口腔异物，有时需要持续吸引。临床中难于对溺水患者做出终止复苏的决定，没有单一的指标能够准确确定生存预后。因此，应该持续复苏，直到有明确证据证实复苏尝试无效（如严重的创伤、尸僵、腐烂等）或者无法将患者快速转交给医疗机构。

4.特殊人群

（1）孕妇　妇女怀孕时生理上会有显著的改变，包括 CO_2、血容量、每分通气量和氧耗的增加，而且孕妇平卧时，增大的子宫会对髂部和腹部的血管产生明显压力，导致 CO_2 下降及低血压，最终容易引发 CA。一旦孕妇出现 CA，复苏时应该注意尽早寻求专家（产科和新生儿科）帮助；基于标准流程开始 CPR；确保高质量的按压并减少按压中断；胸外按压的部位位于比标准位稍高的位置；使孕妇平卧于质硬平面，双手将子宫移向产妇的左侧，减轻对腹腔的压迫；随时准备终止妊娠，剖宫产。对于明确无法复苏的严重创伤孕妇，复苏措施明显无效，应该立即（4 min 内）行剖宫产。但对于临床行紧急剖宫产的决策往往较复杂，应该取决于病患因素（CA 的原因、胎龄等），抢救团队的临床能力以及系统资源。

（2）老年人　在我国发生 CA 者大部分还是老年人，随着年龄的增长，其 CHD 和慢性心衰的发病率也逐渐增长，CA 的发生率也随之增长，而且起病时初始心律为 PEA 的比例也增加。重视对老年人围 CA 期的治疗，及时发现并处理可能引发 CA 的病因，如低血容量、休克、缺氧等，且年龄增大与生存预后呈负相关。对老年人实施 CPR 时采用标准流程，但更容易出现肋骨骨折等复苏相关并发症，为保证高质量 CPR 可选择腹部提压 CPR 方法。

（3）常规终止时限与超长 CPR　一般情况下，患者 CA 行 CPR 30 min 后，未见 ROSC，评估脑功能有不可逆表现，预测复苏无望，则宣告终止 CPR。对于部分特殊 CA 患者，应该根据患者具体情况，充分认识到适当延长 CPR 时间，有可能获得成功。生物机体在假死状态下能量的产生和能量的消耗都会发生戏剧性的减少，甚至会具有一些特殊的抵抗环境压力的能力，例如极端的温度、缺氧以及一些物理损伤。尤其是随着对疾病的认识和现代科技的进步，对部分 CA 患者，通过适当延长 CPR 时间，可成功挽救患者的生命。考虑实施超长时限 CPR 的情况包括：CA 的产生是由于特殊的病因，例如淹溺、低温、强光损伤、药物中毒等。患者为特殊的群体，尤其是 5 岁以下儿童终止 CPR 时需特别谨慎。因小儿对损伤的耐受力较成人强，即使神经系统检查已经出现无反应状态，某些重要的脑功能仍可恢复。CA 发生在特殊的条件下，例如手术室内在手术麻醉的状态下实施 CPR，CA 患者一直使用机械复苏装置保持高质量的 CPR，使用 ECPR 等。目前，对于 CPR 的持续时间没有严格的规定。从某种意义上说，不应该仅根据复苏的持续时间来决定继续或停止 CPR，影响 CPR 患者预后的因素包括患者的一般状况、CA 病因的可逆性、CPR 开始的时间、CPR 质量及 ECMO 技术等的应用。患者低龄、原发病为 AMI、能够去除引发 CA 的病因（如低体温、肺栓塞）等特征预示患者预后良好，故因人而异或“超长 CPR”也可以抢救成功并康复。

三、CA 后期的“三生”方略

CA 后期是指 CA 患者经过初级或者高级生命支持 ROSC 或复苏终止后的时段，应遵循复生、超生及延生的“三生”方略，以使 CA 患者获得最佳生命的转归。

1.CA 后期的复生　ROSC 后的首要目标包括稳定复苏后血流动力学、优化生命参数及解除 CA 病因和诱因，我们称之为“复生”。由于复苏后综合征（post-resuscitation syndrome，PRS）和原发病诊治困难等因素，中国 OHCA 患者的出院存活率约 1%。CA 复苏后治疗涉及重症医学、神经医学、心血管医学和康复医学等多个专业，对 CA 患者的预后至关重要，因此 CA 患者 ROSC 后应尽快转入 ICU 进行综合治疗。复生阶段的评估和处理围绕 ABCDE 原则进行。

（1）气道管理（airway，A）　CA 患者 ROSC 后，首先应评估气道是否开放，可用仰头抬颏法、托下颌法、口咽通气道和鼻咽通气道等方法维持气道通畅。对于尚未恢复自主呼吸或处于昏迷状态的患者，可选择气管插管、喉罩及食-气管联合插管等方法建立高级气管，以维持气管通畅及通气氧合。建立高级气管后，建议使用体格检查（五点听诊法等）和呼气末二氧化碳监测等方法确认高级气管位置，并对气管位置进行连续监测。妥善固定通气导管，防止导管滑脱，同时给予必要的气管清洁和管理。

（2）呼吸氧合（Breathing，B）　如建立高级气管后仍无法维持足够的通气氧合，可给予球囊辅助通气或呼吸机支持，通气的目标是维持正常的通气[动脉血二氧化碳分压（alveolarpartial pressure of carbon dioxide，$PaCO_2$）35～45 mmHg]和氧合指标，$PetCO_2$ 维持在 30～40 mmHg。呼吸机参数应根据患者的血气分析、$PetCO_2$ 及是否存在心功能不全等因素进行设置和调节，避免出现过度通气。对于 CA 患者先给予 100%吸入氧浓度，然后根据患者的脉搏血氧饱和度（pulse oxygensaturation，SpO_2）调整吸入氧浓度，直至可维持 $SpO_2 \geq 0.94$ 的最小吸氧浓度。如患者存在外周循环不佳导致的 SpO_2 测量误差，应参考血气分析的结果进行吸氧浓度的调节。

(3)循环支持(circulation,C) 患者 ROSC 后应该严密监测患者的生命体征和心电图等,优化患者的器官和组织灌注,尤其是维持血流动力学稳定。主要处理措施包括:①连续监护患者的血压,建议维持复苏后患者的收缩压不低于 90 mmHg,平均动脉压(mean arterial pressure,MAP)不低于 65 mmHg。②对于血压值低于上述目标值,存在休克表现的患者,应该积极通过静脉或骨通路给予容量复苏,同时注意患者心功能情况确定补液量,也应该及时纠正酸中毒。在容量复苏效果不佳时,应该考虑选择适当的血管活性药物,维持目标血压。③连续监测患者心率及心律,积极处理影响血流动力学稳定的心律失常。

(4)鉴别诊断(differential diagnosis,D) 复苏成功后,应尽快完善患者的临床资料,进行必要的实验室和辅助检查,有条件的还可尽快完成相关影像学检查和评价,尽快明确患者的诊断,特别注意鉴别是否存在诱发 CA 的 5H 和 5T 可逆病因,其中 5H 指低血容量(hypovolemia)、缺氧(hypoxia)、酸中毒(hydrogenion)、低钾血症/高钾血症(hypokalemia/hyperkalemia)和低体温(hypothermia);5T 指张力性气胸(tension pneumothorax)、心脏压塞(cardiac tamponade)、中毒(toxins)、肺栓塞(thrombosis,pulmonary)和冠脉血栓形成(coronary thrombosis),并对 CA 的病因和诱因进行积极的治疗和处理。

2.CA 后期的超生 研究表明,从 CA 患者的生命体征平稳的"复生"阶段到器官功能恢复的"超级生命支持"的"超生"阶段,CA 患者复苏后脑损伤、心功能障碍、全身缺血再灌注损伤(多器官功能损伤)及原发病的严重程度与其预后密切相关,积极处理复苏后器官功能障碍和原发病可提高 CA 患者的出院存活率及减少神经系统后遗症,因此超级生命支持对 CA 患者的最终预后至关重要。

(1)急诊冠脉血管造影 ACS 是成人 CA 患者,尤其是 OHCA 的常见病因之一。CA 患者 ROSC 后应尽快完成 12 或 18 导联心电图检查,以帮助判断是否存在 ST 段抬高。研究表明对怀疑有心源性病因或心电图有 ST 段抬高的 OHCA 患者,无论昏迷或清醒都应尽快行急诊冠脉造影。对怀疑有心源性病因的 OHCA 且昏迷的特定成人患者(如心电或血流动力学不稳定),即使心电图未见 ST 段抬高,急诊冠脉造影仍是合理的。早期的急诊冠脉造影和开通血管治疗可显著降低心源性 CA 患者的病死率及改善神经功能预后。

(2)目标温度管理 目标温度管理(targeted temperature management,TTM)治疗是公认的可改善 CA 患者预后的治疗手段之一。复苏成功后,如果患者仍处于昏迷状态(不能遵从声音指示活动),应尽快使用多种体温控制方法将患者的核心体温控制在 32~36 ℃,并稳定维持至少 24 h,复温时应将升温速度控制在 0.25~0.5 ℃/h。目前,用于临床的控制低温方法包括降温毯、冰袋、新型体表降温设备、冰生理盐水输注、鼻咽部降温设备和血管内低温设备等,医务人员应根据工作条件和患者实际情况灵活选择。由于院前给予冰冻生理盐水快速输注降温可增加低体温治疗并发症的发生率,已不推荐该方法在院前条件下常规使用。TTM 治疗期间的核心温度监测应该选择食管、膀胱或肺动脉等处,肛门和体表温度易受环境因素影响,不建议作为温度监测的首选部位。TTM 治疗过程中患者会出现寒战、心律失常、水和电解质紊乱、凝血功能障碍和感染等并发症,应进行严密监测和对症处理,避免加重病情。TTM 治疗存在需要有详细的实施方案和专业的团队才能进行,建议制定各医疗单位的 TTM 治疗预案并进行专业培训,以提高治疗效果和减少并发症。有研究表明,TTM 复温后的发热可加重 CA 患者的神经功能损伤,因此 TTM 结束后 72 h 内应尽量避免患者再次发热。

(3)神经功能的监测与保护　复苏后神经功能损伤是 CA 致死、致残的主要原因,应重视对复苏后 CA 患者的神经功能连续监测和评价,积极保护神经功能。目前推荐使用的评估方法有临床症状体征(瞳孔、昏迷程度、肌阵挛等)、神经电生理检查(床旁脑电图、体感诱发电位等)、影像学检查(CT、MRI)及血液标志物"星形胶质源性蛋白(SB100)、神经元特异性烯醇化酶(neuron specific enolase,NSE)等。有条件的可以对复苏后 CA 患者进行脑电图等连续监测,定期评估神经功能,也可结合工作条件和患者病情,在保证安全的前提下进行神经功能辅助评估。对于实施 TTM 患者的神经功能预后评估,应在体温恢复正常 72 h 后才能进行。对于未接受 TTM 治疗的患者,应在 CA 后 72 h 开始评估,如担心镇静剂、肌肉松弛剂等因素干扰评估,还可推迟评估时间。因此,在评价患者最终的神经功能预后时应特别慎重和周全。

(4)ECMO　对于部分难治性心搏骤停(refactory cardiacarrest,RCA)患者,如传统 CPR 无效可考虑采用 ECMO 和 ECPR。CA 患者主要使用静脉-动脉(V-A)模式 ECMO 治疗,目前尚无足够证据支持 CA 患者常规使用 ECMO。由于 ECPR 的实施需要建立大血管通路和专用设备,目前仅推荐用于为救治 CA 可逆性病因(如 ACS、肺栓塞、难治性 VF、深低温、心脏损伤、心肌炎、心肌病、充血性心力衰竭和药物中毒等)赢得时机及为等待心脏移植的复苏后患者提供短期机械心肺支持治疗。由于 ECPR 治疗操作和维护过程较为复杂,可能引起多种并发症,因由具有资质和接受过专业培训的团队进行。CPR 在 CA 和复苏后治疗中应用指征一直存在争议,尤其是如何正确选择患者以避免无意义的治疗。ECPR 对于 RCA 患者的治疗效果还与无灌注时间(CA 到开始胸外按压时间)和低灌注时间(胸外按压时间和质量)密切相关。

3.CA 后期的延生　人的生命发生危急时,经过积极救治没能成功或经过一系列生命支持也无生还可能而注定即将死亡;那么在死亡之后适当的时间内把尚有足够活力的器官(心脏)"嫁接到"其他人的身上,则死亡者的生命将会借助别人的身体得到不同程度的延续,即器官捐献与器官移植,也可以称之为生命接力,可谓 CA 后期"延生"的内涵。

(1)中国心脏死亡器官捐献概念　中国心脏死亡器官捐献(China donation after citizen's death,CDCD)属于中国公民逝世后器官捐献三大类中的"中国二类(C-Ⅱ)",即国际标准化心脏死亡器官捐献(donation after citizen's death,DCD)或无心跳器官捐献(non-heart beating donation,NHBD)。DCD 是一种医学上有效、伦理学可以接受的减少器官供求差距的良好方法。DCD 分为控制性 DCD 和非控制性 DCD 两种。控制性 DCD 即在按标准抢救无效后,根据器官捐献准备状况有计划地进行撤除生命支持手段并行器官捐献,大部分发生在手术室;非控制性 DCD 是发生在突然的、没有事先准备下的死亡及捐献,例如在急诊室的死亡。

(2)中国心脏死亡诊断标准　根据《中国心脏死亡器官捐献工作指南(第 2 版)》,心脏死亡的判定标准,即呼吸和循环停止,反应消失。由于循环停止后心电活动仍可能存在，判定死亡时不应完全依赖于心电监测，可采用有创动脉血压和多普勒超声协助确认。DCD 器官获取时，需要快速而准确地判断循环的停止。但为确认循环停止的不可逆性或永久性，应至少观察 2 min 再宣布死亡。死亡诊断必须由非移植团队的相关专业医师完成。

（3）CDCD 要素　器官移植是治疗终末期器官功能衰竭的最有效手段，目前技术成熟的器官移植有肝移植、肾移植、心脏移植和肺移植等。捐献的器官必须在尽可能短的时间内移植给合适的受者，超过一定的时间范围，器官的活力将部分丧失或全部丧失而不再能够用于移植。所以，从生命出现危急、决定实施器官捐献之时起，到目标器官植入受者体内并重新获得血液循环为止，这段时间得尽可能缩短及在此期间对器官功能的有效保护，对术后移植物功能的发挥具有极为重要的意义。研究发现，与其他原因导致脑死亡患者相比，CA 后脑死亡者捐献器官的短期和长期功能并未明显区别，近年来 CA 后脑死亡患者成为器官捐献者的数量逐年上升，因此成人和儿童 CA 患者复苏后治疗失败死亡或脑死亡均可作为潜在的器官捐献者接受器官供体的评估；对于复苏失败的 CA 患者，时间允许的情况下可作为肝肾捐献者。由于器官捐献和移植还涉及大量法律与伦理问题，CA 患者作为器官捐赠者的评估、器官移植等过程应在具有专业资质的人员和机构实施。

《2016 中国心肺复苏专家共识》着重强调 CA 前期的预防、预识、预警的“三预”方针，贯穿了 CPR 系统观这一主线；着重把握 CA 中期的标准化、多元化、个体化的“三化”方法，铸造了 CPR 整体观这一主体；着重关注 CA 后期的复生、超生、延生的“三生”方略，凸显了 CPR 发展观这一主题。《2016 中国心肺复苏专家共识》全方位、全过程、全立体地诠释了中国特色 CPR 的内涵与外延，对指导 CPR 的理论研究和临床实践有重要意义。

第二篇

心肺复苏常用基本技能

第四章 基本生命支持

在心跳及呼吸突然停止之后,脑细胞于 4 min 开始死亡,8 min 内脑死亡将成为定局。依据此观念,全世界对突发性心搏骤停患者的救治目标是在心搏骤停后 4 min 内即开始 BLS,并在 8 min 内给予 ALS,这样才可获得较高的复苏成功率。经验表明,不仅需要医务人员能及早进行正确的 BLS,更倡导公众能学习徒手 CPR 方法,参与心搏骤停的现场急救,尽早给患者脑、心及组织供氧,直至 ALS 前,维持足够的通气及循环。后来,自动体外除颤器(AED)的发明使非专业人员得以在现场实施除颤挽救生命。

基本生命支持从字面上来讲就是基本救命技术。广义的基本生命支持对不同患者有不同内容,对内科病患者包括心肺复苏术及海姆立克急救法;对创伤患者包括止血、固定、包扎、搬运等基本技术,能够使创伤患者的生命体征维持稳定,直至送达医院。所以广义的基本生命支持应包含有初步心肺复苏术(徒手 CPR)、基本创伤救命术(basic traumatic life support,BTLS)和海姆立克法气道异物梗阻处理等技术。但是,通常概念的基本生命支持是指徒手心肺复苏,即指不使用任何设备维持气道通畅、支持呼吸及循环,是心肺复苏最初最关键的方法和阶段,是神经功能恢复和保护的先决条件。徒手(或初步)心肺复苏的含义通常是指不用任何工具,如果使用一个简单的工具如通气道或面罩进行口对工具的复苏,就称之为"用气道辅助物的基本生命支持"。基础生命支持技术除心肺复苏外,还包含早期识别心搏骤停及除颤。

本章除了讲述人工呼吸、胸外按压、除颤等基本生命支持技术之外,还将介绍球囊面罩通气及气管插管技术,这些均为心搏骤停患者常用急救技术,较为实用。

第一节 徒手心肺复苏

心肺复苏是指对呼吸心搏骤停的患者采取紧急抢救措施(人工呼吸、心脏按压、快速除颤等)使循环、呼吸和大脑功能得以维持或部分恢复的紧急救治技术,其程序为胸部按压(C)—开放气道(A)—人工呼吸(B)。

一、心肺复苏适应证及生存链

1.呼吸骤停 很多原因可造成呼吸骤停,包括溺水、卒中、气道异物阻塞、吸入烟雾、会厌炎、药物过量、雷或电击伤、窒息、创伤、心肌梗死以及各种原因引起的昏迷。原发呼吸停止后几分钟内心脏可继续将氧合血液送到脑和其他生命器官,此时患者通常可有脉搏。当呼吸停止或异常时,仅采用人工呼吸方法就可救治,也可建立可靠的气道呼吸支持,而且早期的人工呼吸可避免心搏骤停。

2.心搏骤停 前面讲到过,心搏骤停是指心脏射血功能突然终止,大动脉搏动与心音消失,重要器官如脑严重缺血、缺氧,导致生命终止。这种出乎意料的突然死亡,医学上又称猝死。各种器质性心血管病(如冠心病、急性心肌梗死、心肌炎、肺源性心脏病等)严重创伤、大出血、气道梗阻等其他疾病;溺水、触电、中毒等各种意外事故。成人心搏骤停常见于心脏疾病(冠心病多见)、创伤、淹溺、药物过量、窒息、出血等。小儿常见非心脏性因素如气道异物梗阻、烟雾吸入、溺水、感染、中毒等。以前认为心搏骤停大多发生在老年男性,超重、吸烟、嗜酒、有心脏病是高危人群,发作前可有胸痛、打鼾等前驱表现,事实上心搏骤停可能发生于任何人、任何时间、任何地点,可能完全没有任何前驱征象。心搏骤停的类型可表现为心室纤颤、心搏骤停和心脏电-机械分离。原发心搏骤停使血液循环停止和生命器官缺氧,心搏骤停早期可有无效的喘息样呼吸。因心室纤颤占心搏骤停的80%左右,早期除颤对救治室颤患者非常关键,大部分接受早期除颤者可以存活。

3.心搏骤停的临床表现及诊断 发生心搏骤停时,患者心音消失,脉搏摸不到,血压测不出。意识突然丧失或伴有短阵抽搐,呼吸断续呈叹息样,后即停止。瞳孔散大,面色苍白兼有青紫。同时具有意识突然丧失,大动脉(颈动脉、股动脉)搏动消失可以诊断心搏骤停。

4.生存链 生存链是以早期通路(呼救)、早期心肺复苏、早期除颤、早期高级生命支持和心搏骤停后的综合治疗5个相互联系的环节组成,环环相扣。定义了第一目击者(第一反应人)、急救调度、急救服务人员、急救医生和护士作为团队,共同为抢救生命进行有序工作。

成人生存链分为两链:一为院内急救体系,二为院外急救体系(图4-1)。

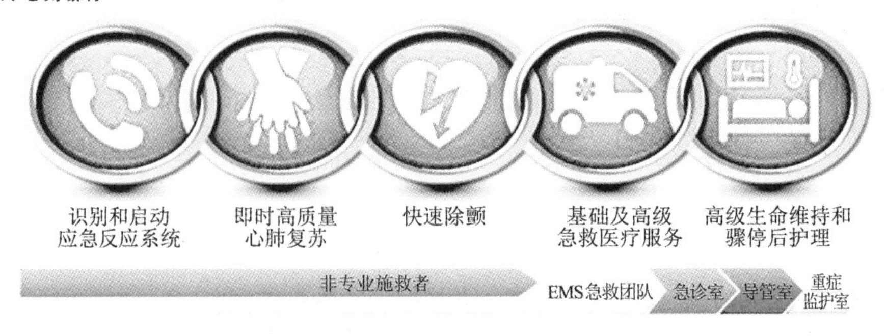

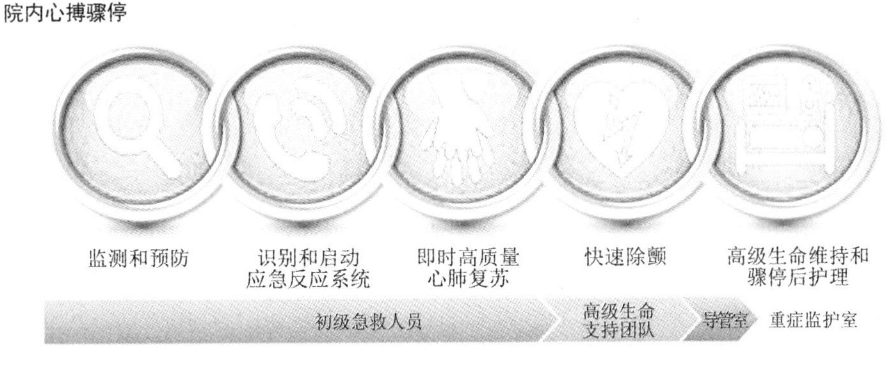

图 4-1　成人生存链

二、单人徒手心肺复苏

(一)快速识别

1.判断意识　在急救现场,首先判断周围环境是否安全,是否能够顺利转移出患者,否则不能轻易进入现场。如果现场情况转危险,急救人员也应马上撤离,以保证救援小组的安全。在确定现场安全后,急救人员才可在来到患者身旁,快速判断患者有无损伤、反应,是否有意识、呼吸、脉搏。意识状态分 4 级:清醒、对呼叫有反应、对疼痛有反应、完全无反应。可轻拍或摇动患者的肩部,大声呼叫:“喂,您怎么了?”另外需要注意的是,如果怀疑存在颈椎损伤,不能摇动患者,只有在迫不得已时才能移动患者,对脊髓损伤的患者盲目搬动可能造成截瘫。

2.同时检查呼吸和脉搏　如果患者无反应,急救人员应立即判断患者是否无呼吸。保持使患者仰卧位,把耳朵贴近患者的口、鼻,听患者呼出气流声音;脸颊感受患者呼吸气流;用眼睛观察胸部切面有无上下起伏运动。摸颈动脉脉搏,在喉结左右约两横指处,单侧触摸、力度适中。以上判断时间 5~10 s,不超过 10 s,如无呼吸,未触及颈动脉搏动,可以确定患者发生呼吸心搏骤停。非专业急救人员可以不用检查脉搏。

(二)呼救

启动 EMS 系统(院前急救服务体系),经过快速评估发现患者无任何反应,应首先求救 EMS 系统,第一目击者在医院外发现患者倒地没有反应。在开始 BLS 前应快速呼救 EMS 或者拨打急救电话(如 120)或者寻求旁人帮助拨打急救电话。如果有 2 名急救人员,一名应立即实施徒手 CPR,另一名则快速呼救,启动应急反应系统。无论如何不要慌张,拨打电话的人要提供现场信息:患者所处位置,具体到房间号;发生什么事件,例如车祸外伤、心脏病发作、中毒、溺水等;告知大概受伤者人数;尽可能详细提供患者情况(意识是否清楚、既往疾病、年龄、发作时间等信息);告知调度员目前采取的急救措施并仔细回答其提问的任何问题,确保 EMS 急救人员无疑问。特殊情况是创伤、溺水、中毒及 8 岁以下儿童,应先胸外按压一组循环约 2 min 后再呼叫 EMS。

(三)开放气道

患者仰卧位,头侧,将双上肢放置身体两侧,并置于硬板床上,头不能高于胸部水平。

体位摆放合适后立即开放气道,开放气道有助于患者自主呼吸,也便于徒手 CPR 时口对口呼吸。患者心搏骤停时,由于咽部肌张力丧失,舌和会厌后坠阻塞咽喉,所以舌后坠是该类患者气道梗阻最常见的原因。口腔内异物或呕吐物是气道梗阻的另一大原因,所有手法开放气道前应先观察患者口咽,清除患者口咽腔分泌物或异物,发现有义齿者应取出义齿。手法开放气道的方法如下。

1.仰头抬颏法(图 4-2)　一只手放在患者前额,用手掌把额头用力向后向下推,使头部向后仰,另一只手的示指和中指放在下颏骨的一旁上抬。不能压迫下颌部软组织,否则有可能人为造成气道梗阻。如果患者有头颈部的损伤,则不宜用此法,会加重颈部损伤。此时,应使用托下颌法。

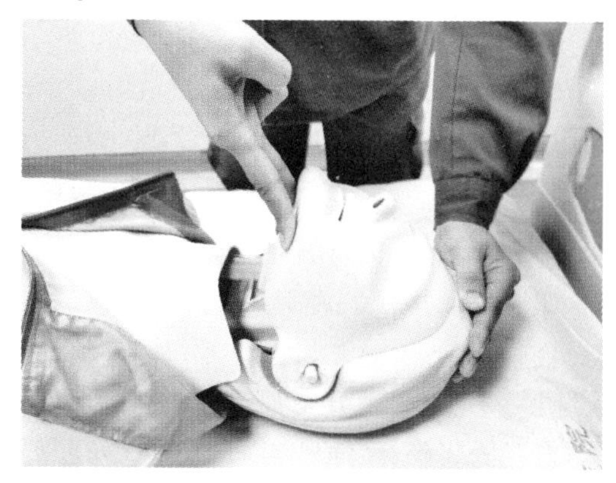

图 4-2　仰头抬颏法

2.托下颌法(图 4-3)　把手放置在患者头部两侧,肘部支撑在患者头部平面,双手握紧两侧下颌角,用力向上托举下颌。如患者双唇紧闭,可用拇指、示指把口唇分开。该方法更适用于怀疑头、颈部损伤的患者,不会造成颈部的二次伤害。托下颌法有一定的技术难度,但气道开放的效果是肯定的,推荐普通急救人员使用仰头抬颏法,托下颌法需要训练掌握,由专业急救人员使用。

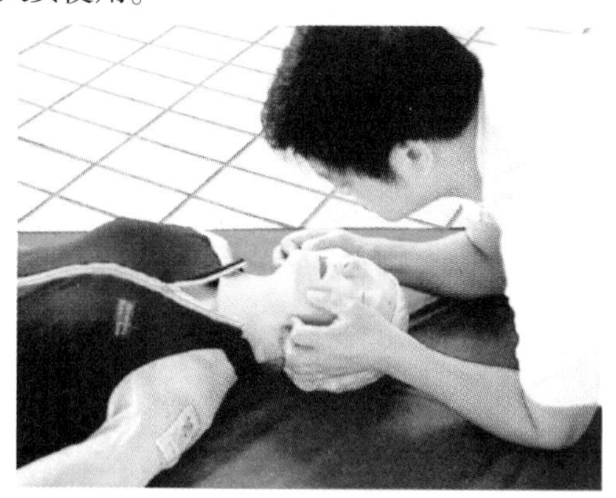

图 4-3　托下颌法

(四)人工呼吸

人工呼吸是急救人员从患者口鼻吹气使肺部膨胀从而达到通气的目的。该方法快捷有效,呼出气体中的氧气可以临时满足患者需求。但人工呼吸应注意:吹气不要太用力;吹气后,头应转向胸部,观察胸廓起伏情况,并防止施术者吸入患者呼出的含高 CO_2 的气体;该方法只是一个临时措施,因吸入氧浓度只有 17%,长时间的话,远达不到动脉血氧合标准。

2015 版新指南要求对于脉搏正常,没有呼吸的患者,应立即给予人工呼吸。成人每 5~6 s 一次,10~12 次/min。儿童每 3~5 s 一次,12~20 次/min。对于正在进行持续心肺复苏且有高级气道的患者,通气速率建议简化为每 6 s 一次呼吸(每分钟 10 次呼吸)。无论成人、儿童、婴儿都应遵循这一频率,这样简化并统一了通气速率,更方便记忆、实施。

1.口对口　口对口呼吸是一种快捷有效的通气方法,用仰头抬颏法开放气道。复苏者用拇指和示指捏住患者鼻子,深吸一口气,用嘴封住患者的口,缓慢地吹气两次,每次呼吸应持续超过 1 s,每次吹完气应松开捏住鼻子的手指,眼睛从切面观察患者胸廓,吹气量应以能明显看到胸部起伏即可,如果两次吹气都没有观察到胸廓起伏,则应该考虑气道异物梗阻。口对口呼吸常导致胃胀气,缓慢吹气,减少吹气量及气道压峰值水平,有助于减低食管内压,减少胃胀气的发生。对大多数成人,吹气时间 1~2 s 既可降低胃胀气危险又可提供足够的氧合。

2.口对鼻　对不能经口通气的患者比较适用(如口唇不能打开、口腔严重损伤、溺水等),救治溺水者最好应用口对鼻呼吸方法,只要患者头一露出水面即可行口对鼻呼吸。口对鼻呼吸时,使患者头后仰,将一只手置于患者前额后推,另一只手抬下颌,使口唇紧闭。用嘴封罩住患者鼻子,深吹气后口离开鼻子,让呼气自动排出。必要时,间断使患者口开放,或用拇指、示指分开口唇,这对有部分鼻腔阻塞的患者呼气非常重要。

3.口对通气防护装置　由于口对口直接接触时有一定传染疾病的风险,急救者可能更愿意在人工呼吸时使用隔离工具。目前的隔离防护装置有隔离面罩、隔离通气面膜(板)两种,隔离面罩有一个单向活瓣使呼气不进入急救者的口腔,面部防护板设有呼吸阀门,患者呼出气位于患者面部的防护板之间。

口对面罩呼吸时采用有单向阀门的面罩,便于急救者将气吹入患者肺内,有的面罩有氧气接口,口对面罩呼吸时同时可以供给氧气。用面罩通气时双手把面罩紧贴患者面部,闭合紧密不影响通气效果。通气装置气流阻力要低,以免影响患者呼气。口对面罩通气时有两种方法,一种是头部法,急救人员位于患者头顶部,此法可用于呼吸骤停而非心搏骤停患者,可以看到胸廓起伏,托颌法多用此法。另一方法是急救人员位于患者头侧,仰头抬颏法时多用此法,在单人徒手 CPR 时此位置比较理想,既可通气,又可行胸外按压。

(五)循环支持

如患者无循环征象,立即开始胸外心脏按压。如患者有循环征象(如咳嗽、自主身体动作),则继续给予人工呼吸,无须进行胸外按压。经过两口人工呼吸之后检查患者的反应,包括自主呼吸、咳嗽或自主身体运动。

1.判断标准　自 1968 年复苏标准颁布以来,脉搏检查一直是判定心脏是否跳动的金标准。在 CPR 过程中,如果检查无脉搏,表明心搏骤停,要立即胸外按压。现在,由于倡导早期电除颤,如无脉搏即是行 AED 的适应证。1992 年以后,有些研究结果对检查脉搏提出质疑,尤其对非专业人员使用这一方法存在的问题更多。一是因为急救者需要相当长时间检查脉搏,大多数经过专业训练的急救者检查颈动脉所需时间也远比标准规定的 5~10 s 长。一半以上的急救人员都需要超过 10 s 的时间来确认脉搏是否存在。在脉搏检查中,可能会出现误差。无脉搏的人中,10 次可能有 1 次能确定没有脉搏或心跳;有脉搏的人中,10 次可能有 4 次被确认为无脉搏或心跳。对室颤患者,每延迟除颤 1 min,死亡率增加 7%~10%。因此规定非专业急救人员在行 CPR 前不再要求将检查颈动脉搏动。而是要求观察循环体征,包括有无自发性呼吸、咳嗽、自主的身体活动,适合于任何年龄。但对于专业急救人员,仍要求检查脉搏,以确认循环状态。如果不能肯定是否有循环,则应立即开始胸外按压。

2.胸外按压　胸外按压是心肺复苏的重要方法,它是通过一定频率和深度按压胸部,辅以适当的人工呼吸,为脑和其他重要器官暂时提供所需的血液。按压时患者必须保持平卧位,头部位置低于心脏,使血液易流向头部。如果患者躺卧在软床上,为保证按压的有效应将大块木板放置在患者身下。复苏者应紧靠患者一侧,并据患者位置高低,采取合适的姿势,保证按压力垂直并有效地作用于患者胸骨。

(1)按压部位　按压位置一般是在胸骨中下段 1/3,通常最常用有两种方法确定。一种是一手的中指沿患者对侧肋缘向上摸到剑突,示指、中指并拢,另一手掌根部沿胸骨下滑一直碰到示指,该手掌中心部位应该是胸骨下 1/2 段的中点;第二种是两乳头连线与胸骨的交点。

(2)按压手法　一手掌根置于按压部位,另一手重叠在其上面,两手手指紧紧相扣,下方手掌根部放在胸骨上,五指上翘,手指不触及胸壁和肋骨,以减少按压时肋骨骨折(图 4-4)。

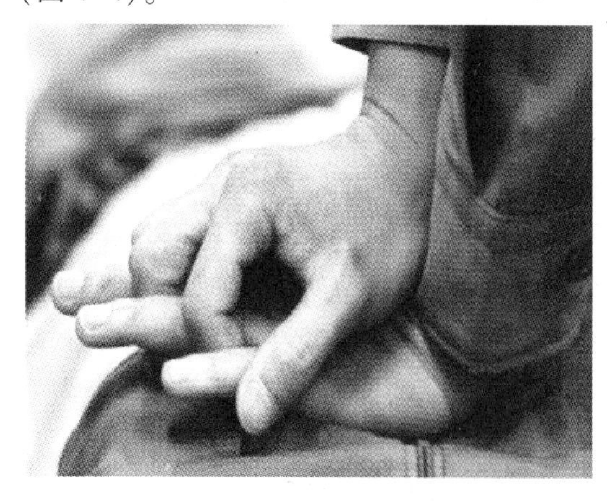
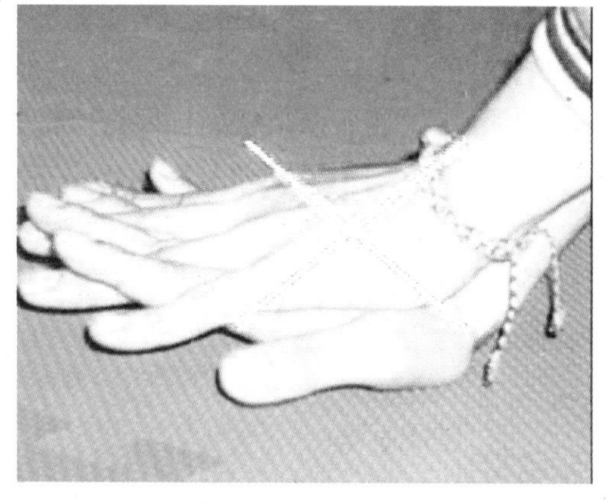

图 4-4　按压手法

(3)按压幅度　按2015版新指南标准,按压幅度应5~6 cm。实际工作中,为达到有效的按压,可根据体形大小增加或减少按压幅度。正确的胸外按压可以使收缩期心排血量为正常生理状态的1/4~1/3。2010版指南仅仅规定了按压深度不低于5 cm。2015版新指南认为,按压深度同时不应超过6 cm,超过此深度可能会出现并发症,但指南也指出,大多数胸外按压不是过深,而是过浅。

(4)按压频率　2010版指南仅仅规定了每分钟按压频率不少于100次/min,但一项大样本的研究发现,如果按压频率在100~119次/min,按压深度不足的情况约占35%,而按压频率在120~139次/min时,按压深度不足的情况占50%。而按压频率大于140次/min时,按压深度不足的情况达到70%。因此,2015版新指南提出100~120次/min的频率时血流最理想,实际操作中按压频率可能达不到100次/min,这要求平时采取措施加强训练,尽量达到按压要求。

(5)按压/通气比　心搏骤停期间,冠状动脉压随按压时间延长而逐渐增高,因此,新指南要求,进行BLS时,按压/通气比应为30∶2,即以100~120次/min的频率按压30次后,给予2次缓慢的人工呼吸,以后按压、通气循环往复,完成5个30∶2的周期约2 min。成人单人、双人施救按压/通气比均为30∶2。儿童及婴儿单人施救按压/通气比为30∶2双人施救按压/通气比为15∶2。

(6)标准按压方法　以急救者双髋为支点,上身发力下压,手臂伸直,身体前倾,腕、肘、肩关节呈一直线,按压力量垂直作用在胸骨上,否则会使患者摇动,导致部分按压力度无效,影响按压效果。每次按压后应充分放松,使胸廓充分回弹,血液能充分回流入胸腔和心脏。按压与放松的时间比一般为1∶1。另外需注意的是:放松时手不能离开患者胸骨,避免冲击式按压,也能避免无察觉情况下改变正确的按压位置。按压时还应该高声报数,如1、2……14、15……30等,可依个人习惯而定。心搏骤停期间,标准而有效的胸外按压可产生峰值为60~80 mmHg的动脉压力,但舒张压力较低,心排血量仅为正常的1/3或1/4,并且会随着CPR时间延长进一步减低,只有严格按照标准进行按压,才能达到最理想的效果(图4-5)。

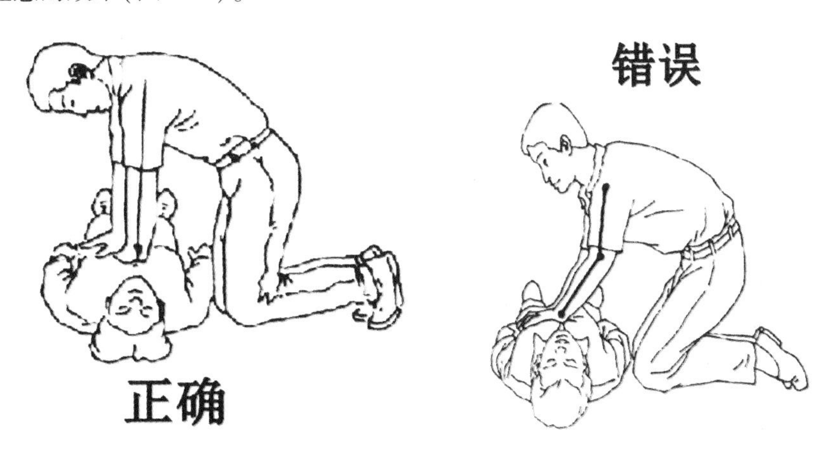

图4-5　按压手法

(7)减少胸部按压中断,保证胸廓充分回弹 在心肺复苏过程中,尽可能减少胸部按压中断的次数和持续时间。对于没有高级气道接受心肺复苏的心搏骤停成人患者,实施心肺复苏的目标应该是尽量提高胸部按压在整个心肺复苏中的比例,目标比例为至少60%。胸部按压中断时间小于 10 s。

2015 版新指南指出为保证每次按压后使胸廓充分回弹,施救者在按压间隙,双手应离开患者胸壁。原指南仅建议,每次按压后,施救者应让胸廓完全回弹。如果在两次按压之间,施救者依靠在患者胸壁上,会妨碍患者的胸壁会弹。胸廓回弹能够产生相对胸廓内负压,促进静脉回流和心肺血流,回弹不充分影响复苏存活率。

3.再次评估 进行徒手心肺复苏 2 min 后,即第一个五轮的 30∶2按压通气周期后,需重新评估患者情况。仍无循环,继续 CPR,以后每隔数分钟再次检查、评价循环和呼吸征象一次,无特殊情况不得随意中断 CPR。如循环恢复呼吸未恢复,在建立高级气道的情况下应以每 6 s 一次的频率行人工呼吸(每分钟 10 次呼吸),直至呼吸平稳正常。如患者呼吸循环均恢复,则应摆放复苏后体位,监测呼吸和循环状态。

4.关于先除颤,还是先胸外按压 2015 版新指南建议,当可以立即取得 AED 时,对有目击的成人心搏骤停,应尽快使用除颤器。若成人在无目击者情况下发生心搏骤停,或不能立即取得 AED 时,应该在他人前往获取及准备 AED 时开始心肺复苏,而且根据患者情况,尽快进行除颤。当患者的心律不适合电除颤时,应尽早给予肾上腺素。研究发现,针对不适合电除颤的心律时,及早给予肾上腺素可以增加存活出院率和神经功能完好存活率。

5.复苏后体位摆放 心肺复苏术后,自主循环已经恢复的患者,应使患者头偏向一侧或者侧卧位,此种体位能有效防止舌体后坠、黏液、呕吐物梗阻气道。但是在临床工作中,现场情况千变万化,没有哪一种体位能适用于所有患者。但大体应遵循的原则是:体位要稳定,避免挤压胸部影响呼吸,要能使口中分泌物顺利流出,所选体位必须能让患者再安全的转回平卧位。无论如何选择都不应对患者造成进一步损伤,应便于观察通气情况及方便气道管理。

6.按压有效指标 按压有效的标准:能扪及大动脉搏动,血压维持在 60 mmHg 以上,肤色转红润,瞳孔对光反射恢复,瞳孔回缩,自主呼吸恢复。一般来说如果按压有效专业人员能够触摸到颈动脉的搏动。如果已有侵入性的主动脉监测,可通过呼气末二氧化碳和动脉压力波形帮助评价按压的有效性。如果按压不能产生足够的心排血量和肺血流量,呼气末二氧化碳就会一直很低。对肺动脉插管的患者可以通过动脉压力波形反应按压是否有效。

按压无效标准:心脏按压时摸不到大动脉搏动,已出现的指标又消失、瞳孔始终散大或进行性散大。

旧版心肺复苏程序为 A—B—C—D,2010 版指南已经将复苏程序调整为 C—A—B,2015 版新指南继续延用该程序(表 4-1)。

表 4-1　《2015 版美国心肺复苏指南》建议的成人心肺复苏流程(单人徒手心肺复苏术)

程序	动作
确认环境安全	查看周围环境是否安全(巡视上下左右 4 个点)
评估患者	判断意识:呼叫患者、轻拍患者肩部。 要点:轻拍重呼。 口述:喂,您怎么了?(呼右耳)喂,您醒醒?(呼左耳) 口述:患者无意识,快来人抢救,启动应急反应系统,携带抢救物品
	判断呼吸:胸部有无起伏,判断时间为 5~10 s。无反应表示呼吸停止
	判断颈动脉搏动:判断呼吸同时,术者示指和中指指尖触及患者气管正中部(相当于喉结的部位),旁开两指至胸锁乳突肌前缘凹陷处。判断时间为 5~10 s,少 1 s 或多 1 s 均扣 2 分
操作要点	胸外心脏按压:C 口述:患者颈动脉搏动消失,自主呼吸消失,立即心肺复苏。 解开患者上衣,松开裤带,完全暴露胸部。 部位:胸骨中下 1/3 交界处或剑突上 2 指处,两乳头连线中点。 手法:一手掌根部放于按压部位,另一只手平行重叠于此手背上,手指上翘、并拢,只以掌根部接触按压部位,双臂位于患者胸骨的正上方,双肘关节伸直,利用上身重量垂直下压。 按压幅度:5~6 cm。按压频率:100~120 次/min。按压 30 次后执行开放气道(A)
	开放气道:A 头偏向一侧(动作轻柔体现爱伤意识),快速用纱布清除口、鼻部分泌物,口述取下活动性义齿。采用仰头抬颏法开放气道
	人工呼吸:B 一手捏紧患者鼻孔,患者口上垫纱布,操作者深吸气后,将患者的口完全包在操作者的口中,用力将气吹入,看到患者胸部上抬。一次吹气完毕后,松开捏鼻的手,离开患者的口,见到患者胸部向下塌陷。接着做第二次吹气。要求:每次吹气时间大于 1 s,再行胸外心脏按压(C)
	胸外按压:呼吸比率 30:2,C—A—B 程序操作 5 个循环后,再次判断患者颈动脉搏动及呼吸 5~10 s,口述复苏成功,准备转运。摆放患者体位(头偏向一侧),整理患者衣物
质量标准	操作熟练,手法正确,程序规范,动作迅速
	在规定的时间(3 min)内完成

三、双人徒手心肺复苏

双人徒手心肺复苏比单人多出一个可以轮换按压的复苏成员，避免按压疲劳，保证复苏质量，其操作标准同单人徒手心肺复苏。

如果现场有 2 名急救人员，可以轮换行单人徒手 CPR，一人检查评估患者反应之后进行徒手 CPR，另一人呼救并启动 EMS 系统，而在第一名急救人员疲劳时，可替换第一人继续行徒手 CPR，但应尽可能缩短轮换时中断时间。

所有专业急救人员，不但要培训单人徒手 CPR，还要培训双人徒手 CPR。

双人徒手 CPR 时，评估和基本操作与单人相同。一人位于患者身旁，按压胸部，另一人仍位于患者头旁侧，保持气道通畅，监测颈动脉搏动，评价按压效果，并进行人工通气，按压频率为每分钟 100~120 次，按压/通气比仍为 30∶2，气管插管前每次通气时间应大于 1 s，气管插管之后，通气应 6 s 一次，每分钟通气 10 次。当按压胸部者疲劳时，两人可相互对换。双人 CPR 时，进行通气的急救人员负责监护呼吸和循环体征。

四、特殊环境下的心肺复苏

1.徒手 CPR 中如果事发现场不安全，危及救援人员及患者的生命，应把患者转移到安全区域，然后立即开始徒手 CPR。

2.患者有时需上下楼梯，最好在楼梯口进行 CPR，预先规定好转运时间，尽可能快地转至下一个地方，立即重新开始 CPR，尽可能避免中断。

3.使用担架或平车转移患者途中，仍不要中断 CPR，如果担架或平车较低，急救人员可随在患者旁边，继续实施胸外按压，如果担架或平车较高、急救人员应跪在担架或床上，继续实施按压。

五、心肺复苏并发症

正确的 CPR 对挽救患者生命非常有效，但是就算严格按照标准实施的 CPR，仍有不同程度的并发症。最常见的并发症为胃肠胀气和按压损伤。人工通气最大的问题是通气量和通气流速的控制，如果通气量过多速度过快，则容易导致胃肠胀气，在儿童中尤为明显。严重的胃胀气可能导致胃食管反流，抬高膈肌减少肺通气量。如果发生胃胀气，应注意调整头部和气道位置，观察胸部的起伏，避免过高的气道压力，行慢的通气方式。此外可以用手按压上腹部来解除胀气，但是会引起胃内容物反流，应将患者侧卧或头偏向一侧，清除胃内容物后继续仰卧行 CPR。正确的胸外按压，也会有部分患者发生肋骨骨折，这个问题在老年人和长期卧床患者中尤其突出，因老年人和长期卧床患者大多骨质疏松，较易发生骨折。其他并发症有胸骨骨折、胸肋骨分离、气胸、血胸、肺挫伤、肝脾裂伤、脂肪栓塞等，这些并发症可以通过细致操作来减少，但不能被完全避免。

心肺复苏可为呼吸心搏骤停患者提供生命支持，虽然实施过程中并发症不可避免，但权衡轻重利弊后仍应最大限度的实施心肺复苏。此外，也可采取腹部提压心肺复苏的方法来避免或减少并发症，该方法后续将进行详细讲解（表 4-2，表 4-3，图 4-6~图 4-8）。

表 4-2 2015 版指南成人高质量心肺复苏注意事项

施救者应该	施救者不应该
以 100~120 次/min 的速率实施胸外按压	以少于 100 次/min 或大于 120 次/min 的速率按压
按压深度至少达到 5 cm	按压深度小于 5 cm 或大于 6 cm
每次按压后让胸部安全回弹	在按压间隙依靠在患者胸部
尽可能减少按压中的停顿	按压中断时间大于 10 s
给予患者足够的通气(30 次按压后 2 次人工呼吸,每次呼吸超过 1 s,每次需使胸部隆起)	给予过量通气(即呼吸次数太多或呼吸用力过度)

表 4-3 急救人员进行高质量 CPR 注意要点

内容	成人和青少年	儿童 (1 岁至青春期)	婴儿 (不足 1 岁,除新生儿外)
现场安全	确保现场对施救者和患者均是安全的		
识别心搏骤停	检查患者有无反应 无呼吸或仅是喘息(即呼吸不正常) 不能在 10 s 内明确感觉到脉搏(10 s 内可同时检查呼吸和脉搏)		
启动应急反应系统	如果您是独自一人没有手机,离开患者启动应急反应系统并取得 AED 然后开始心肺复苏	有人目击的猝倒:对于成人和青少年,参照左侧步骤 无人目击的猝倒:给予 2 min 心肺复苏;离开患者启动应急反应系统并取得 AED;回到该患者身边并继续心肺复苏;在 AED 可用后尽快应用	
没有高级气道的按压/通气比	1 名或 2 名施救者 30:2	1 名施救者 30:2,2 名以上施救者 15:2	
有高级气道的按压/通气比	以 100 ~ 120 次/min 的速率持续按压,每 6 s 给予 1 次呼吸(每分钟 10 次呼吸)		
按压速率	100~120 次/min		
按压深度	至少 2 英寸(5 cm)*	至少为胸部前后径的 1/3,大约 2 英寸(5 cm)	至少为胸部前后径的 1/3,大约 1.5 英寸(4 cm)
手的位置	双手放在胸骨下半部	双手或一只手(对于很小的儿童可用)放在胸骨下半部	1 名施救者:将 2 根手指放在婴儿胸部中央,乳线正下方 2 名以上施救者:双手拇指环绕放在婴儿胸部中央,乳线正下方
胸廓回弹	每次按压后使胸廓充分回弹;不可在每次按压后依靠在患者胸上		
尽量减少中断	中断时间限制在 10 s 以内		

* 对于成人的按压深度不应超过 2.4 英寸(6 cm)。

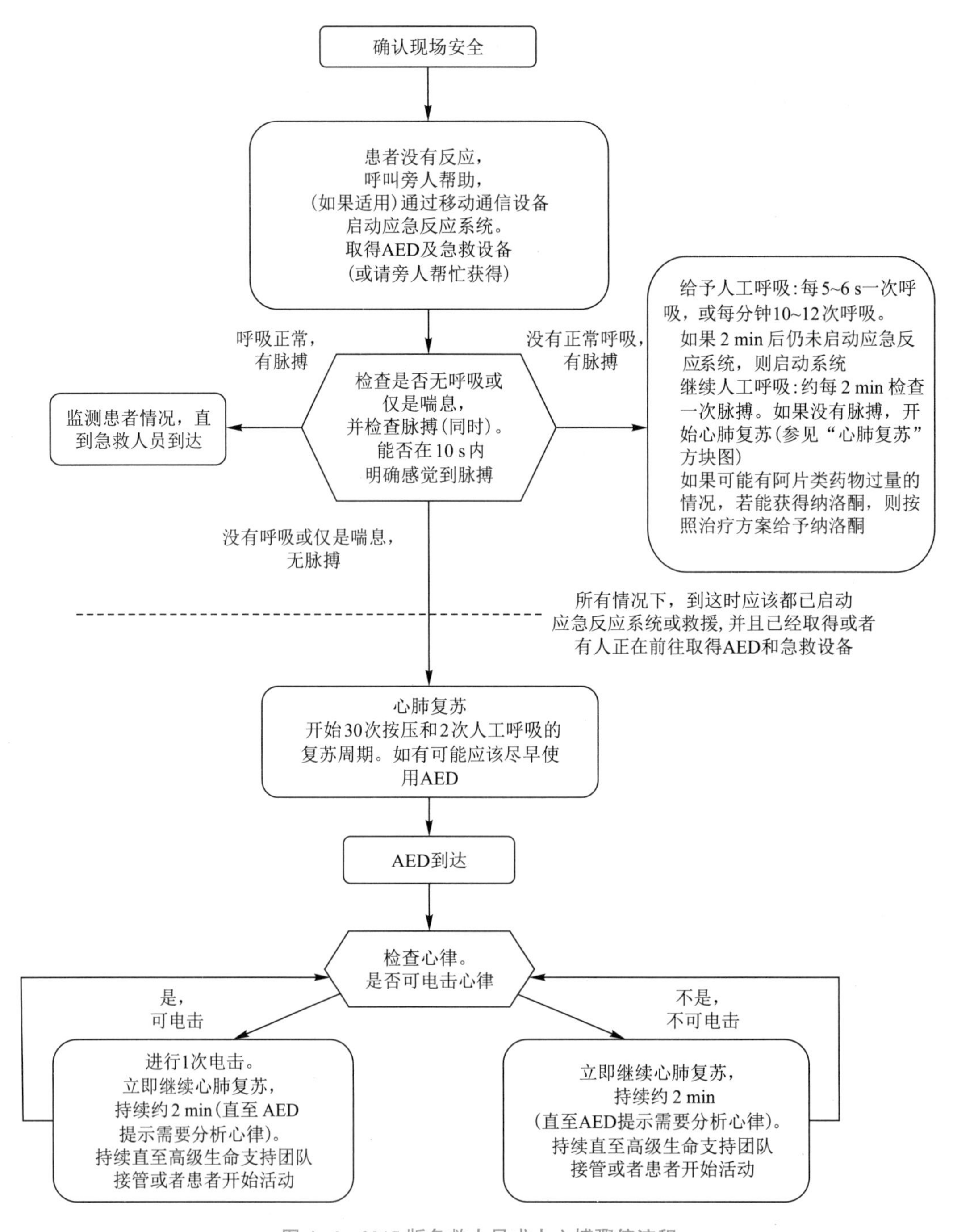

图4-6 2015版急救人员成人心搏骤停流程

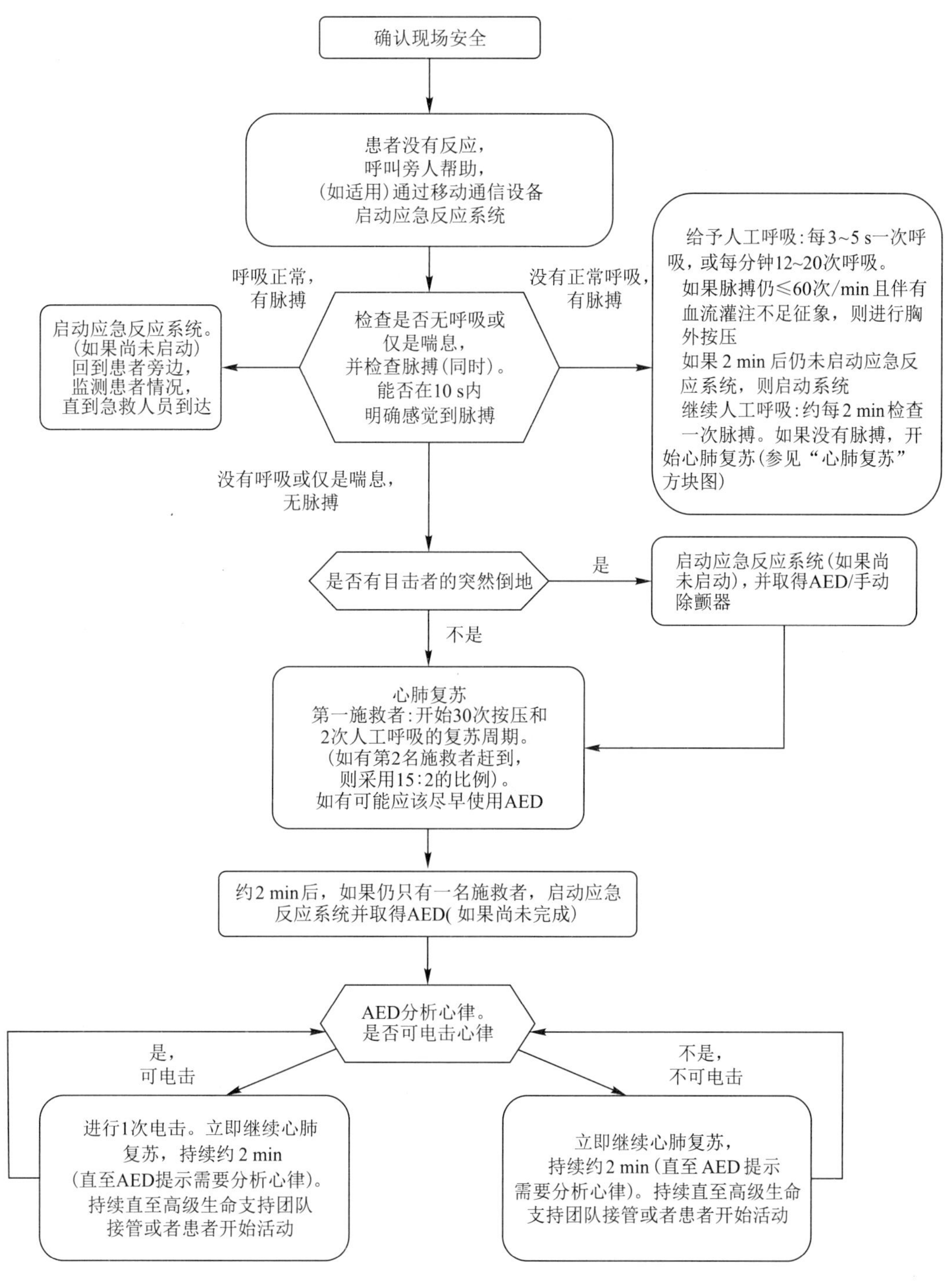

图 4-7　2015 版急救人员 1 名施救者儿童心搏骤停流程

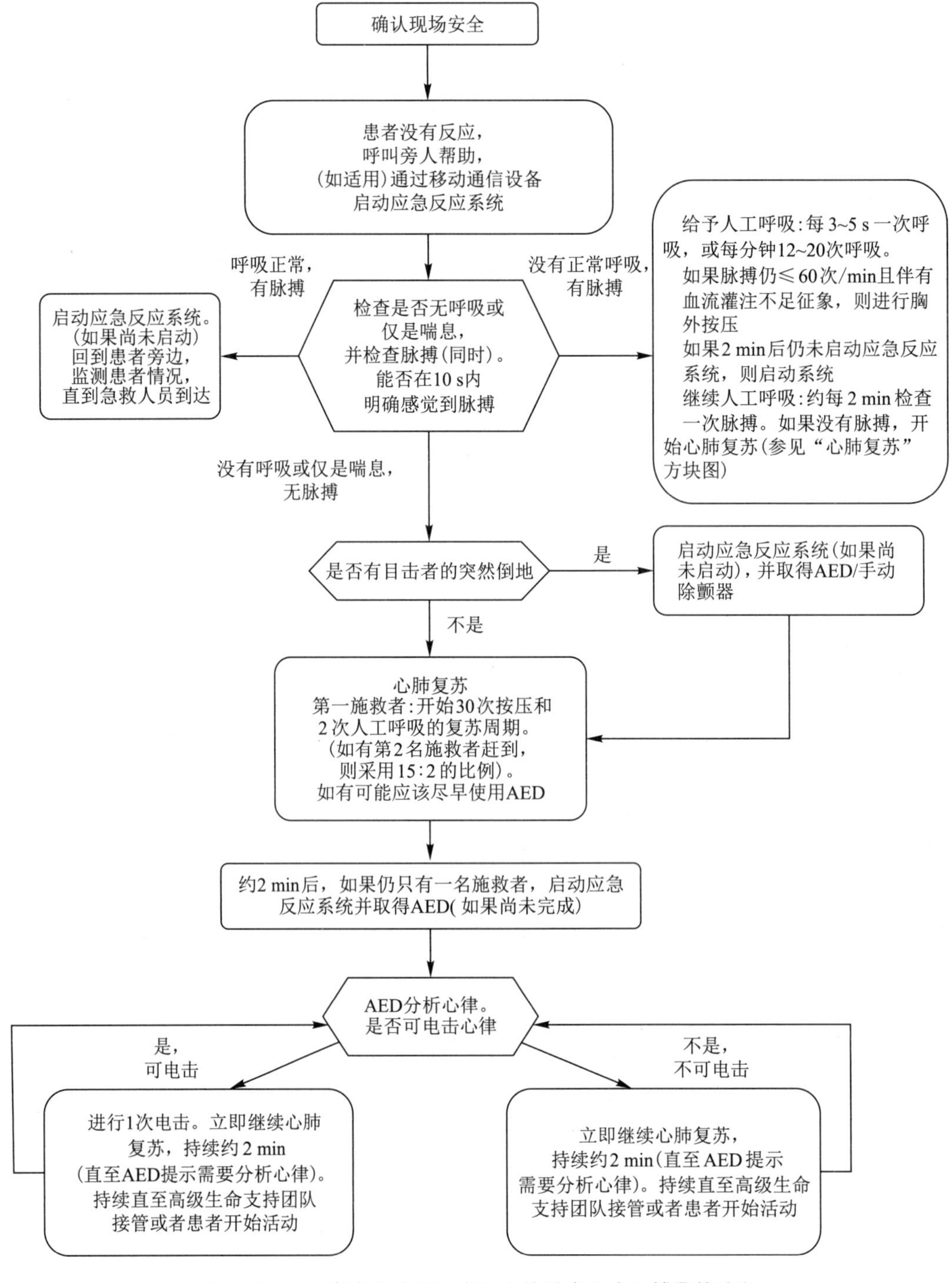

图4-8　2015版急救人员2名以上施救者儿童心搏骤停流程

第二节　气道异物梗阻的识别与处理

喉是呼吸道最狭窄的部位,异物嵌顿入喉部可造成呼吸道部分或完全梗阻。异物导致气道梗阻是一种十分危急的状态,诊断或治疗上只要稍微有几秒钟延误,即可发生灾难性或致命性后果,特别是完全性气道异物梗阻,可在几秒或几分钟内引起意识丧失或者死亡。

一、气道异物梗阻的原因

1.气道异物梗阻的易发人群　中老年人和婴幼儿为气道异物梗阻的易发人群。老年人进食时咳嗽反射动作迟缓,进食时说笑;体内酒精浓度过高,咳嗽反射动作迟缓;进食大块食物(如鸡块、排骨、鲍鱼等)速度快、咀嚼不全、吞咽过猛。婴幼儿常发生于3岁以下,该时期小儿会厌软骨发育不成熟,功能不健全,当口中含食物说话、哭笑、打闹时,食物很容易被吸入气管引起气道异物梗阻。

2.气道异物梗阻的原因　引起气道异物梗阻有内在和外在两个原因。突然呼吸骤停,无任何原因的意识丧失,尤其是年轻患者,呼吸突然停止,出现发绀都应考虑到气道异物梗阻(foreign body obstruction,FBAO)。内在因素如舌体后坠堵塞气道,会厌阻塞气道,都会造成气道梗阻。外在因素如呕吐物反流,堵塞气道,造成梗阻,尤其是意识不清者,极易发生呕吐物反流。肉类、葡萄、花生等许多食物也是造成老年人和儿童气道梗阻的罪魁祸首。

二、气道异物梗阻的识别

气道异物梗阻发生是突然的,无任何先兆的。识别气道梗阻是抢救成功的第一步。虚脱、卒中、心脏病发作及其他可引起呼吸衰竭的急症需与气道异物梗阻相鉴别,这些急症的处理方法与气道异物梗阻不同。气道异物梗阻分为完全梗阻和部分梗阻。

1.完全梗阻　患者面色灰暗、青紫,表现为不能说话、不能咳嗽或呼吸,最后窒息,呼吸停止。典型表现可能为双手抓住颈部、气体交换完全消失。此时,急救者应上前询问患者是否被异物梗住,如果患者点头就询问其是否能说话,如果患者不能说话,立刻急救。此时患者存在气道完全梗阻,由于气体不能进入肺内,患者无法完成气体交换,血氧饱和度会在数分钟内迅速下降,如果不能很快解除梗阻,患者将丧失意识,至很快发生死亡。

2.部分梗阻　患者尚能进行自主气体交换,呼吸困难,面色青紫、发绀,能用力咳嗽,但在咳嗽停止时,出现喘息声。由于患者极度不适,常常以一手“V”字状紧贴于颈前喉部。此时,只要气体交换良好,就应鼓励患者继续咳嗽并自主呼吸,强力的咳嗽是驱除气道异物的最佳方法,急救人员不宜干扰患者自行排除异物,但应守护在患者身旁,并监护患者的情况,如果气道梗阻通过患者的努力不能解除,此时就应该采取措施进行帮助。

如果气道部分梗阻仍不能解除，就应启动 EMS 系统。气道异物梗阻患者可能一开始就表现为气体交换不良，也可开始气体交换好，但逐渐发生恶化。如果患者出现乏力、无效咳嗽，吸气时出现高调音，呼吸困难进行性加重，甚至出现发绀，说明存在气体交换不良，必须像对待完全气道梗阻一样立即救治。

三、气道异物梗阻的解除

海姆立克急救法又叫腹部冲击法，是 1974 年由美国外科医生 Henry J. Heimlich 发明。该方法利用突然冲击腹部的压力，使膈肌抬高，使肺部残留空气形成一种向上的、具有冲击性、方向性的气流，这种气流使气道压力骤然升高，产生人为咳嗽，促使异物从气管内被冲出。

海姆立克急救法分为立位腹部冲击法、仰卧位腹部冲击法、自救腹部冲击法、儿童腹部冲击法和婴儿救治法 5 种方法。

立位和仰卧位腹部冲击法

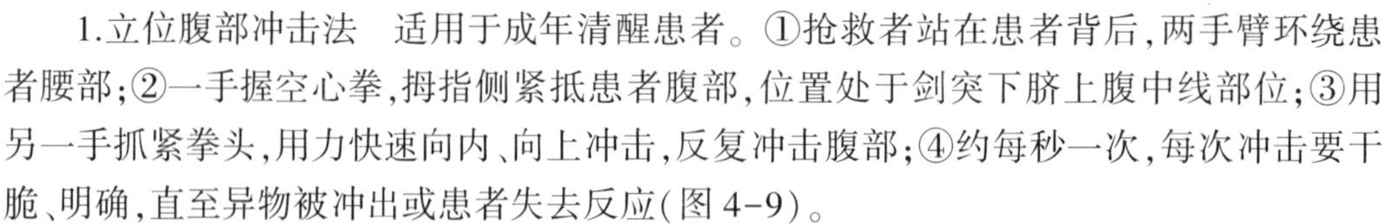

1.立位腹部冲击法　适用于成年清醒患者。①抢救者站在患者背后，两手臂环绕患者腰部；②一手握空心拳，拇指侧紧抵患者腹部，位置处于剑突下脐上腹中线部位；③用另一手抓紧拳头，用力快速向内、向上冲击，反复冲击腹部；④约每秒一次，每次冲击要干脆、明确，直至异物被冲出或患者失去反应（图 4-9）。

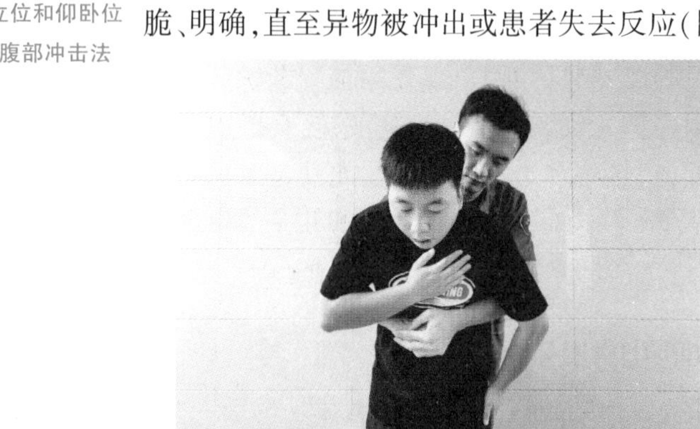

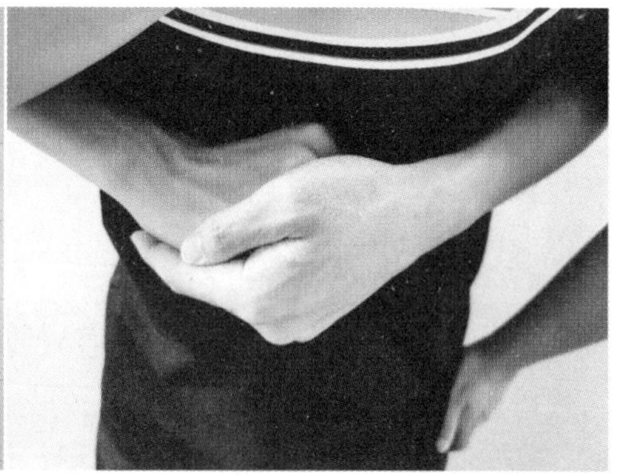

图 4-9　立位腹部冲击法

2.仰卧位腹部冲击法　适于昏迷患者。①将患者平卧，抢救者面对患者，骑跨在患者髋部；②一手置于另一手上，将下面一手的掌根放在胸廓下脐上的腹部；③用身体的重量快速冲击患者腹部，直至异物排出（图 4-10）。

如果发现患者倒地，而又怀疑是由气道异物梗阻引起，应使患者平卧，监护患者。启动 EMS 系统，仰头抬颏法开放气道，并用手指清除口咽部异物，然后尝试人工呼吸，如果吹气时患者胸部无起伏，再重新开放气道，再次尝试通气。如果反复几次，仍未见胸廓起伏，此时应该高度怀疑气道异物梗阻。行 5 次腹部冲击后，再次开放气道，用手指清除口咽部异物，反复尝试通气，腹部冲击法及手指清除异物法，直到把异物清除或换用更高级的方法（Kelly 钳或者 Magilla 镊钳夹术或环甲膜切开术）建立通畅的气道。如气道异物梗阻已经清除，气道清理干净，则应该检查呼吸，如患者仍无呼吸，即提供 2 次缓慢通气，如

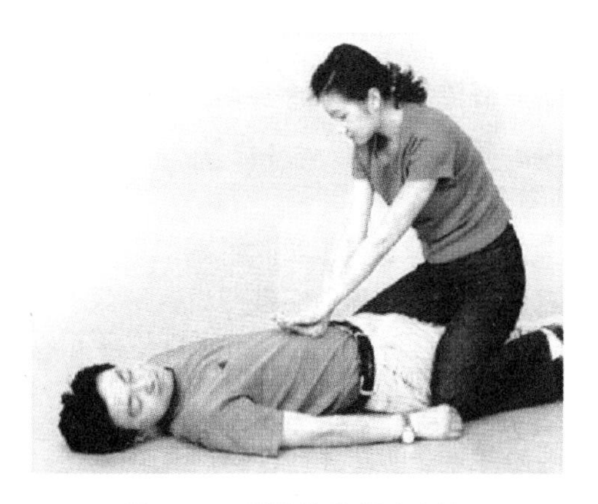

图 4-10　仰卧位腹部冲击法

果患者循环仍未恢复，则开始胸外心脏按压，转入心肺复苏程序。

3.自救腹部冲击法　由梗阻患者自己操作。自身发生完全性气道异物梗阻时，患者可一手握拳，用拳头拇指侧抵住腹部剑突下脐上腹中线部位，另一手抓紧拳头，用力快速向内、向上冲击，反复几次。如果不成功，患者可将上腹部抵压在一块坚硬的平面上，如椅背、桌缘、走廊栏杆等，然后用力冲击腹部，直到异物清除时为止（图 4-11）。

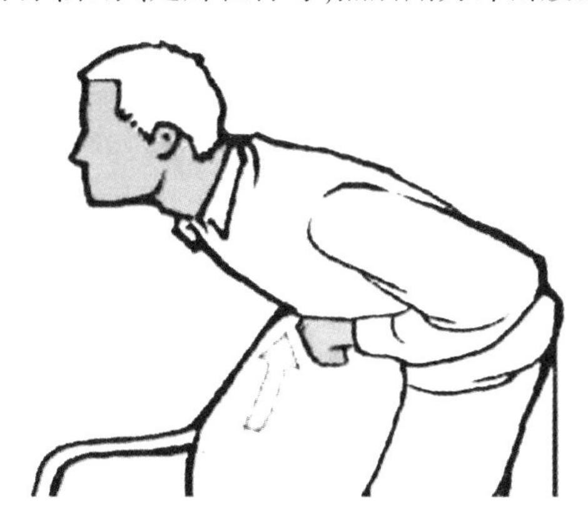

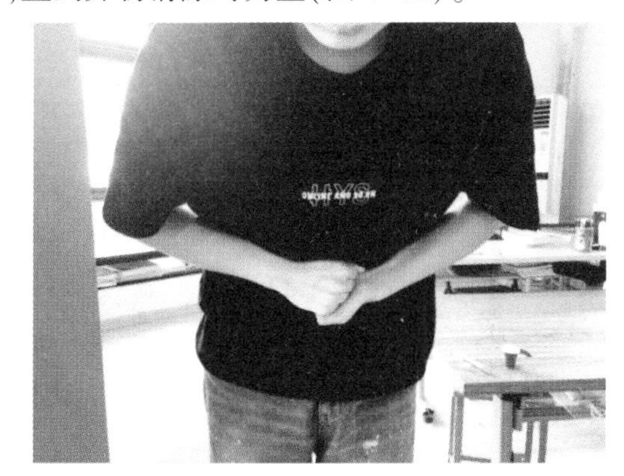

图 4-11　自救腹部冲击法

4.儿童腹部冲击法　与成人相同，如呼吸心跳停止，立即 CPR。

5.婴儿救治法（拍背、胸部快速按压法）　施救者坐位或单膝跪地，将婴儿俯卧于一侧手臂上，手托住婴儿头及下颌，头部低于躯干。①将前臂靠在膝盖或大腿上；②另一手掌根部向前下方用力叩击婴儿背部或肩胛之间，每秒一次，叩击 5 次；③用手固定头颈部，两前臂夹住躯干，小心将其翻转为仰卧位，翻转过程中，保持婴儿头部低于躯干；④用两指快速、冲击性按压婴儿两乳头连线正下方 5 次，每秒一次。以上步骤反复进行，直至异物冲出或婴儿失去反应。

对有意识妊娠终末期孕妇或肥胖者可采用胸部冲击法（chest thrust）代替腹部冲击法。其方法是，站在患者身后，把上肢放在患者腋下，将胸部环绕起来。一只拳的拇指则放在胸骨中线，应注意避开剑突和肋骨下缘，另一只手抓住拳头，向后用力冲击腹部，直至异物清除。

虽腹部冲击法卓有成效，但即使手法正确，仍有可能发生某些合并症，如腹部或胸腔内脏的破裂、胃内容物反流后造成误吸。对已行腹部冲击法治疗的患者应仔细检查有无危及生命的合并症。为了最大限度地减少合并症的发生，不应将手掌放在剑突上或肋骨下缘，而应位于腹中线，剑突下和脐之间。

在施救过程中，如患者出现意识丧失，也不能立即停下来，可以再尝试几次，然后按照心搏骤停流程处理，但在CPR过程中，仍应继续设法解除气道异物梗阻。事实上，胸部按压或胸部冲击有助于无反应患者解除气道异物梗阻。对人的尸体研究发现，胸外心脏按压气道峰压与腹部冲击法产生的气道峰压相等，至超过胸部冲击法。胸外心脏按压同时，用托下颌法可将舌从咽后壁及异物存留处拉开，单用此法足以解除梗阻。也可沿患者颊内，一手示指在另一只手下面探入患者咽部，直达舌根，用示指把异物钩出来。有时无法直接将异物取出来，只能先用示指把异物顶在咽侧壁，然后再将异物挪出来，取异物时要避免用力过猛，以免异物直接推入气道。若发生气道异物梗阻出现意识丧失时，只有专业急救人员才能用手指法清除异物。如果患者仍有反应或正处于抽搐时，则不应用手指清除异物。值得注意的是用钳子、镊子直视下取异物（钳夹术）及环甲膜切开术只有专业医生才能进行（表4-4）。

表4-4 海姆立克法施行流程

患者情况	动作
意识无丧失，气道部分阻塞	此时患者仍可以呼吸、咳嗽或说话，积极鼓励患者咳嗽，密切观察患者
意识无丧失，气道完全阻塞	此时患者无法呼吸、咳嗽或说话，通常两手按在喉部，脸部潮红，睁大双眼。两手应置于患者双手内侧。站在患者背后脚成弓箭步，前脚置于患者双脚间，两手环抱腰部。一手握拳虎口向内置于肚脐上方，远离剑突，另一手握拳往内往上冲击，直到气道阻塞解除或意识昏迷。当双手无法环抱患者或患者为孕妇时，挤按的部位移至胸骨心脏按压处，往内冲击。每次冲击都要注意观察是否已解除阻塞
异物阻塞，腹部挤压后意识丧失	将患者缓慢放下平躺，求助EMS，以托下颌法打开气道，并打开嘴巴，以示指扫除异物。进行人工呼吸，尝试吹气。若吹不进气，再确实打开气道，吹第二口气，仍吹不进气，跨坐患者大腿，两手重叠置放在剑突及肚脐中间，往前上方冲击5次，每次都要注意是否有异物吐出或阻塞解除的现象。重复步骤直到阻塞解除。若没有呼吸，给予人工呼吸，若没有循环，给予心脏按压
异物阻塞，检查时已意识丧失	求助EMS，打开气道，确定有无呼吸，无呼吸，则行人工呼吸，若吹不进气，再确认打开气道，吹第二口气。确实仍吹不进气，处理同上

第三节　电除颤与自动体表除颤

电除颤的产生起源于一个偶然事件：1774 年，法国一名叫 Sophia Greenhill 的 3 岁女孩不幸从楼上摔下引起心搏骤停，医生诊断为死亡后，一名非医务人员在小女孩的胸部电击后起死回生。1775 年 Abilgard 进行试验研究时发现鸟电击死亡，再次电击后又突然飞走。这些案例是早期电除颤的雏形。

电除颤(electric defibrillation)又称心脏电除颤，亦称心脏电复律(cardio version)，是利用除颤器释放的较强的脉冲电流，极短时间内经胸壁或直接经过心脏使大部分或全部心肌细胞在瞬间同时除极，打断导致快速心律失常的折返环或消除异位兴奋灶，从而使窦房结重新控制心脏冲动，达到恢复窦性心律的方法。是提高室颤患者急救存活率的关键。从 1992 年美国 AHA 提出“早期除颤”以来，经过 10 余年的研究实践，“早期除颤”的地位和意义得到了进一步重视和提升，而抗心律失常药物、血管活性药物、高级气道管理、氧疗和通气的价值却明显下降。从心搏骤停到第一次进行电击除颤的时间间隔缩的越短，后期存活率越能得到改善。历届国际心肺复苏及心血管急救指南均建议，辅助性治疗决不可以使基本急救措施受到影响，“尽早除颤”对心搏骤停而言是第一位的。

电除颤有多种选择方式，可手动、自动或使用半自动体外除颤器。手动除颤需要先用监护仪或心电图机对心律进行判读，由经过系统培训、能辨认室颤的医护人员来进行。自动或半自动体外除颤器可自动分析心律，然后可自动或建议操作者进行电击，使用简便，易于掌握，效果肯定，可在群众中推广。自动体外除颤器(automated external defibrillator，AED)主要包括心脏节律分析系统和除颤咨询系统，兼有自动化诊断、自动除颤、自动阻抗补偿功能。有些 AED 设备还有自动语音提示功能，可以提示使用者在除颤时远离患者或按下按钮进行除颤。

一、电击除颤理论基础

电除颤并非重新启动心脏，它只是打击心脏，使室颤或其他异常心脏电活动停止，如心脏仍有活性，有时或许能够产生窦性心律。

电除颤机制：心搏骤停时，心肌通常出现杂乱、不协调的电活动，即室颤，导致心脏不能有效的收缩和泵血。电除颤使电流传入心脏，短时间内控制心肌收缩，终止所有的心电活动，使窦房结重新控制心电活动。除颤对于心搏骤停无效。

关于电击除颤的机制：一种认为除颤是利用除颤器瞬间释放的高压电流在短时间内通过心脏、此时不论处于任何期的心肌纤维都能除极(包括处于绝对不应期)，使心脏大部分心肌(约 75%以上)在瞬间全部处于除极状态，这样就消除了异位兴奋灶或中断折返环，使具有高度自律性的窦房结重新起搏并控制心脏冲动、这种机制除颤需要能量较大，相对副作用亦较多；另一种机制认为，仅用较低的电能通过心脏，虽不能使整个心脏瞬间除极，但可使折返环路中的某部分心肌除极，当下一个激动到达该处时恰逢不应期，激动折返环被阻断，终止室颤。这种机制所需电能小，仅对折返机制有效、引起副作用较少。

二、影响除颤的主要因素

患者和操作方式是影响除颤效果的两种因素。患者因素包括室颤的持续时间、心肌的功能状态、体内酸碱平衡情况、缺氧状态和某些抗心律失常药物的应用。除颤成功的可能性可以通过应用肾上腺素得以提高。操作的因素包括除颤波形、能量水平、时间和胸壁的阻抗，胸壁阻抗又受很多变量的影响，如除颤电极的尺寸和位置、皮肤和除颤电击板的接触，除颤的次数和每次除颤间隔时间，除颤时肺内的通气相，操作者施加于电极板的压力。电击除颤和医生开处方一样，疗效受到剂量、时间、方法的影响。除颤器所释放电流应是能够终止室颤的最低能量，能量和电流过低则无法终止心律失常，能量和电流过高则会导致心肌损害，成人电除颤时体形和能量大小无确切的关系。目前除颤器使用单相和双相波两种除颤波形，不同的波形对能量的需求有所不同。单相波主要为单向电流，双相波是指依次有两个方向相反的电流，电流分为双相阻尼正弦波形电流和双相截顶波形电流。阻尼放电的方法是使放电波形变得圆钝，上升和下降速率均变慢。避免了针峰性的波形对心肌组织的较大损伤，改善了除颤的效果。

除颤仪是影响电除颤效果的重要因素。目前传统除颤都采用直流电除颤仪，这是一种能量蓄放式除颤，主要由电源、高压充电回路、放电回路和电极组成。充电通过高压充电回路以高电压向电容充电，放电时在几毫秒的瞬间经胸壁向心脏放电，起到除颤作用。现有的除颤器可根据需要进行非同步和同步电除颤的选择、一般带有心电监护。此外还有一种 AED，经过不断的改进和更新，新一代的 AED 以其科学性、智能性、准确性、安全性、易携带性、易操作性等特点受到世人青睐。

三、电除颤的时机

早期除颤对于心搏骤停至关重要，因为引起心搏骤停的最主要心律失常是室颤，而治疗室颤的唯一有效方法是电除颤，成功除颤的机会转瞬即逝，室颤如果不进行处理数分钟内就可能转为心搏骤停。虽然徒手 CPR 可以暂时维持脑和心脏循环功能，但 CPR 技术并不能将室颤转为正常心律。因此，电除颤的时机应遵循尽早除颤的原则，该原则要求第一个到达现场的急救人员应该携带除颤器，对有义务实施徒手 CPR 的救援者都应该接受除颤技术的正规培训。

大量研究证实，在心搏骤停发生 1 min 内行电除颤，患者存活率可达 90%，以后每延迟除颤时间 1 min，复苏的成功率将下降 7%~10%，超过 12 min 则复苏成功率只有 2%~5%。在严密心电监护下发生心搏骤停、常可在数分钟内施行除颤，存活率可大大提高。

1978 年之前，急诊和现场急救人员抢救心搏骤停患者，一般先进行 CPR，然后转送医院进行除颤，但转送医院的时间较长，往往延误患者救治，使除颤时间延长，降低了存活率。后来，对急救人员进行训练并授予使用手动除颤器的资格，同时救护车也配备除颤器,大大缩短了院外心搏骤停的患者从发作到除颤的时间,使存活率大大提高。对于院内和院外发生的心搏骤停患者,早期除颤是治疗的标准措施。唯一的例外是在心搏骤停发生率低,而且急救反应时间过长的人口稀少地区和偏远地区。

随着人们对早期除颤重要性认识越来越深入,AED 的使用也在增加。对于那些没有经过心律识别训练和使用手动除颤器的人来说,这种设备使他们能够在各种情况下进行早期除颤,可以提高心搏骤停患者的存活率。在华盛顿的试验显示,患者存活率从 7% 升至 26%。其他类似的报道也很多,在欧洲 5 个地区由 EMS 人员实施早期电除颤计划后,发生室颤的患者抢救成功并康复出院的生存率提高到 27%~55%。显然,随着早期电除颤的应用,心搏骤停患者的预后有所改善。AED 扩大了除颤器使用人员范围,缩短了心搏骤停至除颤所需要的时间,并使电除颤真正成为 BLS 的一项内容。

应该注意的是,在心搏骤停发生以后,急救人员通过 BLS 可很快建立并维持有效的循环,CPR 可在短时间内维持患者的重要器官血供,虽不能直接恢复正常心律,却能为早期除颤奠定基础,数分钟内进行电除颤以及进一步治疗才能恢复有效的自主循环。有研究表明,如果电除颤时间延迟 4 min,而这期间第一目击者行 1 min 非标准 CPR 也可提高患者存活率。

四、电除颤模式适用范围及类别

(一)电除颤模式

分为同步电除颤和非同步电除颤。

1.同步电除颤　又称同步电复律,是将除颤器设定在同步模式,由机器寻找 QRS 波的最高点(或 R 波),且在 R 波的最高点后数毫秒内放电,电击放电时正好处在心电活动的相对不应期,避免放电时击中心室易颤期(T 波顶点前 20~30 ms)而引起心室颤动(简称室颤)可能。同步电复律可用于心房颤动(简称房颤)、心房扑动(简称房扑)、血流动力学稳定的宽 QRS 波室性心动过速、室上性心动过速及其他性质不明的异位心动过速等快速性心律失常,一般应该在药物治疗困难或效果不明显时使用,对室性心动过速患者,尤其是心室率较快时,临床情况较紧急,往往需要立即同步电复律治疗。而其他心律失常在电除颤之前需做适当的准备,如应用抗心律失常药物、应用洋地黄类药物、应用抗凝剂和纠正低血钾等。当电击冲击在心肌电活动的相对不应期时可诱发室颤,而同步电击复律模式将避免电击传导发生在心脏复极化(T 波)的“脆弱期”造成的室颤。此在治疗房颤、房扑、室上速时给予同步电击一般不会诱发室颤。房颤推荐的电复律能量为100~200 J,如房颤持续 48 h 以上,在心室率、抗凝指标均控制在较为满意的水平、对持续房颤或明显左心室功能不全的患者(尤其是伴有预激综合征)应行电复律;房扑、阵发性室上性心动过速初始能量为 50~100 J,如果首次失败,再逐步增加能量。室速进行同步复律比较困难,对室速的电复律需从形态特点和心率情况来定,规则的室速,用 100 J;多形室速,用 200 J,如仍无效,可继续增加能量。然而在速度很快的心动过速时,除颤器无法分辨 QRS 波与 T 波的尖端,产生延迟或无法放电的情况,尤其是多形性室速。故对无脉性、无意识、伴低血压等血流动力学不稳定患者,或严重肺水肿的室性心动过速者应行非同步电除颤,以避免试图进行同步复律时延误抢救时机,如室颤或无脉室速再发,抢救者应在几秒内进行下一次非同步电除颤。

同步电复律时如果患者神志清醒需做麻醉,可用硫喷妥钠或地西泮,麻醉深度以患者进入朦胧或嗜睡状态为宜,一般以患者的睫毛反射消失为度,同步电复律电击的其他要求和方法与非同步电除颤相同。

2.非同步电除颤　室颤时在无法捕捉 QRS 波情况下,电除颤无法与 R 波同步所采取的应急电击除颤法。电击时能量立即释放,复律方式与心电周期无关,其适应证是室颤、室扑和无脉搏性室性心动过速(R 波不可辨别)、患者情况紧急(如发生晕厥、多形性室速)或使用同步电击有延迟现象时,应使用非同步电复律。心前区叩击法终止心室纤颤就是一种小能量的盲目除颤,但要注意心前区叩击可能使室性心动过速恶化为室颤、心搏骤停或电-机械分离,一般不作为急救常规使用。若电击前室颤波很细小,可以静脉注射肾上腺素,使细颤变为粗颤便于电击后复跳。

盲目电除颤是指缺乏心电监护或心电图诊断下的除颤,与非同步电除颤不是相同概念。目前由于除颤技术和 AED 的推广、发展,美国心脏协会和绝大多数学者均不主张盲目除颤。

(二)电除颤类别

电除颤类别分为单相波除颤和双相波除颤。

单相波除颤单方向释放电流,双相波除颤释放的电流在一个特定时限是正向的,而在剩余数毫秒内其电流方向改变为负向(图 4-12)。

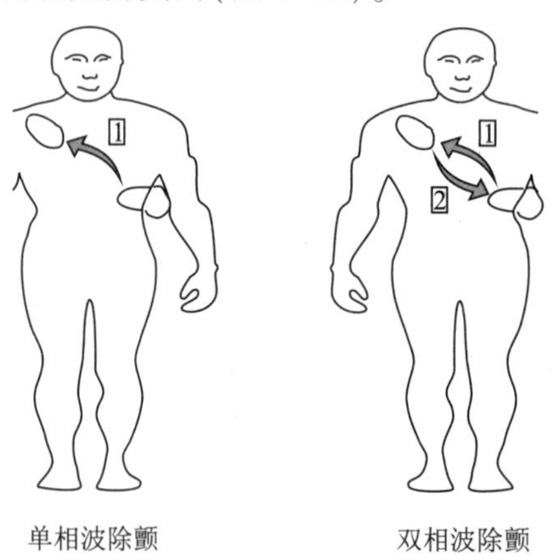

图 4-12　电除颤

除颤所造成的心肌损伤主要取决于波形的峰值电流而不是使用能量的焦耳数。双相波除颤平均电流比单相波高,峰值电流比单相波低,因此双相波除颤比单相波对心肌造成的损伤小。双相波除颤 120 J 相当于单相波除颤 200 J 的能量,目前认为双相波比单相波更有效,且用的能量低(图 4-13)。

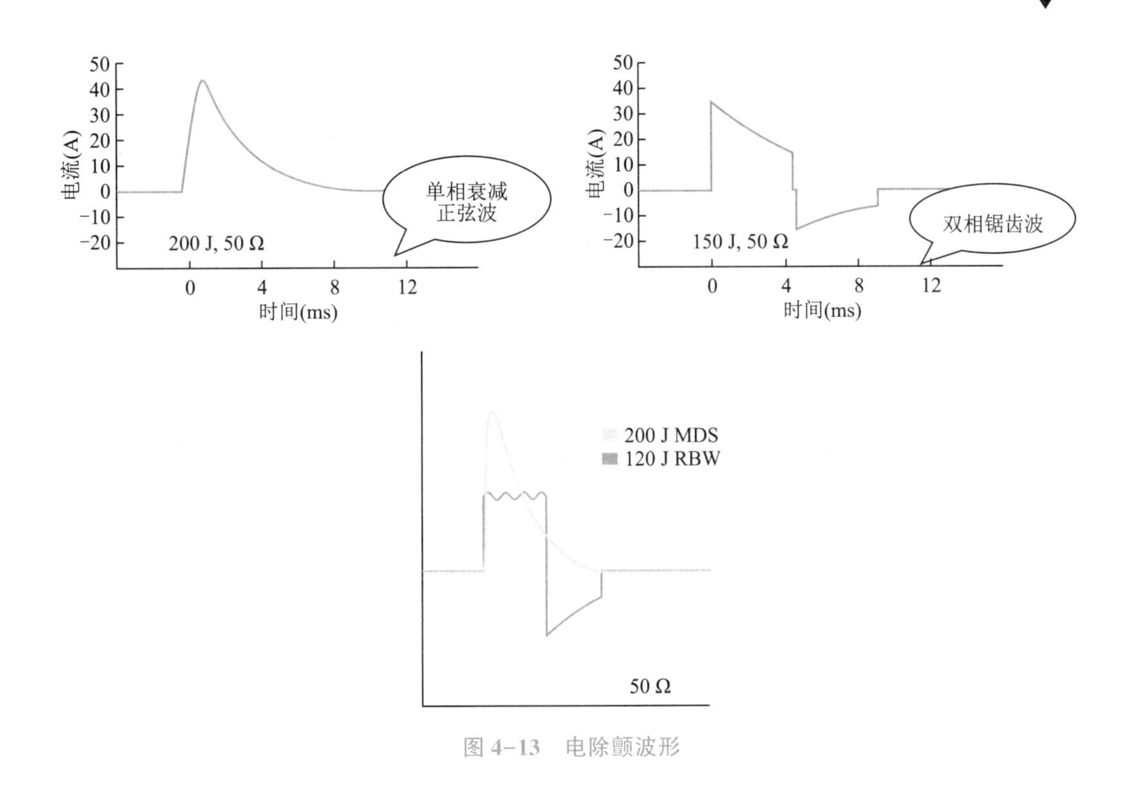

图 4-13　电除颤波形

五、电除颤的禁忌证

1.洋地黄中毒者:因洋地黄使心肌应激性增高易诱发室颤,故此时电刺激有可能引起不可逆心搏停止。

2.室上性心律失常:伴高度或完全性房室传导阻滞。

3.房颤、房扑伴缓慢心室率和病态窦房结综合征。

4.尖端扭转型室速或多形性室速伴有低血钾者,Q-T 间期延长者需慎用电复律。

六、电除颤的方法

1.首先需要通过心电监护或心电图确认存在需要电击除颤或复律的心律。

2.未经过任何处理的电极有很高的阻抗,对人体损伤较大,不能使用。为了降低跨胸阻抗,在电极板上涂以导电糊、凝胶或凝胶垫,操作者应紧紧地按住电极板,使劲压向胸壁,可以增加皮肤表面和电极板的接触并减少接触界面的空气,减少胸壁的阻抗。两电极板相距至少 10 cm,以防电流短路。但应该避免靠在患者身上施加更大的压力,容易引起电极板在胸部的移位。

3.除颤电极板的大小是经胸阻抗大小的决定因素之一。一般应备有大小不同的电极板便于成人、儿童使用或更换。大电极板可以降低阻抗,使电流最大化。电极板大小的选择原则在于提供最大的胸壁接触面积,同时避免电极板之间的相互接触。儿童电极板推荐用于体重小于 10 kg 的婴儿,但只要大电极板不会相互接触,就可以使用大电极板。一次性除颤电极片正在取代标准电极板。

4.电极板沿心脏长轴放置,安放位置有两种,一是胸前左右法,一个电极板置于右锁骨下方、胸骨右缘第2肋间处,避开胸骨,另一电极板在左腋中线第5肋间,中线与左腋中线齐。二是胸部前后法,一个电极板置于前胸部胸骨左缘第4肋间水平,另一电极板置于背部左肩胛下区。心肺复苏时电除颤以胸前左右法最常用,方便快捷,有利于除颤后窦房结起搏复律,并避免术者被电击。而新生儿胸壁很小,即使儿童电极也嫌太大,所以电极不能放置在前胸。此时应该使婴儿保持侧卧位,采用胸部前后法放置电极。

5.按放电按钮后患者躯体发生抽动,表示放电结束。放电后立即观察患者心电图以判断除颤是否成功,如果不成功,可隔1~2 min,加大充电量,再行除颤。

6.除颤是由电流通过心脏来完成的,电流大小应该严格按照规则确定,需要逐级递增,尽量减少患者心脏被电击的能量,不要盲目加大能量(表4-5)。

表4-5 电除颤操作标准

项目	操作标准
操作前准备	1.准备用物:除颤器、导电糊、电极片、心电监测导联线、仪器车、清洁纱布等 2.检查及调试除颤器 3.摆放合理,便于操作
操作流程	1.迅速将用物推至患者床旁,评估患者意识、病情,心电图或心电示波状况是否有室颤波,确定除颤指征 2.将患者平卧于硬板床上,去除患者身上所有金属物品 3.暴露患者胸部,确定患者除颤部位无潮湿、无敷料,将除颤电极板或患者胸部均匀涂抹导电糊 4.打开除颤器电源,设置到非同步位置,调节除颤器能量至所需读数:单相波除颤用360 J,双相波除颤用200 J,开始充电 5.将电极板放于除颤部位:负极(STERNUM)放于右锁骨中线第2肋间,正级(APEX)放于左腋中线平第5肋间。用较大压力使胸壁与电极板紧密接触,嘱其他医务人员身体勿靠近床沿。两电极板之间相距10 cm以上 6.再次观察心电示波,确定需要除颤时,两手拇指同时按压放电开关 7.除颤后立即进行心肺复苏,观察心电监护,如无效可重复进行。利用此时间遵医嘱给予复苏药物 8.操作完毕,将能量开关回复至监护位置,电极板归位 9.观察心电监护(或心电图),心律恢复自主心律,操作结束 10.清洁皮肤,为患者盖被,注意保暖,整理床单位,记录于护理记录单上 11.整理用物,推至处置间进行终末处理
注意事项	1.随时观察心电监护 2.电极板位置正确,用后处理及时,并用酒精擦拭消毒 3.指征掌握准确,充电量正确 4.操作熟练、规范,过程安全 5.除颤时,电极板避开电极片及导联线

七、自动体外除颤器

自动体外除颤器(AED)诞生于20世纪80年代早期。因该仪器简便易学易操作,使未经过培训的人员进行除颤变得切实可行。1986年,接受了简单培训的消防队员开始在院前急救中使用AED。1992年以后AHA认可了作为标准治疗的早期除颤的概念,除颤也被认可是一项院内或院外基础生命支持的技能。

(一)自动体外除颤器

AED由心脏节律分析系统和指导电击除颤系统、电击除颤系统组成,该类除颤器兼有自动化诊断和自动除颤、自动阻抗补偿功能。AED可以指导电击,操作者仅决定最后一步,即按压电击键来实施电击除颤,全自动体外除颤器基至不需要按电击键。

AED是尖端的、计算机化的仪器,操作简便、可靠。该类除颤器作为一种急救医疗器械,既可以由医务人员操作,也可以像灭火器一样安装在赛场、机场、火车站、码头、大商场、娱乐场所、公寓、办公楼等许多公共场所及客轮、飞机和救护车上,由受过有限训练的非专业救护人员使用。

1.自动分析心律　AED通常是通过一种大的、自贴性的一次性电极片与患者相连,这不仅可以记录心电图信号,还可以传导除颤的电能。现代的AED产品是尖端的计算机信息处理设备,包含一个计算机检测系统,这个系统检测、评估心电图信号的多个特性,分析心脏节律并将应该和不应该除颤的心律进行区别。可以分辨无线电伪波,探及并报告电极连接和贴皮肤状态,某些仪器还可以检测患者的自主活动或被动活动。

根据AED制造商的不同,从节律分析到除颤的时间间隔为10~30 s。在这段时间里,徒手CPR必须被中断。美国心脏协会认为,为确认心律的识别而中断徒手CPR的时间不能超过5 s。但是只有除颤可以终止室颤并可能恢复灌注心律,单纯徒手CPR则不能。因此,AHA支持AED的使用,认可了使用AED时中断徒手CPR大于5 s的例外原则,因为早期除颤的潜在益处胜过了短暂的徒手CPR延迟可能产生的副作用。

2.自动充放电　AED可以自动充电至适当的能量。根据其工作的特点,AED分为全自动和半自动的不同类型。两种类型都有一个电源控制器和一个节律分析控制器。全自动的AED如果检测到应该除颤的心律,它会自动充电和除颤,不需要操作者按键。仪器只告知当前的情况。半自动的AED有一个放电或除颤的按钮或控制器,如果检测到应该除颤的心律,半自动AED会建议使用者进行除颤,并自动充电至适当的能量后由救助者再确认,按下除颤按钮键实施电除颤。有的半自动AED可能没有充电控制器,需要人工按键充电、人工按键放电除颤。

3.自动补偿体外阻抗　有些AED具有智能化的自动体外阻抗补偿功能,它通过释放150 J的非递增性电流对人体阻抗进行检测,调节不同胸部阻抗时的波形和能量,实现阻抗补偿,以适合不同人的不同能量需要。该类设备操作简便,有的具备特有的自动语言操作提示,没有专业知识的人也能根据提示完成操作,能有效地在公共场所、医疗单位救助心搏骤停患者。

（二）AED 的操作

AED 已经有多种品牌机型，每种 AED 之间通常只有微小的差别。但是所有 AED 操作的基本步骤都相似。AED 面板有 3 个按钮：绿色开关（ON/OFF），黄色分析（Analysis，全自动无此按键），红色电击（Shock）。操作时还有语音和文字提示。

第一步，打开电源：操作所有自动 AED 的第一步都是打开电源开关。这可以启动声音或文字提示，指导操作者后续的步骤。

第二步，安放电极片：将自贴式监护-除颤电极片直接贴在患者胸壁皮肤上。有些机型，电极片和导线事先已连接好，其他的则需要将电极片、导线或 AED 连接。前电极安放在右侧锁骨下胸骨右缘，侧电极安放在左乳头下，中心点在腋中线。在安放电极前要停止徒手 CPR。如果患者出汗多，贴电极应擦干；如果患者胸毛较多，应清除胸壁的毛发。如果 AED 发出“检查电极”的提示信息，首先应压紧每个电极片，如果仍有错误信息提示，应迅速更换另一套电极。

第三步，自动分析心律：让救援者和旁观者都离开患者身体，避免任何影响患者的移动以防止人为错误。在某些机型，操作者需按键以进行分析，其他的机型则在电极片贴上患者胸壁后自动开始分析。根据不同的品牌，心律分析需要的时间为 5～15 s。如果出现室颤，AED 就通过文字或声音提示需要除颤。

第四步，开始除颤：在按除颤键之前，应确保没有人接触患者。常常提示“离开患者”声音信息。对于大部分机型，如果检测到需要除颤的心律，仪器会自动充电，将有一个声音、图形文字信息或指示灯提示充电开始。

首次电击之后，不要马上再开始 CPR，AED 会在除颤后自动开始心律分析。如果 VF 还存在，AED 会提示。AED 的程序设计为在每次电击后尽可能快地再进行心律分析和电击，总共可以进行 3 次电击。这一系列电击的目的在于尽快识别和治疗应该除颤的心律。因此，在这 3 次系列电击的过程中，救援者不能打断或干扰这一快速分析和除颤的模式。在每组 3 次电击完成后将暂停，以便于进行 1 min 的 CPR。1 min 后大多数 AED 设备会立即进行循环检测，如果室颤持续存在。在相应的分析之后给予另外一组 3 次电击，1 min 徒手 CPR 之后再进行下一步的 3 次电击，直到 AED 显示“无电击指征”或者进行 ALS。AED 显示“无电击指征”应该检查有无自主循环恢复迹象，如果没有应即刻实施 CPR，3 次提示“无电击指征”则复苏成功可能性极小。AED 应该连接于患者身上，如果心室纤颤再发可以及时除颤。

AED 的效果会受到某些因素的影响，如患者的活动（手抓或濒死呼吸等）、重新摆体位及人工信号干扰等。只有当确实证明患者发生了心搏骤停，而且所有的活动，尤其是搬动患者都已停止的状态下，才可使 AED 处于分析模式。如果患者持续呈喘息样呼吸，仪器可能无法完成心律分析。

（三）AED 的安全性

AED 对经过培训的使用者来说，非常安全。AED 装置有 90%的敏感性（即可以检测出 90%的应该除颤的心律）和 99%的特异性（即当不需要除颤时，它有 99%的可能性建议不需电击）。由于它可以适用于各种环境，所以 AED 在放电之前设计有多重报警和保护措施。AED 仅仅适用于室颤患者,非室颤的患者对电击无反应,仍需要 CPR、药物治疗和呼吸支持。

AED 有潜在的危险性,因为未经训练的使用者不知道什么时候该用,什么时候不该用,很可能不正确地使用,会对自己或他人造成危害。同样,如果 AED 提示没有检测到除颤心律,未经训练的施救者很可能不知道下一步该怎么做,而且机器的操作,也是要在电极片正确安放,正确依从语音提示后才能进行,所以特别强调救援者接受培训,包括安全性和维护的重要性。当使用 AED 在雨中或水中治疗患者时,虽然操作者很少会被电击,但是在救援中,应尽可能地将患者移到干燥处,脱掉湿衣服并用毛巾擦干皮肤,使电极片能够紧密地贴附于皮肤。按下放电按钮前应习惯性确认没有任何人与患者接触。操作者作为第二核实程序应确认患者是否真的发生心搏骤停。在患者有反应,而心脏节律为有效灌注的室性或室上性心律失常时实施电除颤,这是操作者的失误而不是仪器的问题,如果救助者受过正规培训并具有良好的患者评估能力,这类情况是可以避免的。

大量检测研究和临床试验证实 AED 分析心律的准确性很高,较少受患者的活动(如癫痫发作、濒死样呼吸)、位置改变或者干扰信号的影响。AED 缺点主要是敏感性问题,如仪器未能识别各种室颤或室性心动过速,这可能是操作者未能正确执行操作步骤,或者移动患者导致系统的判断失误而引起。AED 仅用在没有反应、没有呼吸和没有循环的患者。尽管 AED 不是设计来施行同步电击除颤的,但是如果患者的心率超过预定值,所有的 AED 均可对单源和多源室性室速进行除颤。

目前使用的 AED 对大多数小于 8 岁儿童除颤的能量都超过了推荐的 2~4 J/kg 单相波能量。8 岁以上的儿童平均体重一般大于 25 kg,所以对于这个年龄组,单相或双相波 AED 发送的首次能量(150~200 J)将小于 10 J/kg。虽然这可能是一个安全的剂量。但对小于 8 岁的儿童使用 AED 是不推荐的。对于发生心搏骤停的小于 8 岁儿童或婴儿,首要选择是 CPR 和通气的支持。

AED 可以用于安置了起搏器的患者。起搏器的波动峰受到来自 AED 的干扰类似于心脏自身活动对它的干扰。所以,应该毫不犹豫地对安置起搏器的患者使用 AED。

AED 能够使室颤患者的心律恢复正常,可以提高心脏猝死患者的抢救成功率,使更多需要除颤的患者获得及时有效的急救。早期自动体表除颤是抢救患者生命的关键环节,对于心搏骤停时间较长,尤其是没有及时行心肺复苏的患者,AED 的抢救成功率则大大降低。

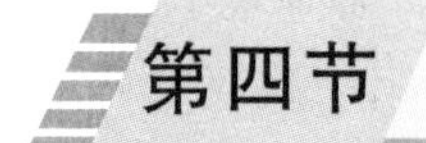

第四节　常用开放气道技术

开放气道、气道管理与呼吸支持是急诊复苏的一项重要任务,也是急诊医师必须掌握的重要技术之一。在许多急情况下,临床医师能否对患者的呼吸道情况做出快速、准确的判断并给予正确的处理,常常直接关系着患者的安危。因此,推广和正确使用气道管理技术和呼吸支持对挽救急危重患者的生命具有重要的意义。

一、呼吸道解剖

呼吸系统由呼吸道和肺组成,通常称鼻、咽、喉为上呼吸道,气管和各级支气管为下呼吸道。肺由肺实质和肺间质组成,前者包括支气管树和肺泡后者包括结缔组织、血管、淋巴和神经等。呼吸系统的主要功能是进行气体交换,即吸入氧,排出二氧化碳。

肺部血液循环:肺有两组血液循环管道即肺循环和支气管循环。肺循环是肺的功能性血循环。肺动脉为弹性动脉,它从肺门入肺后不断分支与支气管各级分支伴行,至肺泡隔内形成毛细血管网。在肺泡处进行气体交换以后,毛细血管汇集成小静脉血管,开始行于肺小叶间结缔组织内,不与肺动脉的分支伴行。到汇集成较大的静脉以后才与支气管分支及肺动脉伴行,最后汇合为两条肺静脉出肺门。气管循环是肺的营养性血循环。支气管动脉起自胸主动脉或肋间动脉有数条,为肌性动脉与支气管行入肺沿途在导气部的各级分支管壁内形成毛细血管其终末支达到呼吸性细支气管,营养管壁组织。管壁的毛细血管部分汇入肺静脉,另一部分形成支气管静脉,与支气管伴行,经肺门出肺。支气管动脉还分支供应肺门淋巴结、浆膜、肺间质和血管壁。

呼吸膜由 6 层结构组成:含表面活性物质的极薄的液体层、很薄的肺泡上皮细胞层、上皮基底膜、肺泡上皮和毛细血管膜之间很小的间隙、毛细血管的基膜和毛细血管内皮细胞层。虽然呼吸膜有 6 层结构,但却很薄,总厚度不到 1 μm,有的部位只有 0.2 μm,气体易于扩散通过。病理情况下任何使呼吸膜增厚或扩散距离增加的疾病,都会降低扩散速率减少扩散量如肺纤维化、肺水肿等,可出现低氧血症;特别是运动时,由于血流加速,缩短了气体在肺部的交换时间,这时呼吸膜的厚度和扩散距离的改变显得更有重要性。

完整的呼吸功能包括:

(1)外呼吸　肺循环与外界气体交换:①肺泡通气,肺泡气与外界气体交换过程;②肺换气,肺泡气与血液之间交换过程。

(2)气体运输　氧气及二氧化碳在血液中的结合及其转运。

(3)内呼吸　氧气及二氧化碳从血液进入细胞代谢的过程。

以上 3 个环节,任意环节障碍,均可影响呼吸功能,导致呼吸衰竭甚至停止。

氧气对维持生命是必需的,气体交换包括通气和换气两个过程。当肺的通换气功能消失时,就会发生呼吸心跳停止。而心搏骤停使肺的血运停止,生理功能消失,顺应性会发生一定的变化,存在一定程度的肺泡塌陷,最终导致呼吸停止。心肺复苏开始和自主循环恢复后的 1~3 d 内各脏器功能都处于不稳定状态,由于缺血、缺氧会出现各个脏器功能的损害。心搏骤停或心肺复苏时,一系列因素造成或加重了组织缺氧。心搏骤停后心排血量急剧降低、外周组织氧交换障碍及较大的动静脉血氧浓度差,均导致组织明显缺氧。其他导致缺氧的因素还包括通气异常导致肺内异常分流、通气/血流比例失调和原发的呼吸系统疾病无氧代谢和代谢性酸中毒进一步加重缺氧化学药品中毒和电解质紊乱对酸碱失衡的影响。

心搏骤停后一系列因素造成了进行性组织缺氧和需要额外氧供,急救者吹入患者肺部的气体氧浓度(FiO_2)为16%~17%,比外周空气中浓度低,而且还包括4%的CO_2,口对口人工呼吸至多能提供16%~17%的氧,肺内氧分压可达80 mmHg。因此即使人工呼吸操作非常标准,心搏骤停患者的氧供依然不足。而且,很标准的胸外心脏按压都只能提供正常心排血量的一部分,所以输送到脑和其他器官的氧明显减少。此外由于通气血流不匹配还将产生左-右肺内分流,低氧血症导致组织代谢性中毒和器官功能衰竭,故即使主动脉氧分压正常仍然应该对心搏骤停者实施氧疗。开放气道并保持气道通畅,给予足够的呼吸支持及氧气是心肺复苏成功的关键。

心肺复苏时,开放气道的装置和技术方法要求符合以下5个标准:①安全、简便、有效,能被受到最少训练的普通救护人员使用;②能保证有效的通气与氧浓度;③防止胃内容物反流进入气管;④对气管和食管的损伤最小;⑤颈椎和上颌、面部损伤的患者使用安全有效。

在心肺复苏中,最简单实用的开放气道的技术方法是仰头抬颏法和托下颌法。目前常用的人工通气的方法主要有口对口、口对鼻、口咽通气管、喉罩通气道、球囊面罩、气管插管等。其中口对口、口对鼻已经在心肺复苏章节中介绍,下面重点介绍其他几项开放气道技术。

二、口咽通气管

口咽通气管
使用方法

口咽通气管,又称口咽导气管,为一种非气管导管性通气管道,是最简单、有效且经济的气道辅助物,已广泛应用于临床(图4-14)。

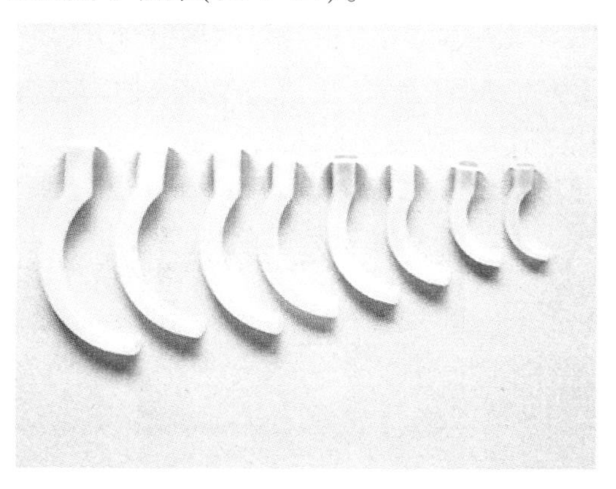

图4-14　口咽通气管

(一)口咽通气管适应证

①呼吸道梗阻患者;②分泌物增多时便于吸引;③癫痫发作或抽搐时保护唇齿免受损伤;④同时有气管插管时代替牙垫作用。

(二)口咽通气管类型

口咽通气管是一种由弹性橡胶或塑料制成硬质扁管形人工气道,呈弯曲状,其弯曲度与舌及软腭相似。目前有4种类型:柔软的口咽通气管(规格:55~115 mm),口对口急救口咽通气管(规格:成人 80~105 mm),半硬式口咽通气管(规格:40~110 mm),双通道半硬式口咽通气管(规格:40~100 mm)。用塑料制成的口对口急救口咽通气管较为实用,其在通气效果、方便吸痰、易于固定、进行口对口人工呼吸时减少交叉感染等方面均优于其他类型。

(三)口咽通气管结构

口咽通气管由翼缘、牙垫部、咽弯曲部组成,既可维持上呼吸道通畅,保证通气,减轻缺氧症状、又可用作牙垫,协助口咽部吸引(图 4-15)。

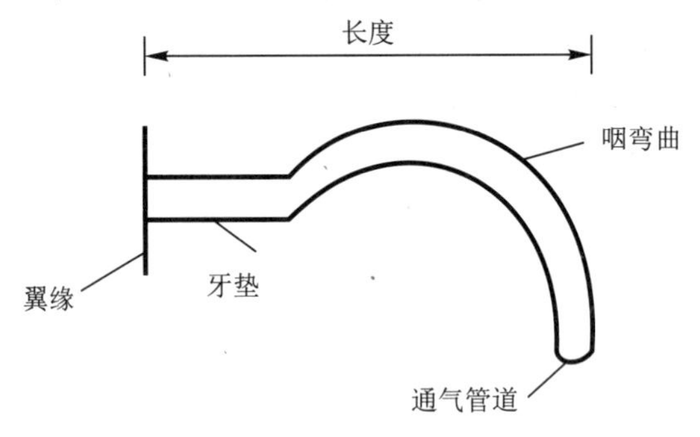

图 4-15 口咽通气管

(四)口咽通气管型号的选择

随着口咽通气管型号的增大,其形状和长度逐渐增加,以适应不同年龄和不同体型的患者使用。

1.口咽通气管长度相当于从门齿至耳垂或下颌角的距离(图 4-16)。合适的口咽管应该是口咽通气管末端位于上咽部,将舌根与口咽后壁分开,使下咽部到声门的气道通畅。因此,较为安全的选择方法是宁长勿短,宁大勿小,因为口咽管太短不能经过舌根,起不到开放气道的作用,口咽管太小容易误入气管。

2.口咽通气管应有足够宽度,以能接触上颌和下颌的 2~3 颗牙齿为最佳。

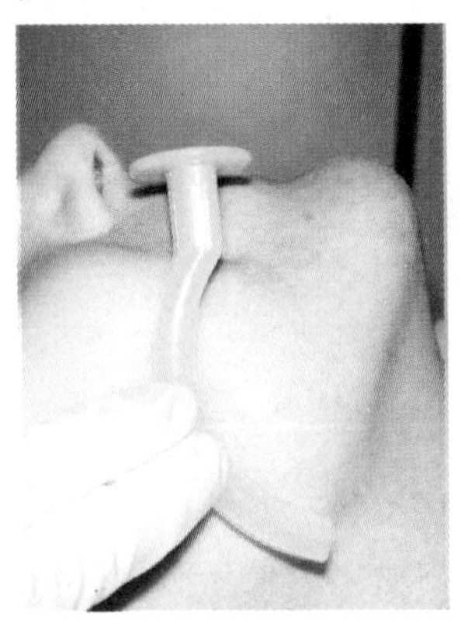

图 4-16 口咽通气管长度

(五)口咽通气管使用方法

选择合适的口咽通气管;向患者做好解释工作;放平床头,协助患者取平卧位,头后仰,使上呼吸道三轴线(口、咽、喉)尽量一直走向;清洁口腔内分泌物,保持呼吸道通畅。

1.置管方法分为两种,一种为直接放置:将通气管的咽弯曲沿舌面顺势送至上咽部,将舌根与口咽后壁分开;另一种为反向插入法:把口咽管的咽弯曲部分向腭部插入口腔,当其内口接近口咽后壁时(已通过悬雍垂),即将其旋转180°,借患者吸气时顺势向下推送,弯曲部分下面压住舌根,弯曲部分上面抵住口咽后壁。虽然后者比前者操作难度大,但在开放气道及改善通气方面更为可靠。

2.对于意识不清者,操作者用一手的拇指与示指将患者的上唇齿与下唇齿分开,另一手将口咽通气管从后臼齿处插入,操作时注意动作轻柔,准确测试人工气道是否通畅,以手掌放于通气管外侧,于呼气期感觉是否有气流呼出,或以少许棉絮放于通气管外,观察其在呼吸中的运动幅度,此外还应观察胸壁运动幅度和听诊双肺呼吸音检查口腔,以防止舌或唇夹置于牙和口咽通气管之间。

3.放置技巧:对于清醒患者,如不配合张口,切勿急于强行插入或撤出,一定要耐心说服,消除患者紧张情绪,取得合作;操作中重视与患者交流,按照正确步骤放置,吸痰时注意鼓励患者做咳痰动作;放置成功后,妥善固定好,以免脱出。

(六)口咽通气管固定

置管成功后,传统的固定方法为,用胶布交叉固定于面颊两侧,由于胶布受潮后,黏性下降,易于脱落,再者因胶布紧贴皮肤,粘住患者的毛发而产生不适感,甚至有些对胶布过敏者,粘贴处易出现过敏性皮炎或破溃。针对这些原因,将固定方法进行了改进,在口咽管翼缘两侧各打一个小孔,用绷带穿过这两个小孔,将绷带绕至患者颈后部固定,解决了胶布固定存在的缺点。

(七)放置口咽通气管并发症及护理

放置口咽通气管常见并发症:悬雍垂损伤;门齿折断;咽部出血;应激反应;窒息;烦躁不安。置管后护理如下。

1.保持管道通畅　及时吸痰,清理呼吸道,防止误吸,甚至窒息。吸痰前后吸入高浓度氧,达到清理呼吸道的目的。

2.加强呼吸道湿化　口咽管外口盖一层生理盐水纱布,既湿化气道又防止吸入异物和灰尘。

3.监测生命体征　严密观察病情变化,随时记录,并备好各种抢救物品和器械,必要时配合医生行气管插管术。

4.口腔护理　昏迷者,口咽管可持续放置于口腔内,但每隔2~3 h重新换位置,并每隔4~6 h清洁口腔及口咽管1次,防止痰痂堵塞。每天更换口咽管一次,换下的口咽管浸泡消毒后,晾干备用。

口咽通气管是保持呼吸道通畅的一种简单、快捷的方法,同时放置口咽通气管可以减少患者口腔及气道黏膜的损伤,并防止舌后坠,有利于吸痰,另外安置口咽通气管时,由于刺激咽部,通过兴奋迷走神经可降低血管压力和减慢心率,对于脑血管意外的患者降低血压具有辅助治疗作用。学者们对口咽通气管的临床应用进行了多方探索,技术日臻完善,了解并正确应用口咽通气管,可以提高抢救成功率,节省急救人员的体力,降低医疗成本,减轻患者的经济负担。

三、喉罩通气道

喉罩通气道(laryngeal mask airway,LMA)简称喉罩(图 4-17),是 20 世纪 80 年代初由英国麻醉医生 Brain 发明并推荐,1991 年被美国 FDA 认可正式进入市场。

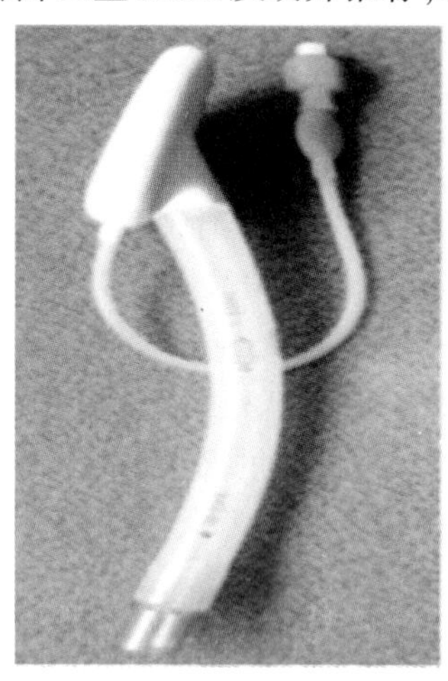
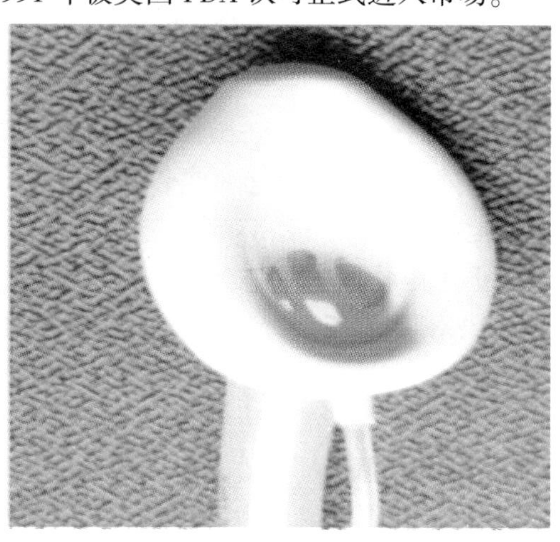

图 4-17 喉罩通气道

最初,LMA 是作为面罩的替代物应用于临床,随后的研究发现 LMA 与传统的喉镜、气管内插管比较,具有置入便捷、盲插成功率高、对血流动力学影响小、并发症少等优点,在临床应用方面日趋重视。

与气管内插管相比较,喉罩刺激小,呼吸机械梗阻少,患者更易于接受;插入和拔出时心血管系统反应小;术后较小发生咽喉痛;无须使用喉镜及肌松剂便可置入;操作简单,易学,初学者经数次训练便可掌握;新型喉罩更可使操作人员在患者自然体位,无须任何辅助手段,即可快速将插管插入患者气道内。适用于气管内插管困难的病例;颈椎不稳定需维持呼吸道通畅;不希望使用气管内插管的患者;气管、喉头的检查与气管内异物的清除;急诊科、ICU 及各科室急救复苏时使用。

(一)喉罩结构及型号

喉罩由硅胶制成,可反复使用 50 次以上,有格栅状设计、充气套囊、30°夹角设计。成人喉罩根据套囊容量可以分为 3 号、4 号、5 号 3 种型号,3 号套囊容量 20 mL,适用于 30~50 kg 较小成人;4 号套囊容量 30 mL 适用于 50~70 kg 普通成人;5 号套囊容量 40 mL 适用于 70~100 kg 较大成人。此外也可根据性别选择,一般女性选择 4 号,男性选择 5 号。

应注意的是,喉罩的设计是适应下咽部(近喉部)的,其套囊近端部分应位于下颌骨支和扁桃体水平的尾端,患者张嘴时不应看到套囊。故较合理的方法是先用较大的喉罩,如在口底可见套囊再换较小的喉罩。

(二)喉罩的使用方法

1.排出喉罩里的气体。

2.在喉罩背顶尖部涂些可溶水的润滑剂。

3.按握笔式夹住喉罩。

4.置喉罩的背尖部于前侧牙齿的后部。

5.用示指辅助喉罩沿硬、软腭向后顺序进入。

6.持续沿着头颅方向后压。

7.把喉罩延伸至下咽腔部位直到感觉稍有阻力为止。

8.在移开示指前,用另一手轻轻地压住喉管,以防止喉罩移位。

9.充气喉罩,固定位置,保持通气。

套囊充气量:制造商建议以最小量空气使套囊充气,但实际应用很多都以推荐充气量-最大气量充气。以最大充气量充气,充气量越大套囊越僵硬,对咽部各种形状的适应性越差,可能出现移位而漏气,可能并不产生最佳的气密性;套囊充气至最大气量时产生的压力可超过毛细血管压,通过导管背面施加于咽后壁,通过套囊前面施加于舌底,故口咽部最易出现黏膜缺血。

操作时应注意的是:①置入 LMA 应在一定麻醉深度下进行,浅麻醉下,难以将 LMA 置于恰当位置,且有诱发喉痉挛的可能。②防止漏气,除选择适当号型外,应注意有时罩囊注气过多反致漏气,不同于气管内插管防漏概念。加深麻醉亦可改善漏气情况,可能是麻醉加深后喉头周围的组织结构更宜顺势与 LMA 密切吻合。③于 LMA 法下行 IPPV 时,肌肉松弛应良好,呼吸环路内压不宜超过 20 cmH_2O。否则,气体易流入食管及胃肠道。④LMA 不影响咳嗽反射,但清除呼吸道分泌物不如气管内插管方便。⑤LMA 只是提供了一个通气或麻醉方法,并不能在任何情况下都完全替代传统的气管内插管。

(三)存在问题及禁忌证

1.插入失败　0.4%~6%的解剖位置正常者因远端气囊后卷、会厌后卷、喉罩旋转等原因而发生定位不准,可能与麻醉不当、松弛不够、型号不当及插入技术有关。咽喉局部病变如肿瘤、脓肿、水肿、血肿也会影响 LMA 的置入,故列为相对禁忌。

2.呼吸道梗阻　气管受压、气管软化及声门下阻塞使肺通气不良者禁忌使用。

3.反流与误吸　据统计 0~7%的患者食管暴露于 LMA 边缘,因此伴有反流/误吸危险性及呼吸道大出血的患者也是使用 LMA 的相对禁忌。呼吸道分泌物多的患者,因不易经喉罩清理分泌物,也尽量不选用 LMA。

4.使用时间　尽管目前还没有关于 LMA 使用时间长短与其并发症发生率相关性的确切结论,对于长时间使用 LMA 对咽喉部黏膜的损伤仍有不同报道,因此建议尽量不要长时间使用 LMA。当确需长时间使用时,在使用过程中应注意监测气囊压力并关注有关反流误吸问题。

喉罩适合于心肺复苏早期气道的建立,虽然气管内插管可以建立人工气道,但形成插管困难的因素较多,技术操作要求高,根据报道:非麻醉医生分别使用喉罩与气管内插管两种方法比较,其结果喉罩一次试插成功率为 94%,气管内插管的成功率为 51%。建立通气所需时间,其喉罩为 38.6 s,气管内插管为 88.3 s。在心肺复苏中使用喉罩,操作快捷,简便,容易掌握,效果可靠,为进一步抢救赢得时间,并且不影响心脏按压。可用于不适合气管内插管的急救患者,短时间的人工通气。但是喉罩维持通气的密闭性不如气管内插管,对饱食、呕血等患者有误吸的可能,体位变化或长时间通气可能出现通气不良现象。

球囊面罩的使用

四、球囊面罩

球囊面罩又叫简易呼吸囊、人工呼吸器或加压给氧气囊,是进行人工通气的简易工具(图 4-18)。与口对口呼吸比较供氧浓度高,且操作简便,适用于院前和院内的心搏骤停,在心肺复苏中应用广泛。尤其是病情危急,来不及气管插管时,可利用加压面罩直接给氧,使患者得到充分氧气供应,改善组织缺氧状态。

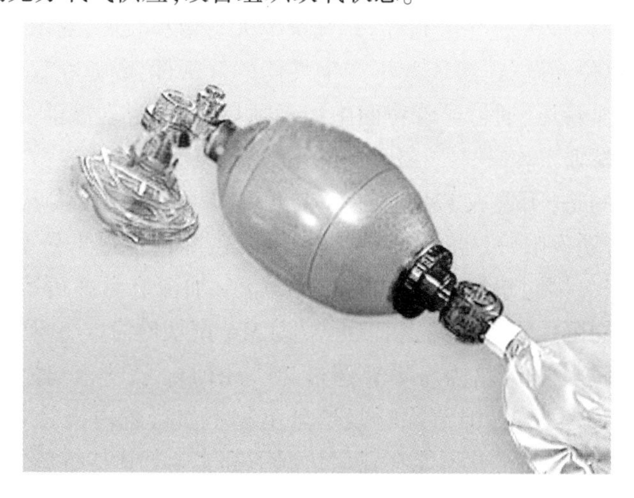

图 4-18 球囊面罩

理想的球囊面罩应满足以下的标准:必须能够输出适当的潮气量;能够提供 85%~100%高浓度氧;能够快速频率通气,允许最大氧气流量 30 L/min;能够自动充气;人工呼吸囊应有标准 15 mm 内径及 22 mm 外径,以便与其他装置如面罩或人工气道相连。有单向入口阀门,如有减压阀门,须可以关闭;正常环境及高温情况下易于操作,牢固耐用。有研究显示球囊面罩给氧与气管插管疗效相同,短时间使用球囊面罩,持续做环状软骨压迫,其对患者呼吸,给氧的效果与插管相当。该结论否定了经由气管插管的通气方式是复苏的"金标准"这一传统观念。球囊面罩给氧是所有医疗人员必需熟练掌握的操作技能,球囊面罩装置只能由经过适当训练的人员使用,训练应该着重在选择适当规格的面罩和球囊、开放气道、固定面罩、适量通气,以及评价通气的有效性。

为了最恰当地使用球囊面罩,一般使用经口气道,复苏人员必须位于患者的头侧,假如没有颈部损伤,可将患者的头部抬高,保持适当位置。吹气量与口对口人工呼吸相同,仍然为每次 10 mL/kg、吹入一次潮气量的时间一般不少于 2 s。缓慢、均匀供气可最大限度地避免胃膨胀等不良反应,正确的使用依赖于反复经常的训练实践与理论的提高。双人配合使用球囊面罩可以达到更好的通气效果,当有显著的气道阻塞或肺顺应性极差时,更有必要采用这种技术。

(一)球囊面罩的结构、分型

球囊面罩由呼吸球囊、呼吸活瓣、面罩、安全阀、储气阀、储气袋、衔接管等组成。可连接在面罩、气管导管及其他可选择的气道连接装置(如喉罩、食管气道通气道),最常用的是球囊面罩,是球囊装置与面罩结合的产物。氧气进入球形气囊和储气袋,通过人工指压气囊打开前方活瓣将氧气压入与患者口鼻贴紧的面罩内或气管导管内,以达到人工通气的目的。

球囊有两种基本类型,自动膨胀球囊和充气膨胀球囊。用于复苏的球囊应该是自动膨胀球囊,它不需要外加气流而自动回弹膨胀。为了让球囊更快地回弹,很多这种球囊都设计了吸入性活瓣,以便吸入室内空气,稀释以固定流量进入球囊的氧气。带有出口瓣的自动膨胀球囊面罩不适用于有自主呼吸的患者,球囊的瓣仅在球囊被挤压时或患者的吸气力量足够时才会打开,如果球囊未被挤压则瓣通常保持关闭,这时氧气供应难以满足要求。自动减压瓣可以在气压达到一定程度时自动减压,理想的球囊应该没有减压瓣,或者有一个带禁用开关的减压瓣,以在必要时允许使用较高的压力来达到可见的胸廓扩张。在对有上气道或小气道阻塞或者肺顺应性差的患者进行球囊面罩通气时,可能需要很高的压力帮助胸廓扩张。减压瓣只有在提供额外的氧气情况下才能使球囊达到足够的潮气量,否则自动膨胀球囊只提供室内空气(21%氧气),如果要高浓度供氧,可以将自动膨胀球囊与氧气来源相连接,当氧流量为 10 L/min 时,无储气囊的自动膨胀球囊理论上能提供 30%~80%的氧浓度,但实际上最后输给患者的氧浓度是不可预测的,因为进入面罩内空气与患者体内混合气体进行交换后变动范围很大。为了持续地确保为患者提供 60%~95%的高浓度氧,所有用于复苏的手动球囊都必须装备氧储存囊。要维持氧储存囊中的氧容量,通常需要大于 15 L/min 的氧流量。充气膨胀球囊也叫作麻醉球囊,仅由氧气流重新充盈,这种球囊可以提供更大范围的吸入峰压和更可靠的控制氧浓度。充气膨胀球囊允许给有自主呼吸的患者提供额外的氧,但是不宜使用于心肺复苏情况。这种球囊只有在有加压气体流入且与患者气道是部分封闭的时候才会膨胀,可以产生很高的气压、需要与测压计相连以便检测峰压和呼气末压力,使用时需要单独调节进气和流出气流量,因此,使用这种球囊的人员需要比使用自动膨胀球囊接受更多的训练。

球囊面罩通气有效性可以通过以下方法判断:扶持面罩的手感觉气流在口部,咽部震动;呼吸周期中感觉储气囊排空,充胀;进行胸骨上切迹、胸部听诊使用 $PetCO_2$ 检测仪、食管探测仪等装置。目前使用的球囊每次提供通气容量约 1 600 mL,远远超过心肺复苏所要求的通气量。过度通气会引起胃膨胀,其次是反流与误吸。为了避免发生胃胀气,将原来规定的通气量减少调整一半,在有氧供无气管插管的情况下,急救人员用球囊面罩应适当调整潮气量(6~7 mL/kg,500 mL),但无氧供时需要适当增加潮气量,采用中等大小通气的球囊面罩(提供 8 mL/kg 约 600 mL 潮气量)可能是最好的选择。

(二)球囊面罩的使用方法

1.使用球囊面罩的适应证和禁忌证　适用于心搏骤停、呼吸浅慢衰竭、上呼吸机前、低氧血症者。禁用于活动性咳血、大量胸腔积液、面部创伤、气道梗阻。

2.操作前准备　准备简易呼吸囊一套,检查简易呼吸囊各配件性能并连接面罩完好无漏气,单向阀工作正常,气囊及储氧袋完好无漏气;准备开口器、口咽通气道、氧气、氧气连接管、吸痰管。

3.检测　取下单向阀和储气阀时,挤压球体,将手松开,球体应很快地自动弹回原状;将出气口用手堵住,挤压球体时,将会发觉球体不易被压下。如果发觉球体慢慢地向下漏气,请检查进气阀是否组装正确;将单向阀接上球体,并在患者接头处接上呼吸袋。挤压球体,鸭嘴阀会张开,使得呼吸袋膨胀,如呼吸袋没有膨胀时,检查单向阀、呼吸袋是否组装正确;将储氧阀和储氧袋接在一起,将气体吹入储氧阀,使储氧袋膨胀,将接头堵住,压缩储氧袋气体自储氧阀溢出。如未能觉到溢出时,请检查安装是否正确。

4.与患者的连接　仰头抬颏法开通气道使患者下颌角和耳垂连线与身体的长轴垂直。保持患者呼吸道通畅,清除口腔与喉中义齿等任何可见的异物;插入口咽通气道,防止舌咬伤和舌后坠,松解患者衣领。球囊面罩通过面罩、气管插管、气管切开与患者连接。有条件则接上氧气,调节氧气流量 10~12 L/min,使储氧袋充盈,若无供氧则不需要接储氧袋。

5.使用方法　将面罩扣在患者面部时应使用 CE 手法,即左手拇指和示指将面罩紧扣于患者口鼻部,中指、环指和小指放在患者耳垂下方下颌角处,将下颌向前上托起,用右手挤压气囊。

挤压气囊分双手挤压法和单手挤压法,双手挤压法是指两手捏住呼吸囊中间部分,两拇指相对朝内,四指并拢或略分开,两手用力均匀挤压呼吸囊,待呼吸囊重新膨起后开始下一次挤压,应尽量在患者吸气时挤压呼吸囊。单手挤压法是指用左手拇、示指固定面罩,并紧压使患者口鼻与面罩紧合,其余三指放在颏下以维持患者头呈后仰位,用右手均匀挤压、放松呼吸球,使呼吸瓣恢复原形,重复挤压动作。救护员应当使用成人(1~2 L)气囊,能给出足以使胸廓抬举的潮气量(500~600 mL)。如气道开放,没有漏气,1 L大小的气囊挤压 1/2~2/3,2 L 气囊挤压 1/3,就可给出足够潮气量。只要患者没有高级气道,应给予吹气 2 次和按压 30 次的周期,吹气时稍停按压,吹气时间大于 1 s。患者已建立高级气道的,吹气时胸外按压不用停顿。

在挤压过程中应注意,成人吸呼时间比一般为(1∶2)~(1∶1.5),挤压 8~10 次/min;儿童挤压 15~20 次/min;婴儿挤压 35~40 次/min。每次通气要持续 1~2 s。挤压的气体量:成人 8~10 mL/kg,小儿 10 mL/kg,成人每次潮气量为 500~600 mL 就足使胸壁抬起。患者胸廓起伏;面色、口唇红润;SpO_2 改善;单向阀运作正常;呼气时透明面罩内有雾气;听诊有呼吸音清晰对称为操作有效的标志。

6.操作中注意事项　球囊面罩使用中应解决好潮气量不足及密封问题。潮气量不足与单手操作及颈部未充分伸展、气道不通畅有关。另外要定时对球囊面罩进行检查、测试、维修和保养。只要无外伤,应使颈部过伸或颈下垫枕头。如果患者需要给 100%氧,则必须使用带储气囊的球囊面罩,氧流速为 15 L/min 时,可得到 100%氧供给。密封是球囊面罩供氧的关键。两人操作效果明显优于单人操作,单人操作时面罩密封不严、漏气的问题较显著。一个人操作时,既要按球囊又要密封面罩,难免漏气,所以提供的潮气量可能会低于口对口、口对面罩等通气方式。挤压呼吸囊时,压力不可过大,亦不可时快时慢,以免损伤肺组织,造成呼吸中枢紊乱,影响呼吸功能恢复。发现患者有自主呼吸时,应按患者的呼吸动作加以辅助,以免影响患者的自主呼吸。选择合适的面罩,以便得到最佳使用效果。如果外接氧气,应调节氧流量至氧气储气袋充满氧气鼓起(氧流量10 L/min以上)。操作过程中应注意观察患者有无发绀情况,呼吸频率是否适当,鸭嘴阀是否正常工作。接氧气时,注意氧气管是否接实。操作者应密切检测患者胸部上升与下降(是否随着挤压气囊而起伏),经由面罩透明部分观察患者嘴唇与面部颜色的变化。经由透明盖,观察单向阀是否适当运用。在呼气当中,观察面罩内是否呈雾气状。通过这些观察来确认患者是否处于正常换气状态。注意患者症状的缓解状况,有无其他并发症的出现(如呕吐、腹胀、人工呼吸与自主呼吸的不同步等)。如果操作中单向阀受到呕吐物、血液等污染,应将面罩自患者处移开,用力挤压球体数次,将积物清除干净,并将单向阀卸下用水清洗干净(表4-6)。

表4-6　球囊面罩操作标准

项目	内容
目的	为无自主呼吸或呼吸弱且不规则、通气严重不良的患者,给予人工通气和氧
用物准备	氧气、氧气表、呼吸球囊、氧气连接管、加压面罩
操作步骤	1.用物准备
	2.安全性能检查:①呼出活瓣功能,瓣膜完整性、弹性、密合性好,以保证气体无重复吸入和瓣膜无闭塞。②球囊功能,弹性好,进气阀完好,无漏气。③面罩,充盈度适当(约2/3)。④压力限制阀功能,打开压力限制阀的盖子,闭塞患者接口端和压力监测端,挤压球囊,当压力接近45 cmH_2O时,气体从压力限制阀泄漏
	3.评估:呼吸情况及气道是否通畅(清除口腔分泌物,有义齿者取出义齿)。听诊呼吸音:气管处、双侧肺上叶、双侧肺底
	4.连接面罩、氧气:储氧装置完整,如果是螺纹管须拉长,以保证其处于最大存储状态。氧流量>10 L/min
	5.开放气道
	6.操作:①抢救者位于患者的头顶方。②面罩罩住患者口鼻。抢救者用一手的中指、环指、小指置于患者的下颌部保持患者张口,示指、拇指置于面罩上(呈C-E手法),按紧不漏气,并保持气道通畅,必要时插入口咽通气管,右手挤压球囊。③若有2人操作,一人持面罩并同时保持气道开放,1人用双手挤压球囊。④无自主呼吸的患者,频率10~12次/min。如有自主呼吸应尽量在患者吸气时挤压皮囊。潮气量为500~600 mL,吸气相用时超过1 s,1 L球囊挤压1/2~2/3,2 L球囊挤压1/3
	7.评估:观察患者胸廓运动,听诊呼吸音,观察皮肤颜色、氧饱和度读数、腹部有无膨隆及生命体征
注意事项	1.应尽量在患者吸气时挤压球囊 2.观察胃部嗳气情况,必要时插入胃管

气管插管操作方法

五、气管插管

(一)咽部的解剖

咽为上宽下窄、前后稍扁呈漏斗形的肌膜管。上起颅底,顶壁以纤维膜紧密附着于颅底;下达第6颈椎平面,在环状软骨下缘结续接食管;前壁自上而下与后鼻孔、咽峡和喉口相通,所以此壁几乎不存在,仅在其下分借喉的后壁构成咽的前界;后壁借疏松结缔组织、椎前筋膜和椎前诸肌与颈椎相邻;两侧壁有茎突和附着于茎突的肌肉及颈内动脉、颈内静脉和迷走神经。咽腔是连接口腔食管、鼻腔到喉腔的共同通道,是消化道和呼吸道相交叉的部分。咽腔根据其前方的毗邻,以软腭和会厌上缘为界,自上而下分为鼻咽、口咽和喉咽三部分。

1.鼻咽部　鼻咽部又称上咽部,位于颅中窝底与软腭平面间,为顶部呈圆形的近似立方形腔道,连接鼻腔和口咽部。顶壁:呈穹隆状,以纤维膜贴于蝶骨体及枕骨基底部的下面,顶壁外侧邻近破裂孔,肿瘤常经此侵入颅内。后壁:平对第1、2颈椎,顶壁与后壁交界处黏膜下有丰富的淋巴组织,构成咽扁桃体。前壁:正中为鼻中隔的后缘,两侧为后鼻孔。底壁:由软腭及其后边缘与咽后壁之间的鼻咽峡构成。侧壁:在相当于下鼻平面、距下鼻甲后端1~1.5 cm处有咽鼓管咽口,其后上方为咽鼓管圆枕,圆枕后上方的凹陷为咽隐窝,是鼻咽癌好发部位(图4-19)。

2.口咽部　口咽部又称中咽部,位于软腭平面以下和会厌上缘平面以上,上接鼻咽部,下续喉咽部。上壁:软腭前面,包括悬雍垂。前壁:上份为咽峡,由悬雍垂、软腭游离缘、舌腭弓、咽腭弓构成,两弓之间为扁桃体窝,腭扁桃体位于此窝内(图4-20)。

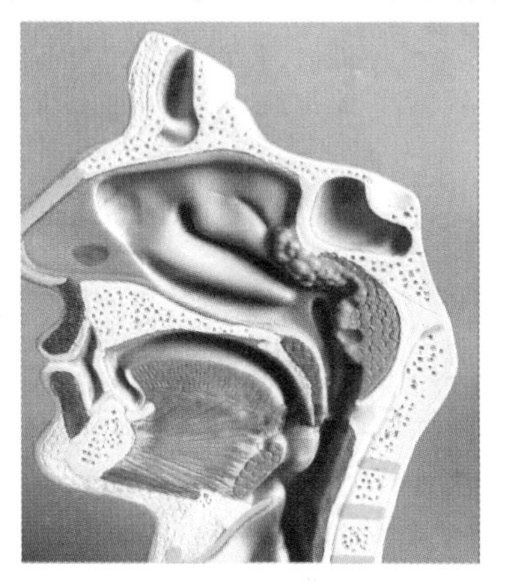
图4-19　鼻咽部

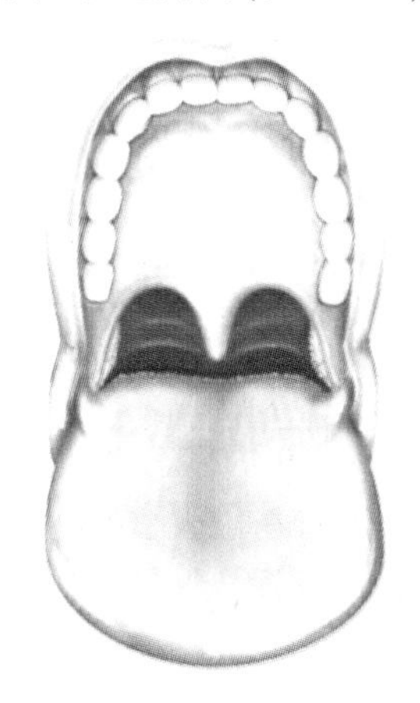
图4-20　口咽部

3.喉咽部　喉咽部又称下咽部,位于会厌上缘至环状软骨下缘平面之间,上接口咽,下续食管。前壁:为会厌、杓会厌襞和杓状软骨所围成的喉入口。后壁:平对第4~6颈椎。侧壁:为梨状窝。喉咽分区如下。①下咽上区:前界为轮廓乳头线1 cm后的舌根;后界为会厌舌面;下界为会厌谷;两侧为舌会厌襞。②下咽下区(梨状窝区):上界为舌会厌襞;下界为梨状窝尖;外侧界上部为甲舌膜,下部为甲状软骨翼板;内侧界上部为杓会厌皱襞,下部为环状软骨。甲舌膜与杓会厌皱襞之间为膜部,甲状软界与环状软骨之间为软骨间部。③下咽后壁区:为上自会厌尖平面、下至环咽肌间的下咽后壁。④环后区:系环状软骨后面和环咽肌区,上自环杓关节平面,下至环状软骨下缘,前壁为环状软骨后黏膜,后壁为椎前筋膜(图 4-21)。

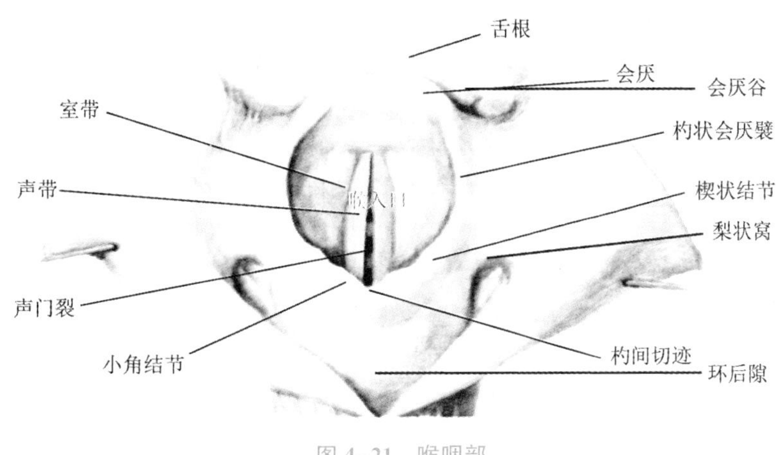

图 4-21　喉咽部

(二)气管插管定义及概述

气管插管又叫气管内插管(tracheal intubation)是通过口或鼻经咽喉将特制的导管插入气管内的技术。在此我们重点讲解经口气管插管。在缺乏气道保护的心肺复苏时,尽可能进行气管插管。即可保证通气,便于吸痰,又可保证吸入高浓度氧,提供一种给药途径。能准确控制潮气量,保证胃内容物、血液及口腔分泌物不误吸入肺。但是由于患者病情及复苏环境的复杂性,对操作者技术与经验的要求很高,如果没有经过足够的培训及经验的积累,有可能会导致致命的并发症。

通过气道途径给予脂溶性复苏药物是心肺复苏时的重要给药途径。无论血管通道何时建立,气管内给药都是比较快捷方便的方法。可以通过气道给予的药物包括利多卡因、肾上腺素、阿托品等。非脂溶性药物如碳酸氢钠和钙剂等,可能损伤气道,不能通过气道给药。心肺复苏时推荐的肾上腺素剂量约为静脉给药的 10 倍。其他药物经气道给药时,其剂量也应较静脉给药剂量相应增加。气管内给药时应将药物用生理盐水稀释至 5 mL 注入气道。

选择插管通气方法应依据患者的情况,转运到医院所需的时间和急救人员的实际经验、专业技能而定。对意识不清的患者进行气管插管必须由熟悉该技术,经常进行插管训练的人员操作,如果经验不足(每年 6~12 次),应该使用呼吸道替代性、非侵入性气道技术和设备进行通气,特别是在儿童心肺复苏时更是如此。

(三)气管插管适应证及禁忌证

气管插管适应证如下。

1.严重低氧血症和(或)高 CO_2 血症,或其他原因需要较长期机械通气,而又不考虑进行气管切开的患者。

2.不能自行清除上呼吸道分泌物、胃内反流物和出血，随时有误吸风险者。

3.下呼吸道分泌物过多或出血需要反复吸引者。

4.上呼吸道损伤、狭窄、阻塞、气管食管瘘等影响正常通气者。

5.因诊断和治疗需要，在短时间内要反复插入支气管镜者，为了减少患者痛苦和操作方便，也可事先行气管插管。

6.患者自主呼吸突然停止，紧急建立人工气道进行机械通气者。

7.外科手术和麻醉，如需要长时间麻醉的手术、低温麻醉及控制性低血压手术，部分口腔内手术预防血性分泌物阻塞气道、特殊手术的体位等。

可概括为紧急建立人工气道进行机械通气；清除气道分泌物；上呼吸道损伤；因诊断和治疗需要。

《2000 国际心肺复苏及心血管急救指南》否定了气管插管是复苏"金标准"的传统理念。心肺复苏时气管插管仅适用于：非侵入性措施无法保证昏迷患者的通气；缺少本能保护性反射的患者。X 射线检查或临床症状、体征均提示有颈椎骨折滑脱等颈椎不稳定的情况存在时是气管插管的绝对禁忌。怀疑颈椎骨折、退行性变、强直、风湿性关节炎及昏迷程度较浅、患者烦躁咬导管或牙关紧闭等为相对禁忌。

（四）气管插管操作方法

1.插管前评估及准备

（1）病史　主要估计插管路径是否有阻碍及气管导管对手术是否有影响，以便选择适当的导管型号、插管路径及适于插管的麻醉方法。

（2）头颈活动度　类风湿关节炎、颈椎结核、颈椎骨折脱位等，个别肥胖颈粗短或颈背脂肪过厚等使头后伸不足 80°，可使插管操作困难。颏胸粘连使头颈部活动受限。还应检查颏甲距离（头在伸展位时，自甲状软骨切迹至下颚尖端的距离），正常应为 4 cm（两横指）以上。如果小于此距离可能窥喉困难。

（3）口齿情况　经口气管插管首先了解张口情况，正常张口度可达三横指（4～5 cm），如张口度小于 2.5 cm（两横指）常妨碍喉镜置入。上切牙前突、牙齿排列不齐、脸面瘢痕挛缩及巨舌症均可妨碍窥喉。活动义齿插管前应取下，防止误入气管和食管。

对于有意识患者，可以采用 Mallampati 气道分级评定法评估气道难度：患者保持端坐位，最大限度张口伸舌发"啊"音，同时观察口咽部。Ⅰ级，可见咽峡弓、软腭和悬雍垂。Ⅱ级，仅可见软腭、悬雍垂。Ⅲ级，仅可见软腭。Ⅳ级，仅可见硬腭。级别越高提示喉镜暴露和气管插管难度越大。

（4）鼻腔、咽喉　拟行经鼻插管的患者应询问鼻腔通畅情况。

（5）气管　术前应充分了解有无气管狭窄。

操作时使用麻醉药物使气管插管更容易，同时减少诸如疼痛、心律失常、血压和颅内压增高、气道损伤、胃内容物反流和误吸、低氧血症、心理创伤、猝死等副作用。在紧急情况下，快速插管不是使用麻醉剂，而是使用深度镇静剂和肌肉松弛剂以方便插管。快速插管主要用于清醒的患者。在美国快速插管是急诊科和重症监护室常用的方法，在院外也常有使用，现在各医院均有不同程度的使用。无论在何处使用，气管插管都只能由经过训练，掌握其适应证和禁忌证的人员来进行。

插管前首先应建立静脉通路，同时连上心电监护，备好除颤器。要保证氧源及球囊等供氧设备，并安好吸引装置。

2.插管用具

(1)气管导管　由坚韧、无毒，对咽喉、气管无刺激，不引起过敏反应的塑料或橡胶制成的管壁光滑的导管，现多采用一次性无菌塑料导管。成年人多选用 ID 7.5 号导管。套囊是气管导管上的防漏装置，即可防止呕吐物、血液或口咽分泌物流入气管，也可防止控制呼吸时漏气。一般充气 8 mL 即可，长时间插管应每 2~3 h 放松套囊一次(图 4-22)。

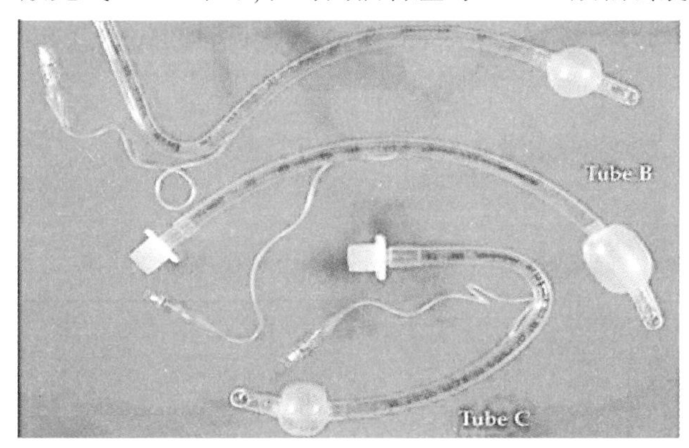

图 4-22　气管导管

(2)喉镜　是直接窥喉时协助气管内插管的重要工具。通常由喉镜柄及不同类型喉镜片组成。喉镜片分为直喉镜和弯喉镜，每种镜片又分为大、中、小 3 个型号，根据不同操作选用。另外还应准备好气管切开盘，以备气管插管困难时使用(4-23)。

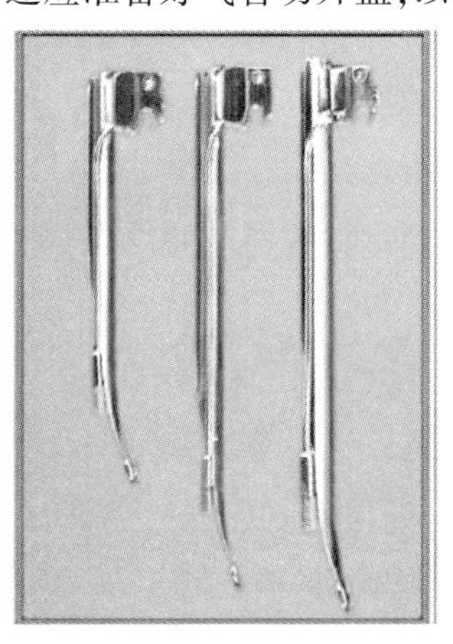

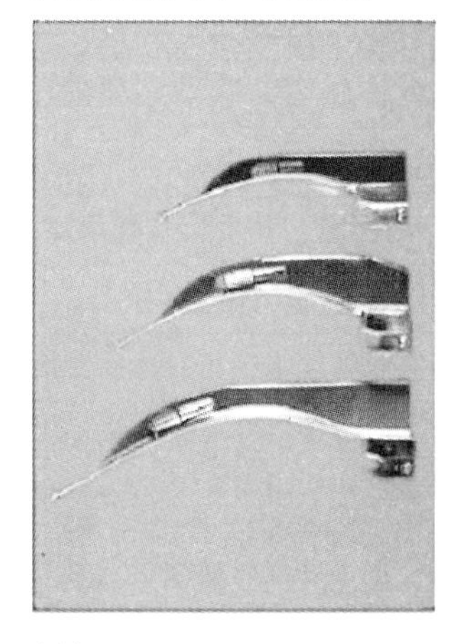

图 4-23　喉镜

(3)其他插管用具　纤维光导支气管镜、衔接管、导丝、插管钳、牙垫等，不一一赘述。

3.插管方法　如果有自主呼吸插管前应给患者吸高浓度氧 3 min，如自主呼吸不足，应使用球囊面罩辅助呼吸 30 s。气管插管标准型号为 15~22 mm。对成人及儿童应使用大容量、低压力套囊。成人男女气管插管内径平均为 8 mm，但在插管时应准备各种型号的气管插管,同时准备导丝放入气管导管腔内,使导管有一定的硬度,更易控制,但不能超出导管的远端开口。过伸颈部和抬头、配合喉镜暴露声门,迅速将气管导管置入,使套囊刚好位于声门之下。在成人深度男性距门齿 22~24 cm,女性距门齿 20~22 cm。气囊充气封闭气道(通常为 8 mL),通气时听声门是否有气流,以确定密封的效果。即使直视看到气管导管置入声门,也应通过听诊确定其在气管内,气管插管后应立即在上腹部、胸中线、腋前线、胸左右侧听诊以确定导管的位置。气管导管的位置调整好,应记录导管距门齿的刻度,在确定导管置入完好后,置入牙垫。气管插管后,通气时不必保持呼吸与胸廓挤压的同步。

气管插管可引起下列并发症:咽黏膜损伤;肺长时间无通气;耽误胸外按压、误插入食管或分支气管。在插管操作时、人工呼吸支持停止时间应少于 30 s,反复插管及插管失败都可影响心搏骤停患者的预后。如果插管时间超过 1 min,必须调节通气及氧浓度(表 4-7)。

表 4-7 气管插管操作标准

项目	内容
准备	1.操作者核对患者信息,向家属交代操作的必要性,在需要时签署知情同意书
	2.准备物品:喉镜、气管导管、简易呼吸气囊、管芯、牙垫、注射器、胶布、纱布 2 块、无菌手套、听诊器。必要时备吸引器、吸痰管、口咽通气管等
	3.检查清除口、鼻腔分泌物,有义齿者取下义齿
	4.仰头抬颏法打开气道。C-E 手法固定面罩给予加压通气 2 次,交助手继续通气
	5.检查气管导管的型号、气囊是否漏气
	6.安装喉镜,检查灯泡、灯口
	7.准备胶布、石蜡油,注射器备气 5~8 mL
操作过程	1.站于患者头侧
	2.喉镜使用得当,自口右侧角置入,将舌体挡向左侧,再将镜移至正中,见到悬雍垂
	3.不能有撬动门齿的声音
	4.沿舌背弧度将镜再稍向前置入咽部,见到会厌。挑起会厌,显露声门
	5.右手以握笔状持导管从右侧弧形斜插口中,将导管前端对准声门后轻柔地插入气管内
	6.助手拔出导丝后继续送入导管。深度距门齿 20~22 cm(成年女性),22~24 cm(成年男性)
	7.用注射器向套囊内充气(5~8 mL)
	8.助手气囊通气,听诊两肺是否有呼吸音,以确认导管已插入气管内
	9.正确放置牙垫并撤出喉镜
	10.正确固定导管,固定翼不可压迫口唇(胶布长短合适、粘贴牢靠、不可粘住嘴唇)

续表 4-7

项目	内容
综合评价	1.操作熟练准确，动作轻柔
	2.口唇无受压，胶布固定牢固、美观
	3.呼吸道通畅，气体交换有效
	4.插管模型显示气管插入气管内

4.插管技巧及导管位置的确定

(1)插管技巧　上呼吸道的三轴线，即自口腔或鼻腔至气管之间存在三条解剖轴线，彼此相交成角(图 4-24)。

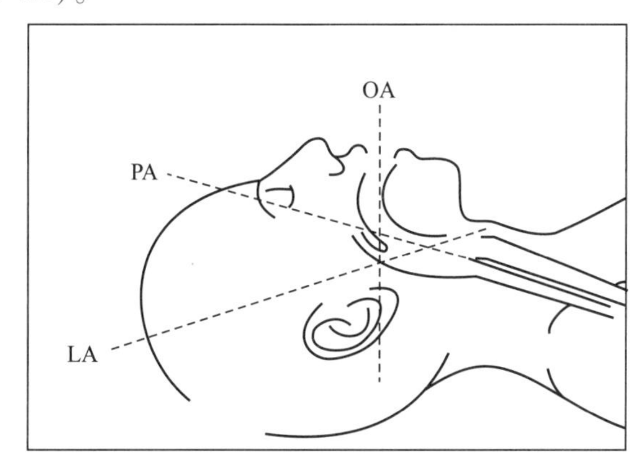

①OA(口轴线)：自口腔或鼻腔至咽后壁的连线；②LA(咽轴线)：从咽后壁至喉头的连线；
③PA(喉轴线)：从喉头至气管上段的连线。

图 4-24　插管技巧

合适的头位对于成功插管非常重要，采用头高位(垫高约 10 cm)使颈部伸展，有助于使口轴线、咽轴线、喉轴线三线接近重叠，有利于导管进入气管内。

(2)导管位置的确定　气管插管完成后，应使头部保持中立位，头部运动可能导致气管导管移位，头部弯曲使导管位置加深，而仰伸则使导管位置变浅，移动和转运患者常常导致气管插管移位和脱出，一旦实施气管插管，应随时关注导管的位置，时刻观察患者情况，如有异常，应在最短的时间内发现并排除。

确定气管导管位置的基本方法：①确定气管导管在气管内后，为避免导管进入右侧主支气管和误入食管，应仔细听诊。使用球囊吹气，听诊上腹部，观察胸廓的运动。如果有胃内吹哨音、气过水声，或胸廓无运动，说明导管已经进入食管，不要再进行通气，应拔除导管重新插管，再次插管应用球囊面罩给予纯氧 15~30 s 后进行。②如果胸廓运动正常，胃部未闻及气过水音，应进行双肺听诊，先听双肺前部及中部，再听胃部。听到肺部呼吸音后应进行记录，如果存有任何问题，应立即停止通气。③插管时使用直喉镜或弯喉镜均可。如果使用直喉镜，将其尖端压过会咽，暴露声门。如采用弯喉镜，将其尖端插入舌与会咽之间，将舌根向上提起。如果对导管的位置有怀疑，可用喉镜直接观察导管是否在声门里。如果导管在声门里,应再次确定导管在门齿的刻度。

临床工作中不强求每位急诊急救人员都会气管插管,但是气管插管在许多危重症的抢救中还是占有重要地位,因而从事与急诊有关的工作人员应尽量掌握气管插管术。进行气管插管操作者,必须是受过专门训练,并且是操作熟练者。如果进行心肺复苏时医生无气管插管经验,而现场又无球囊面罩,则应选择其他通气方式,如喉罩等替代性操作。

第五章

新生儿及儿童心肺复苏

第一节 儿童的生理与病理

一、新生儿、婴儿、儿童和成人的定义

以前为了简化培训将儿童期笼统定义为8岁以下儿童，一些新技术如体外自动除颤器、气道开放、建立血管通道等不需要很专业的培训，在基本生命支持阶段都可以完成，所以以年龄为基础的心肺复苏急救指南应该做出相应的修改。

对不同年龄儿童的复苏要考虑到他们特殊的解剖和生理变化、心搏骤停最常见的原因及按压的手法。为此，《2000国际心肺复苏及心血管急救指南》将儿童分为出生28 d内的新生儿、28 d至1岁的婴儿和1~8岁的儿童，8岁以上的儿童与成年人徒手心肺复苏方法相同。婴儿指的是能耐受两指或两拇指环绕胸外心脏按压的儿童，对1~8岁儿童实行单手心脏按压法，但是由于儿童身高的差异及实施复苏者自身的身高和力量大小变动很大，对较小的学步期的儿童需要用两指或两拇指环压法，而对大一些的6~7岁的孩子则可能采用成人的方式进行按压。

二、影响儿童心搏骤停和复苏的解剖和生理特点

婴儿和幼儿期最常见的心搏骤停原因为呼吸衰竭或呼吸停止。急救人员应给予患儿相应的氧供和通气支持。只有熟悉儿童气管的解剖和生理才能更好地给予早期氧供和通气。

1.气管解剖和呼吸的生理特点　儿童的上、下呼吸道均明显较成人小，由气管水肿、分泌物或异物所致的轻度气道梗阻都能导致儿童气道直径明显变小，限制气体流入，造成呼吸困难。所以，婴幼儿发生气道梗阻和呼吸衰竭的危险性更大。另外，儿童舌与口咽部的比例偏大，所以极易发生舌根后坠导致严重的气道梗阻。儿童的声门下气管比成人狭小，支撑的软骨尚未发育完全，所以这部分气道极易因黏液、血块、栓子、水肿、主动气道收缩、外部按压等导致梗阻，也可因为气道梗阻时胸外按压使用的压力不同而加重

梗阻程度。儿童气管软,所以更易在按压时发生梗阻。

正常情况下肋骨和胸骨对保持正常肺容量起着重要的作用。而儿童的肋骨较软,不能稳定维持肺容量恒定,尤其是在肺脏的弹性回缩力增加和顺应性降低时更为明显,所以当呼吸功减少或无呼吸功时功能残气腔减少。此外由于肺容量扩张的限制使儿童更依赖于膈肌产生一定的潮气量,任何导致膈肌运动不良的因素(胃扩张、急腹症)均会产生呼吸不良。幼儿氧储备比成人少,功能残气腔水平及其以下的小气管塌陷,心搏骤停前发生的低氧血症和高碳酸血症通常都会影响氧储备和代谢情况。

2.心排血量、心率　心排血量等于心率和每搏量的乘积。尽管可以增加每搏量,但对于儿童来说主要是靠维持足够的心率来保持心排血量稳定于一定水平。心率减慢时心排血量明显下降而且还会导致全身灌注的迅速下降,而儿童心率变慢是最常见的衰竭前心律。因此,要求非专业人士在发现儿童无循环征象时立即实施胸外心脏按压,对于专业人员则要求在发现无循环征象(包括扪诊无脉搏)或全身低灌注并出现心率≤60 次/min 时实施。

三、儿童心搏骤停的原因

对成人而言最常见的突发的、非创伤性心搏骤停是心源性的,而且最多见的骤停前心律为心室纤颤。从心搏骤停发生到除颤的时间、现场徒手心肺复苏开始时间是决定存活的关键因素。但对于儿童,心搏骤停的发生率、确切病因、结局以及复苏都很难明确,从而限制了儿童心肺复苏的发展。由于解剖、生理和发育等因素,儿童心肺复苏术与成人有一定的差别。儿童基本生命支持指的是对儿童实行的徒手 CPR 或面罩支持的 CPR。与成人相比,儿童心搏骤停并不常见,常见的是进行性呼吸衰竭或休克事件的发生,最后心跳停止,因此也叫呼吸性骤停,呼吸骤停存活率达 80%。突发的心脏疾病引起的心搏骤停在年幼儿童较少见,约占死亡的 20%。儿童心搏骤停存活率仅约 14%。

总的来说婴幼儿心搏骤停的发生率明显少于成人,而且极少由于心源性原因所致,大多是由心外原因导致。一般来说 21 岁以下的心搏骤停大多发生在下列两个年龄段,1 岁以下和 10 岁以上时。1 岁以下的复苏最常发生于出生的那一时刻,新生儿最常见的心搏骤停的原因为呼吸衰竭,婴儿死亡的主要原因有先天畸形、早产并发症、婴儿猝死综合征。据统计 5%~10%新生儿出生时都需要一定程度的复苏,1%~10%的婴儿需要机械通气。在婴、幼儿时期,大多数院外心搏骤停发生于有父母和保姆监护照顾的家中,此时最常见的心搏骤停的原因为婴儿猝死综合征、呼吸系统疾病(严重哮喘、肺炎)、气管梗阻窒息(包括异物吸入)、创伤、溺水、中毒、脓毒症和神经系统疾病。1 周岁以上的儿童,意外伤害是主要的原因。在工业化的发达国家,创伤是 6 个月以上儿童最常见的死亡原因。创伤性心搏骤停存活概率很低,只能强调重点在于减少创伤导致的死亡。

儿童心搏骤停的特征为进行性休克和呼吸衰竭,这种休克和呼吸衰竭首先经过一个代偿期随后就进入失代偿期直至进展到呼吸和心搏骤停,因此急救者必须能迅速识别呼吸循环衰竭的早期征象以避免心搏骤停,施救者早期有效的徒手 CPR 与成功恢复自主循环和保持良好神经功能密切相关。所以应该对父母、保姆、教师、运动教练等经常与儿童接触者进行培训,父母和保姆尤其应该加强学习。

四、儿童心搏骤停后生命链的改变:先急救,再呼救

儿童心肺复苏生命链是社区生命链的一部分,为心搏骤停的儿童提供紧急生命救护。该链主要包括心搏骤停的预防教育、基本生命支持技术、尽快通知为儿童服务的急诊医疗服务系统、早期和有效的儿童高级生命支持和后续生命支持(图5-1)。

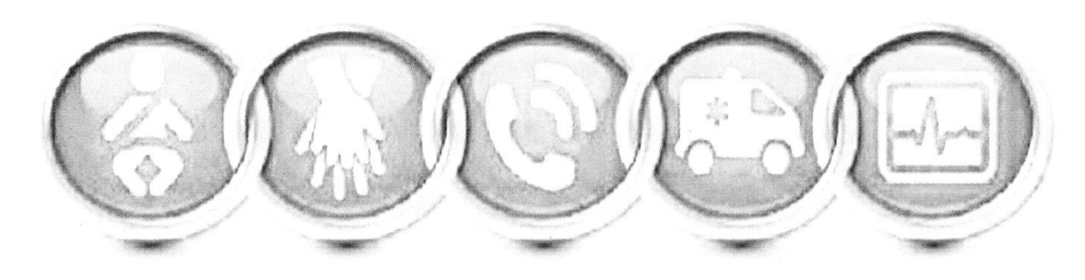

图5-1 儿科生存链

总的来说,儿童院外心搏骤停先是出现低氧血症、高碳酸血症接着逐渐进展到呼吸停止、心率减慢最终发展为无收缩性心搏骤停。迅速有效的胸外心脏按压和人工呼吸能够恢复自主循环和提高神经功能恢复率,而其他一些干预措施都没有明确的证据支持能提高生存率和改善神经功能恢复。

大多数儿童心搏骤停都是继发于进行性呼吸衰竭或休克而心脏本身原因相对少见,虽然目前很强调应该根据患儿心搏骤停原因来实施相应的抢救,但在临床中施救人员往往无法很快确定儿童心搏骤停原因,为了及时救助,单人施行儿童心肺复苏时应先进行2 min CPR然后再呼救启动急救反应系统(phone fast)。

根据《2015国际心肺复苏及心血管急救指南》建议,8岁以上儿童和成人均按照"phone first"顺序实施复苏,8岁以下(或青春期开始前)儿童按照"phone fast"顺序实施复苏。这两种程序主要是针对单人复苏人手不够的情况,现场有多个复苏者时就不存在这些问题,可以一人启动急救反应系统,另一人实施CPR。少数原有心脏病史或心律失常史的儿童,心搏骤停可能由室颤或无脉性室速导致,这种情况下非专业人员就应该启动EMS系统呼救,然后立即施行徒手CPR。应该对具有这些潜在危险儿童的监护人进行"先呼救再急救"教育指导培训。如果现场只有一位目击者,目击以前身体健康儿童突发心搏骤停可能为心源性的,即使该儿童可能不满8周岁,也应该先呼救再急救。既往无心脏病史的儿童突发心搏骤停的可能原因为长Q-T间期综合征、肺源性心脏病和药物诱导等,药物性心搏骤停多见于青少年的药物过量。儿童院内心搏骤停原因包括脓毒症、呼吸衰竭、药物中毒、代谢紊乱和心律失常,而且都有一些先兆表现。急诊科是院外和院内的中转枢纽,所以这里发生的心搏骤停与院内发生的不同,更多见与院外相同的心搏骤停形式。

对于突发心搏骤停"先呼救"尤其重要，但也有例外的情况。如果该儿童是由于溺水所致心搏骤停，不论年龄大小都应该在立即施行 CPR。研究发现，不论年龄大小及时徒手 CPR 都能改善所有溺水者的自主循环恢复率从而保持神经功能恢复良好。另外、创伤、药物过量导致心搏骤停的 8 岁以上儿童也可以先急救再呼救。

第二节 儿童心肺复苏

1 岁以下婴儿心脏按压法

1~8 岁儿童胸部按压法

儿童突发心搏骤停时，迅速施行 CPR 对患儿自主循环的维持和神经功能的恢复是必不可少的，尤其是当骤停发生于院外时。大量研究发现，目击者徒手 CPR 救活患儿的成功率较高，但因为许多用这种方式救活的病例都被漏算在院外心搏骤停的范围外，因此该成功率在一定程度可能被低估。遗憾的是，由于对公众教育培训的欠缺，导致第一目击者徒手 CPR 抢救心搏骤停患儿仅占院外心搏骤停者复苏的很少比例。

儿童心肺复苏同样要求有观察、评估、干预和再评估的过程。首先应该评价患儿意识，然后再持续观察患儿对复苏的反应（包括面色、运动和呼吸等），评价和干预措施通常可以同时进行，尤其是多人在场的心肺复苏时，开始徒手 CPR 和打电话通知 EMS 就可以由双人同时进行。心肺复苏的顺序还取决于骤停时间、患儿以前对复苏反应以及是否是特殊情况下的复苏，CPR 程序与成人徒手 CPR 方法基本类似。

（一）确保现场环境安全

无论成人还是儿童，院外发生心搏骤停时，强调首先要做的是确认现场安全。如果现场不安全，如在火灾中、水中或靠近电线的地方，复苏者应首先确认自己和患儿是否处于相对安全位置，如果不是，就应该搬动患儿到安全处后再进行急救。如果患儿是创伤所致心搏骤停，除非现场危险迫不得已，一般不宜轻易搬动患儿，以防加重损伤或发生二次损伤。

虽然施行徒手 CPR 有可能被传播疾病，但风险却相当低。而且儿童院外心搏骤停多发生于家中，如果患儿有传染性疾病，那么其家人早已暴露于该疾病而且很有可能具有了一定的免疫力。因此，疾病传播的风险性不应该阻碍儿童徒手 CPR 的实施。如果是在院内进行复苏，复苏者可以采用防护装置来进行人工呼吸。院内医生进行复苏时还应该戴上手套或采取其他防护性措施以免沾染血液、唾液或其他体液。

（二）评估患儿意识

遇到患儿倒地，立即轻拍患儿肩膀，对于婴儿应轻弹足底，并分别在患儿左右耳边大声呼喊："喂，宝宝，你怎么了？"迅速评估意识及损伤程度，对怀疑有头颈部损伤者切忌随意摇动，避免加重或造成颈椎损伤。医疗人员最多用 10 s 触摸脉搏（婴儿肱动脉，儿童颈动脉或股动脉），如 10 s 内无法确认触摸到脉搏或脉搏明显缓慢≤60 次/min，应立刻开始胸外按压，非医疗人员可以不用评估脉搏（图 5-2）。

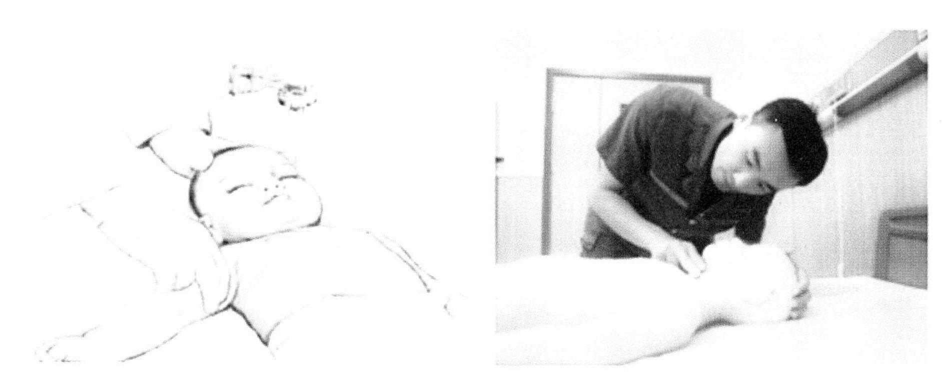

图 5-2　评估患儿意识

如果患儿无反应,而现场只有一人,那么就应该立即进行 2 min 徒手 CPR,然后再打电话启动 EMS 急救反应体系并设法取得 AED 设备。如果患儿很小而且确认非创伤所致心搏骤停,最好将患儿移至电话旁,这样便于与 EMS 随时保持联系,EMS 接线人员可以提供相应的救助指导。如果现场有两人,应该立即由其中一人启动 EMS,如果怀疑有颈椎损伤应在呼救后帮助现场人员固定颈椎,限制颈部活动。如果现场不安全,患儿必须在离开现场后才能进行复苏,那么应按照颈椎损伤搬运标准来进行搬运移动,确保头、颈、躯干作为一个整体。

如果患儿有意识,能说话会哭闹,应该首先寻求支援或呼救 EMS,然后再迅速回到患儿身边重新不断评估意识情况直到救援人员到来。对呼吸窘迫者应摆正相对舒服的体位,并确保气道通畅。

(三)评估患儿循环

1.非专业人员检查脉搏的评价　开放气道进行 2 次有效呼吸后就需判断患儿是否心跳停止而需要进行胸外心脏按压。脉搏检查是专业人士判断循环功能的金标准。成人或儿童用颈动脉触摸法,儿童用肱动脉触摸法。现在许多实验证明脉搏检查作为一个诊断性实验,在诊断的准确性、敏感性和特异性方面有较多限制,非专业人士通常花很长的时间来检查脉搏并且最终仍无法确定是否有脉搏,错认为有脉搏或错认为无脉搏。现在心肺复苏对非专业人员不要求进行,也不要求掌握脉搏检查,可以通过呼吸、咳嗽或自主运动情况来了解有无循环功能,适合于任何年龄患者。

2.循环功能的检查　对非专业人士主要按照下列顺序进行:对无反应、无呼吸患儿先提供一次有效人工呼吸。接着将耳朵靠近看、听、感觉有无正常呼吸或咳嗽以及任何活动迹象。如果没有任何正常的呼吸、咳嗽或活动,立即开始胸外心脏按压。对专业人员还要区分濒临死亡的呼吸和其他一些与心搏骤停无关的呼吸。当不能触摸到脉搏、无循环征象或心率≤60 次/min 且有低灌注征象时,立即进行胸外心脏按压。值得注意的是无反应的呼吸停止的婴幼儿极有可能心率慢或根本无心率,因此不要花太多时间在检查脉搏上而应该首先进行胸外心脏按压。专业人员还应该掌握 1~8 岁儿童的肱动脉和颈动脉触摸法。1 岁以下儿童颈部又短又胖所以很难触摸颈动脉,而且极易压迫气管,所以对他们应该尽量用肱动脉触摸法。肱动脉位于上臂内侧,在肩和肘之间。将示指和中指轻放于上臂内侧在 10 s 内触摸脉搏。颈动脉位于气管和胸锁乳突肌之间。将下颌上抬,再用另一手的 2~3 指触摸到甲状软骨,向一侧滑动,当滑动受阻时即为颈动脉搏动位置,10 s 内触摸颈动脉。如果心跳存在而自主呼吸消失,以 12~20 次/min 的速度进行人工呼吸直至呼吸恢复,单人复苏时经过大约 20 次人工呼吸后,立即启动 EMS。如果检查发现无循环征象(如心率≤60 次/min,且伴随低灌注),立即开始胸外心脏按压。

(四)评估患儿呼吸

在触摸评估患儿循环的同时评估患儿有无呼吸或仅是喘息。保持患儿气道开放后确认是否还有呼吸,观察胸腹部有无起伏,听患儿口鼻处有无呼吸声,脸靠近口唇处至少 10 s 感觉有无气流拂面。如果患儿能进行有效的自主呼吸,而且没有创伤,此时应将其置于复苏体位,这种体位有利于保持呼吸道通畅。复苏体位应该符合以下条件:保持气道开放、颈椎稳定、误吸的危险性最低、限制对骨性突出部位和外周神经的压力、便于观察呼吸和面部及时发现异常采取干预措施。

有脉搏但是呼吸不正常时,如脉搏明显>60 次/min,但没有正常呼吸,立即给予人工呼吸,频率 12~20 次/min(每 3~5 s 一次呼吸)直到自主呼吸恢复。每隔 2 min 重新评估脉搏,时间不要超过 10 s。

心动过缓伴有低灌注时,如脉搏≤60 次/min,且有低灌注现象(面色苍白、青斑、发绀),即使有氧合通气,都要立即实施胸外按压。

(五)胸外心脏按压

1.胸外心脏按压的指征

(1)心搏骤停:呼叫无反应,动脉搏动消失(儿童颈动脉、婴儿肱动脉);心音消失。

(2)心动过缓:年长儿<30 次/min,新生儿<60 次/min。

(3)脉搏≤60 次/min 伴循环严重不足,经人工通气及给氧不能改善。

心脏按压是连续有节律的按压胸部以保证重要生命器官(如心、肺和脑)的血液供应。它主要通过增加胸内压和直接按压心脏来改善循环,婴幼儿的胸外心脏按压必须在保证通气的前提下进行。非专业人员在进行 2 次有效人工呼吸后检查循环,发现无循环征象时就应该立即实施胸外心脏按压。专业人员还可在发现心率≤60 次/min 且伴低灌注时开始按压。由于婴幼儿的心排血量大部分是由心率维持,所以伴有低灌注的慢心率也是进行胸外心脏按压的适应证。

2.基本操作技术　按压时应将患儿置于一平坦的坚硬平面上。如果是在院内病床上发生的心搏骤停,此时应该在患儿背部垫一块复苏板,复苏板要求与床面等宽而且能支撑从肩部到腰,这尤其适用于大儿童。如果复苏板太薄,它就会随着按压而深陷于床垫中,抵消按压产生的力量。对头外伤患儿,可以使用脊椎板。施行胸外心脏按压时按压胸骨的下 1/2 段,按压深度为胸廓前后径的 1/3,这大约相当于婴儿 4 cm、儿童 5 cm,一旦儿童进入了青春期(即青少年),即采用成人的按压深度,至少 5 cm,不超过 6 cm。为尽量简化心肺复苏培训,又因缺乏足够的儿科证据,故对婴儿和儿童也采用成人的建议胸部按压速率,即 100~120 次/min。按压速率极快时会出现胸部按压深度不足。为使教学统一,且尽量方便记忆,又因缺乏儿科证据,儿科专家也接受和成人 BLS 相同的按压速率建议。

不考虑头颈部外伤的婴儿可以在复苏者的前臂进行复苏。用一手的手掌支撑患儿的背,另一手的手指按压胸骨。这种方法可以有效放低患儿头部,使头轻向后仰处于中线位置上保持气道通畅。

3.适用于1岁以下婴儿的心脏按压

(1)两指按压法(适用于非专业人员和单人复苏者)　①维持呼吸道通畅,一手保持压额的姿势,将另一手的两指置于胸骨的下1/2段,大约在双乳连线下一横指宽,注意不要靠近或按压在剑突上。另一种定位方法为一指沿肋弓边缘触摸到胸骨末端,将另一指放于此处,然后将另一手的两指置于其上。因为急救者的手与婴儿胸部的相对比很大,按压位置只能取大概。②以100~120次/min的频率按压,保持深度大约为胸廓前后径的1/3,大约为4 cm,为了保证正确的速度和比例,要大声报数。③按压一次后让胸廓完全放松,但注意不要让手指离开胸廓。按压和放松的时间要求相同,动物实验发现按压时间稍微短一点有利于血流恢复。但由于按压频率较快,在这么快的频率下很难保证复苏者能控制好按压和放松的时间,需要操作者多加练习。④在进行30次按压后,以仰头抬颏法开放气道(怀疑颈椎损伤时用托下颌法)吹气2次并确保胸廓有起伏。⑤以30:2的比例进行按压和人工通气,而且要注意保持通气和按压之间的协调性。按压时可以用另一只手固定患儿的头于中线位置上。这可以避免每次按压完再进行人工呼吸时需要重新调整头位。如有头颈外伤者,可以将另一手放于前额以保持平衡(图5-3,图5-4)。

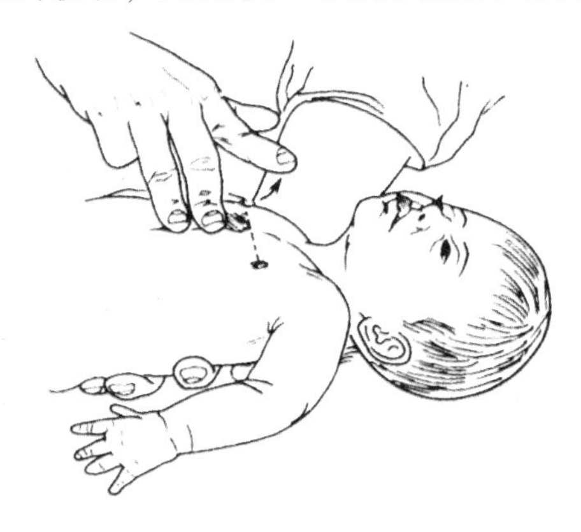

图5-3　两指按压法

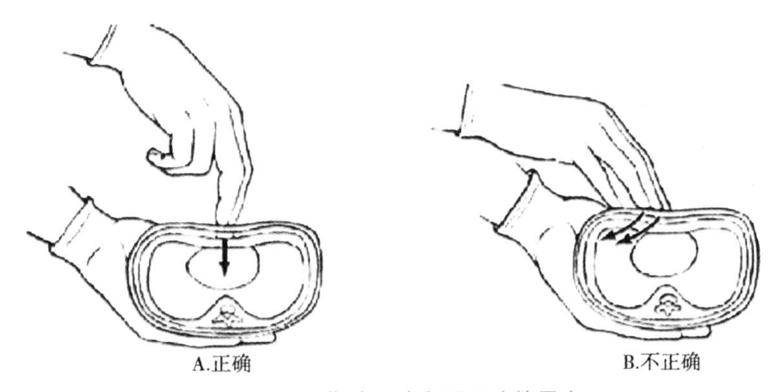

图5-4　两指法正确和不正确的用力

（2）两拇指环绕法（适用于专业人员的两人复苏） 相对于两指法，两拇指环绕法更好，因为它比两指法产生更高的收缩压峰值而且增加冠状动脉的灌注压，有更连续的适当的按压深度和压力，能产生更高的收缩压和舒张压，所以此法更适用于新生儿和婴儿的复苏。①按压定位同上，将两拇指并排置于选定好的按压部位，用双手的其余手指环绕胸廓并支撑住患儿背部。②用两拇指按压胸廓，按压深度为胸廓前后径的 1/3，按压一次后让胸廓完全放松，但注意不要离开胸廓。③以 100～120 次/min 的速度按压。④在进行 15 次按压后暂停一下，由另一位复苏者开放气道后进行吹气 2 次。以 15∶2 的比例进行按压和人工通气，确保每次吹气胸廓有起伏（图 5-5，图 5-6）。

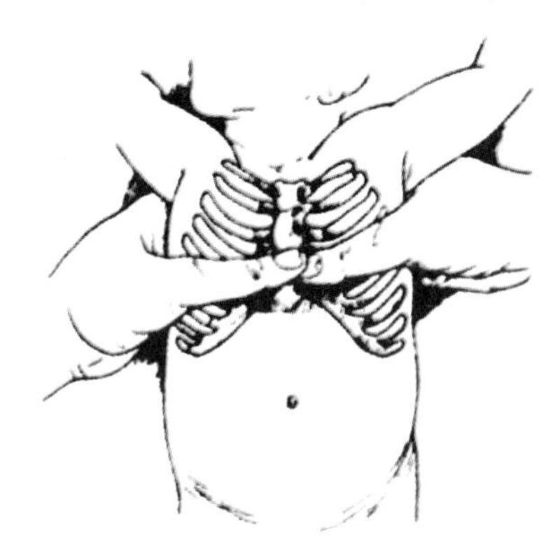

图 5-5 两拇指环绕法

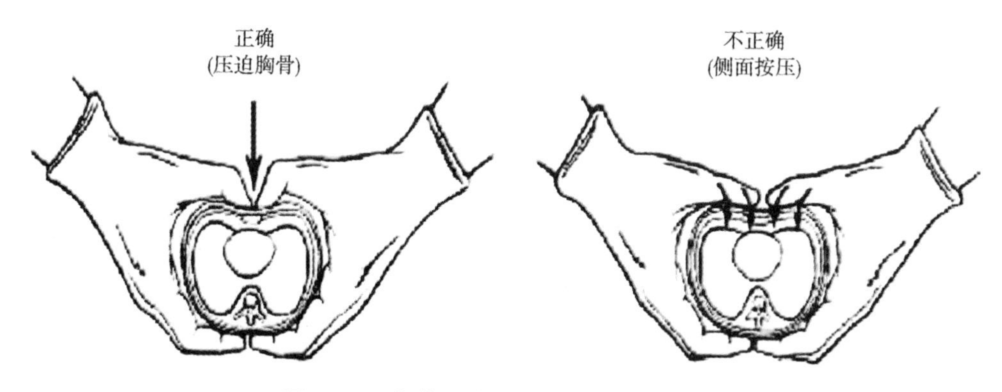

图 5-6 两拇指环绕法正确和不正确的用力

4.适用于 1～8 岁儿童的胸部按压法 单掌按压法（图 5-7）。

（1）将一手的掌根部置于胸骨的下 1/2 段，约在两乳头连线与胸廓正中线交叉点处，注意不要触及剑突，手指上抬不要压到儿童的肋骨。

（2）保持复苏者的身体与患儿胸廓垂直，手臂尽量伸直，按压深度为胸廓前后径的 1/3，大约 5 cm，最多不超过 6 cm。

（3）以 100～120 次/min 的速度按压胸骨，按压一次后让胸廓完全放松，但注意手掌不要离开胸廓。

（4）每 15 次按压后吹气 2 次，确保胸廓有所起伏。注意保持通气和按压之间的协调性。

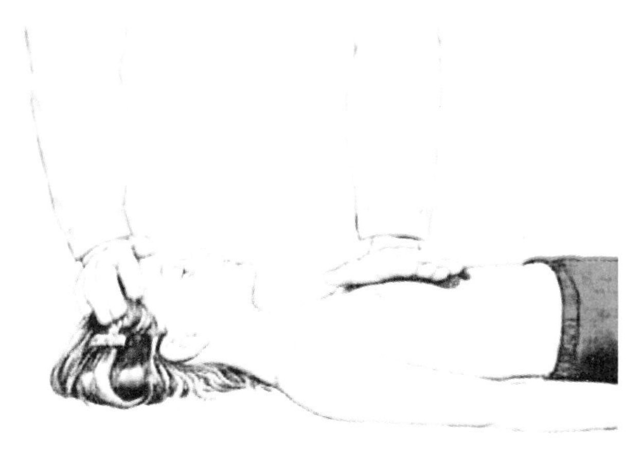

图 5-7　单掌按压法

5.对于 8 岁以上或者进入青春期的儿童　胸外按压方法与成人相同,即可使用双掌按压法,按压时肘部不能弯曲(图 5-8,图 5-9)。

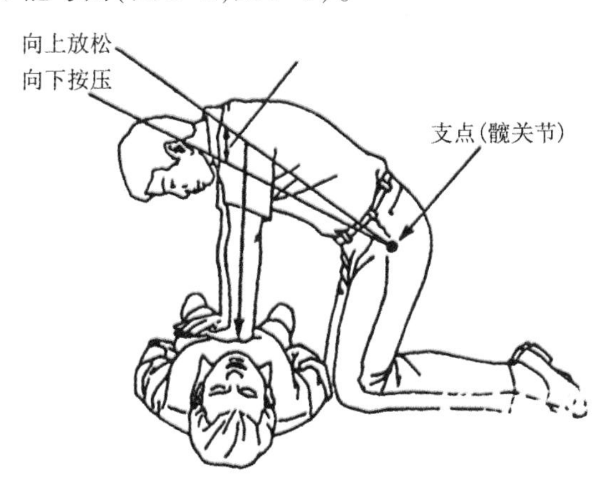

图 5-8　双掌按压法

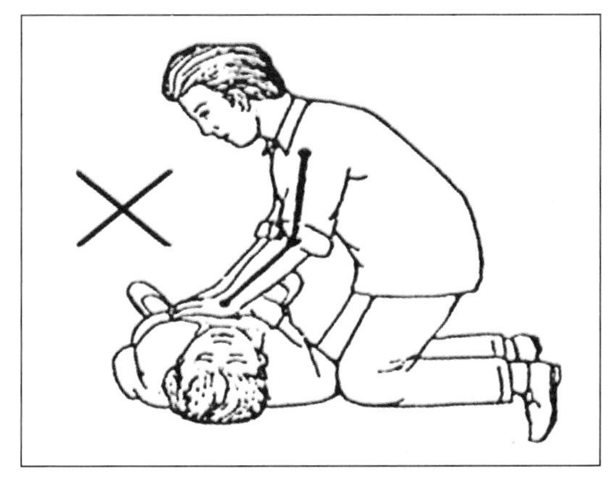

图 5-9　胸外按压错误姿势

6.小儿胸外按压的特点

(1)正确的胸外按压操作可以使收缩压峰值达到60~80 mmHg,舒张压略低。

(2)有效按压的特点

按压深度:用有效的力量将胸部压到前后径的1/3。新生儿约1.5 cm;婴儿约4 cm;儿童约5 cm;一旦儿童进入了青春期(即青少年),即采用成人的按压深度,至少5 cm,不超过6 cm。

按压频率:小儿100~120次/min,新生儿120次/min。

(3)按压/通气比:小儿单人复苏时30:2,双人复苏时15:2;新生儿双人复苏时3:1;心脏病引起的15:2。

(4)按压方法:双手环绕法/双指按压法、单掌按压法/双掌按压法。按压/放松比为1:1。

(六)开放气道

1.患儿体位　与成人相似,应去枕平卧于硬质平面上,如地板、硬板床。怀疑有头颈部损伤又必须转运者,应确保头、颈和躯干作为一整体移动。如果是一小婴儿且排除了创伤,应用前臂抱住患儿,前臂沿躯干长轴支撑孩子,手托着患儿头部、用肘关节支撑大腿、这样才方便在徒手CPR前带着患儿进行呼救。

2.开放气道　研究发现最常见的气道梗阻的原因为舌根后坠,这一现象由于儿童特殊的解剖特点尤其显著,所以一旦发现患儿无反应后就应该立即开放气道避免舌根后坠。心搏骤停儿童如果排除了创伤原因,就可以按照按仰头抬颏法开放气道,一手小鱼际置于前额下压使头部后仰,同时另一手的示指、中指置于靠近颏部的下颌骨下方,将颏部向前抬起,帮助头部后仰,气道开放,必要时拇指可轻牵下唇,使口微微张开。但要注意不要压迫到下颌下的软组织以免压闭气管造成气道阻塞。怀疑有头颈损伤者就只能用双手抬颌法即托下颌法打开气道,患儿平卧,施救者双手从两侧抓紧患儿双下颌并托起,使头后仰,下颌骨前移,即可打开气道。此法应注意以下颌上提为主,不能将患者头部后仰及左右转动,并且该方法需由经过培训的专业救助人员施行。如果只有一人在现场应该在呼救后固定颈椎。

3.气道异物阻塞　如果怀疑患儿有气道内异物阻塞(FBAO)或因FBAO而失去意识时,应尽量打开气道,观察咽喉部有无异物,如果发现确有异物,在可见的情况下应该小心清除。专业人员可用托下颌法开放气道并寻找异物,但这并不适用于非专人员。

保持患儿气道开放对维持足够的通气是必不可少的。专业医护人员要求熟练掌握仰头抬颏法和托下颌法,此外还应掌握适用于FBAO的抬舌下颌法,即对于牙关完全松弛者,用拇指深入口咽部,抬起舌根,其余四指抓住下颌骨上提即可。对怀疑有FBAO者应该在用抬舌下颌法开放气道后再进行机械通气。

(七)人工呼吸

开放气道清除异物后,深吸一口气后进行人工呼吸。每吹入一口气要保证气量充足以能使儿童胸廓起伏为准。先进行1次人工呼吸(1~1.5 s/次),完成第一次呼吸后暂停一下再做下一次深呼吸,暂停是为了增大吸入气氧浓度和降低二氧化碳浓度。虽然人工呼吸可以暂时维持患儿氧合水平,但呼吸模式会影响为患儿提供的氧和二氧化碳含量。

所以当有面罩等呼吸辅助装置时，应尽量提供高流量吸氧。

1.口对口-鼻或口对口人工呼吸　对1岁以下的儿童应该用口包住儿童口鼻然后吹气，尽量使每次吹气都可见胸廓起伏，但对于嘴小的复苏者来说就很难完全包住口鼻。对于1岁以上的儿童尚无明确证据支持口对口-鼻吹气法。值得注意的是在实施人工呼吸时必须确保患儿保持正常的体位和气道的开放。口对鼻呼吸也是一个可以选择的人工呼吸吹气方式，尤其是适用于难以进行口对口-鼻呼吸者。进行口对鼻人工呼吸应注意密闭儿童嘴巴以免漏气，抬下颌不仅可以通畅气道还有助于使口腔密闭。对8岁以上或青春期开始的儿童则依成人实行口对口呼吸，用仰头抬颏法或托下颌法开放气道后，同时用拇指和示指紧捏患儿鼻子，深吸气后进行2次有效人工呼吸，两次呼吸期间间歇一会儿，以保证有足够的时间呼出气体，保证下次通气氧含量。吹气频率每3~5 s一次呼吸或者每分钟12~20次呼吸。

2.评估人工呼吸是否有效　因为年龄不同的儿童身高和肺顺应性差异较大，所以很难精确地建议吹入气体压力和气量，一般以每次吹气后能见儿童胸廓起伏而不引起胃胀气为准。如果胸廓无起伏，那么就是无效通气，同时由于小婴儿气道对空气的高抵抗性，所以需要相对较高的压力来保证足够气量使胸廓起伏。不恰当开放气道是最常见的气道梗阻和通气不足的原因。吹气过快会引起胃胀气，过度胃胀气不仅会引起膈肌上抬和肺容量降低还会使胃内容物反流。缓慢吹气可以将胃胀气的危险性降低到最低程度，一般推荐每次吹气持续1~1.5 s，吹气量足以引起胸廓可见起伏，如果吹气时轻压环状软骨，可能压迫食管从而减少吹入胃内气量。如果已经发生胃胀气可插入鼻胃或口胃管排气，如果同时要进行气管插管，应在气管插管后再下胃管。

3.施行人工呼吸者的自我保护　尽管用人工呼吸的方法抢救生命安全有效，但许多人仍会担心会被传染疾病，但正如前文提到的那样，儿童院外心搏骤停多发生于家中，家庭内成员对其所患疾病都有所了解而且多已经具备一定的免疫力，而且大多数情况下一些隔离设施都不在手边，此时不应该为了寻找隔离用具而耽误了对心搏骤停儿童的抢救。如果隔离用具就在手边，方便取用，则可以用这些隔离用具来进行人工呼吸。目前尚无证据表明使用防护工具会降低被传播疾病的危险，而且还会减少吹入气量，一定程度上增加人工呼吸的操作难度。

4.面罩通气　实施儿童心肺复苏者应该掌握用复苏面罩来进行有效的氧供和通气。面罩通气的技术要求比口对口和口对面罩通气更高，所以必须经过培训，培训内容主要包括面罩大小选择、开放气道和正确安放并紧贴覆于儿童脸部、给予足够通气和对通气有效性的评价。面罩有各种型号，适合各年龄的儿童应用。新生儿型(250 mL)通气面罩不能为满月儿和婴儿提供足够的潮气量，也不能保证较长的吸气时间，所以对这些儿童所用的复苏面罩至少应是450~500 mL容量。但同时也不能过度通气，能引起胸廓有所起伏就足够了，因为通气量过大或气道压过大可引起胸内压升高、胃胀气、增加反流和误吸危险从而减少心排血量。选择能完全覆盖口鼻而不会遮住眼睛和完全覆盖下巴的面罩，应选择大小合适的气囊和面罩(图5-10)。

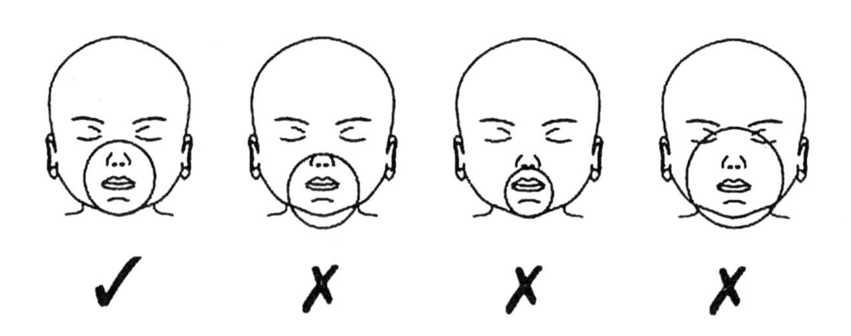

图 5-10 面罩通气

选好合适面罩后与供氧系统连接，开放患儿气道，将面罩紧贴覆于患儿面部，用 C-E 手法固定面罩，进行球囊面罩辅助通气。

第三节 儿童气道异物梗阻的处理

小儿气管、支气管异物是指经口误将花生米、豆类、米粒、瓜子等误吸入气管内造成的剧烈呛咳、呼吸困难甚至导致窒息的急症，多发生于 5 岁以内的小儿，3 岁以下最多，占 60%~70%。当小儿仰面哭笑或突然大口吸气，很容易把含在嘴里的东西吸入气管内，一旦吸入气管或支气管内的异物，很少能自然咳出。

气管异物分内源性和外源性，前者指呼吸道有假膜、干痂、血凝块、干酪样物质等，一般我们所指的气管异物是外源性。呼吸道异物是极其凶险的急症，现场如不进行急救，直接送医院是极其危险的，因为异物一旦造成呼吸道窒息，几分钟内就能夺走患儿的生命。设法将异物去除，患儿可以马上得救。

儿童气道异物病因及异物种类与成人基本类似。气道异物主要停留在右侧主支气管，因右侧主支气管管腔粗、短、直，异物易落入右侧主支气管。此外，还常常停留在喉腔。

当某些植物性异物如花生、豆类等含游离脂肪酸，刺激呼吸道黏膜引起急性弥漫性炎症，如黏膜充血、肿胀，全身发热等，临床上有植物性支气管炎之称。金属类异物引起的炎症反应较轻。

异物阻塞气管可分为不完全性阻塞和完全性阻塞，前者吸气时气管口径增宽，气体进入较少，呼出时气管口径缩小，气体不能排出，容易导致远端肺叶肺气肿。后者异物完全堵塞气管，无论吸气还是呼气均无气流通过，容易导致阻塞性肺不张，病程长时可并发支气管肺炎和肺脓肿（图 5-11）。

急救者应该能辨认和清除儿童气道异物梗阻，目前主要有 3 种方式去除异物：拍背法、胸部冲击法和腹部冲击法。由于婴儿肋骨不能保护上腹部，对年龄较小的婴儿实行

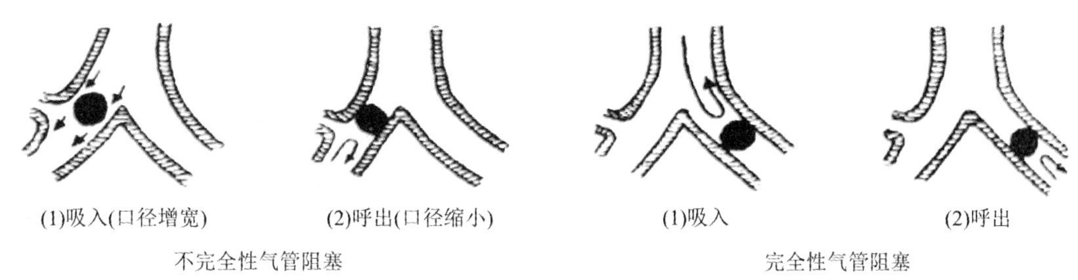

图 5-11　异物阻塞气管

腹部冲击法时有可能造成医源性损伤，所以对婴儿不推荐用腹部冲击法去除异物。

(一)气道异物梗阻的识别

大多数儿童的气道异物梗阻出现在吃饭或玩耍时，此时父母或其他家庭成员多在现场，所以一般可以在儿童有意识时进行干预。

异物不完全阻塞气道时，异物刺激气管黏膜引起剧烈呛咳及反射性喉痉挛，出现憋气、面色青紫；较小的异物如瓜子常随呼吸气流上下活动，引起阵发性咳嗽，冲向声门时产生拍击声，咳嗽和呼吸末可闻及，听诊器在颈部气管前可听到异物撞击声，局部可有撞击感；异物阻塞部分管腔，使管腔相对变窄，气流通过变窄的气道可产生哮鸣音。

气道不完全梗阻的表现特征：①"V"形手势；②可以有咳嗽、喘气或咳嗽无力；③呼吸困难，张口吸气时，可以听得异物冲击性高啼声；④面色青紫、发绀。

气道完全梗阻的表现特征：①"V"形手势，小婴儿表现为躁动不安；②面色灰暗、青紫；③不能说话、虚弱、无力、无效甚至无声的咳嗽；④听诊吸气时无呼吸音，患儿昏迷倒地；⑤肢体抽搐。

这些气道梗阻的征象也可由会厌炎、假膜性喉炎等引起气道水肿的炎症引起，但是气道异物梗阻的发生是突然的、无任何感染先兆。感染性气道梗阻经常还伴随发热、充血、声嘶、流涎或跛行。如果具有以上征象的儿童伴有感染性疾病，用海姆立克急救法和拍背法及胸部冲击法均不能缓解，应立即送至就近的急诊科处理。

(二)有意识婴儿气道异物梗阻的解除

由于婴儿肋骨对腹部起不到保护作用，一般采用拍背法或胸部冲击法。实行拍背法时将婴儿俯卧倒立于复苏者前臂，手掌托住婴儿面部，避免堵住口鼻，保持头低于躯干。拍背 5 次后如果异物还未被吐出来，应将婴儿翻转仰卧倒立于复苏者前臂，依然保持头低于躯干，再给予 5 次胸部冲击。胸部冲击的部位在胸骨的下 1/2 处，两乳头连线下一横指，同胸外心脏按压的位置相同。

清除婴儿气道异物梗阻的方法如下。

1.急救者通常保持坐位或将患儿置于大腿后屈膝。

2.患儿俯卧倒立于复苏行前臂、头低于躯干，手掌紧紧支撑住下巴从而固定头部，注意不要压迫到喉部软组织，急救者前臂放于大腿上以稳定患儿。

3.掌根部在背部中线两肩胛连线位置用力拍击 5 次，每次拍击都尽量能把异物拍出来的力度。

4.背部拍击 5 次后，如异物未被清除，应将另一手放于患儿背部，用手掌支撑住枕部，在小心保护儿童头颈的同时将其作为一整体进行翻转，使其仰卧于前臂，仍保持患儿头低于躯干。

5.在胸外心脏按压位置迅速向下给予5次胸部冲击。

6.如果气道梗阻仍未解除，再按照上面的程序重复进行，直至异物被清除或者婴儿失去意识。如果婴儿失去意识则按照儿童心肺复苏程序进行处理(图5-12)。

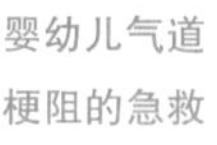

婴幼儿气道梗阻的急救

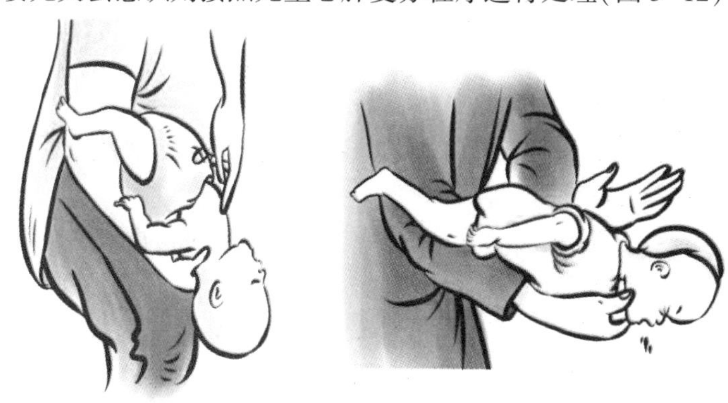

图5-12　清除婴儿气道异物梗阻的方法

(三)有意识儿童气道异物梗阻的解除

1.海姆立克急救法　对于有意识的能站立或坐位儿童去除异物主要使用海姆立克急救法即腹部冲击法，与成人基本相同。急救者站或屈膝于患儿身后，双手放于儿童腋下，环绕腹部，将拳头的拇指端放于脐上和剑突下的位置对准腹部，握紧另一拳头向内向上连续快速冲击5次。每次冲击必须有力、快速、明确，以将异物排除为目的。反复进行直至异物被清除或者儿童失去意识。如果儿童失去意识则按照儿童心肺复苏程序进行处理(图5-13)。

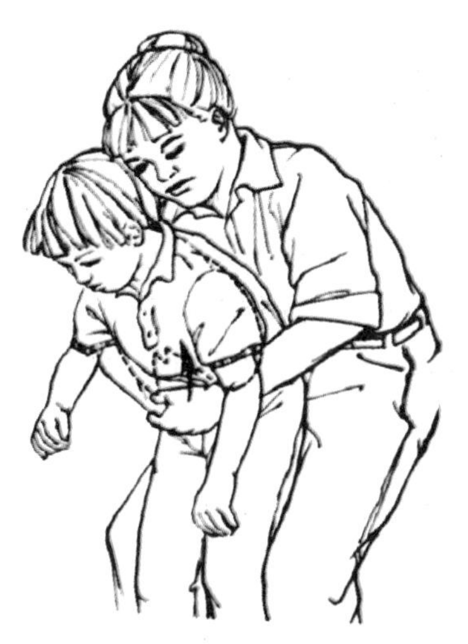

图5-13　海姆立克救治法

2.拍背法　让小儿趴在救护者膝盖上，头朝下，托住胸部，拍背5下，使异物咯出，也可将患儿倒提拍背。

3.催吐法　用手指或压舌板伸入口腔,刺激舌根催吐,适用于较靠近喉部的气管异物,利用呕吐时向上的作用力使异物排出。

(四)无意识婴儿及儿童气道异物梗阻的解除

如果儿童意识丧失,对非专业救助者来讲,在开始徒手 CPR 之前开放气道,在咽喉后部寻找异物。对于专业人士来说并不推荐用手指直接去除异物,因为这可能将异物推回气道,加重梗阻。可用抬舌下颌法打开气道,在可视的情况下去除异物。如果是婴儿丧失意识,应按下列程序操作,首先用抬舌下颌法在咽喉寻找异物。如果发现有异物存在,用手指清除异物,要基本能确认异物可以被手指取出,不要在未看清楚的情况下盲取。然后用仰头抬颏法开放气道给予人工呼吸,如果呼吸无效,重新开放气道再进行通气,如果仍然无效,则按照拍背 5 次,胸部冲击 5 次,重复上述步骤直到异物排出。

第三篇

腹部心肺复苏

第六章

腹部心肺复苏概念

第一节　腹部心肺复苏形成的原因

1960 年胸外心脏按压和人工呼吸的提出，标志着现代心肺复苏（CPR）的开始，经过 50 余年的探索实践，院内 CPR 的自主循环恢复（ROSC）率虽有提高，但患者的生存率却不理想。究其原因，一是胸外按压的局限性（比如胸外按压禁忌的病例），二是胸外按压的缺陷性（比如胸外按压并发胸肋骨骨折），三是胸外按压的片面性（比如胸外按压不能兼顾呼吸），因此需要人们解放思想更新观念，紧跟现代医学的前言技术，立足于临床 CPR 工作中的实际需求，不断地开辟 CPR 新的途径，完善和发掘 CPR 适宜技术与方法，进一步提高 CPR 患者的生存率，可谓是我们急救医学工作者所面临的艰巨任务。

1.标准心肺复苏法的局限性　标准心肺复苏法（STD-CPR）时受其胸外按压禁忌证局限性的制约，而缩窄了其临床应用的范围。在实施按压时需要足够的力度（45~55 kg）和幅度（>5 cm），有约 1/3 被救者发生肋骨骨折，而对于合并有胸部外伤肋骨骨折的 CA 患者，胸外按压因可能加重骨折、导致骨折断端伤及肺脏与胸膜而属于禁忌；且此时胸廓复张受限，难以保证标准的按压力度和幅度，影响“心泵”和“胸泵”作用的理想发挥，继而可降低 CPR 效果。因此对于部分具有胸外按压禁忌的 CA 患者而言，单一的胸外按压方法是不能满足临床需求的。

2.标准心肺复苏法的缺陷性　STD-CPR 存在只能单一建立循环而不能兼顾呼吸的缺陷性。依国际心肺复苏指南的胸外按压/通气比实施 CPR 时，胸外按压人工循环结束然后再给予人工通气，这种按压的中断期予以通气的方式，人为地使人工通气和胸外按压被独立开来，使其在进行人工呼吸时没有人工循环支持，导致通气与血流相脱节，通气/血流比例（V/Q）异常影响肺内气体交换，不能保证 CPR 时的氧合，导致复苏成功率降低。

3.标准心肺复苏法的片面性　在实际的临床心肺复苏中的，CA 大致可分为原发性 CA 和继发性 CA 两类，其中继发性 CA 多因窒息缺氧引发（如溺水、窒息、呼吸衰竭等），心搏骤停时氧储备可能已经耗尽，故更强调呼吸支持的重要性，此时提供符合生理机制的理想人工通气模式，即在人工循环的状态下给予同步通气以利于保证肺泡换气的有效进行，确保 CPR 时的氧和，而单纯的 STD-CPR 胸外按压是不够的。当无条件建立人工气道，尤其是在经气管插管连接呼吸器通气前，尽早维持有效的肺通气极为重要。

第二节　腹部心肺复苏形成的基础

腹部心肺复苏学作为一门独立的学科，有其广泛的人体解剖及生理学基础。

首先，健康成年人的血液量大约占体重的 8%，其中约 80% 参与血液循环，其余约 20% 储存在肝、脾、肺和毛细血管等，全身循环血量的 25% 被分配到腹部内脏器官。肝血液供应非常丰富，肝的血容量相当于人体总血量的 14%。成人肝每分钟血流量有1 500~2 000 mL。脾是一个血库，约能储存全身血液的 20%。脾的大小不同，储存量差异较大，少者几十毫升，多者上千毫升，一般来说，其容积只有 150~200 mL（称之为生理性储血）。但在有些病理状态下，脾的储血功能会明显增加，甚至可达全身血量的 20%~30%，从而起到调节全身血量的作用（称之为病理性储血）。

其次，腹部心肺复苏学的方法均可引起膈肌的上下移动，尤其是腹部提压心肺复苏法引起的膈肌移动范围更大。膈肌的解剖与生理对腹部提压心肺复苏均具有重要意义。就膈肌的解剖而言，膈肌位于胸腔与腹腔之间，是胸腔与腹腔的分界，心包与膈肌相互愈着，在膈肌上形成膈肌心包切迹，膈肌的上下移动可直接带动心脏的波动，引起心腔内血流动力学的改变，促使心脏产生前向的血流。就膈肌的生理而言，膈肌是人体最主要的呼吸肌，膈肌收缩时，膈穹窿下降，胸腔容积扩大，胸内压降低；膈肌松弛时，膈穹窿上升恢复原位，胸腔容积减小，胸内压升高。胸内压的改变可产生两个方面的作用。①呼吸运动：胸内压降低，促使肺脏复张，肺内压降低，当大气压大于肺内压时，引起气体进入肺脏，完成吸气动作；胸内压增加，促使肺脏复张，肺内压增大，当肺内压大于大气压时，驱使气体由肺脏排出，完成呼气动作。②血流动力学变化：胸内压降低，促进静脉血液回流，尤其是下腔静脉因受到重力作用，血液较上腔静脉血液回流困难，胸内压力的降低更有意义。胸内压增大，通过胸腔内软组织传导至心脏使心腔容积缩小，心内血液被挤压排出，在心脏尚存瓣膜功能的帮助下形成前向血流。

再次，腹部心肺复苏学充分利用了作为人体弹性储器动脉的腹主动脉，主动加压腹部或者更直接地选择腹主动脉的体表投影进行按压，能够使腹主动脉内的血液逆向流动，一方面增加主胸动脉内血量，提高冠脉灌注压；另一方面因左颈总动脉与无名动脉与主动脉呈“Y”字结构，逆向流动的血液更容易进入颈动脉进而维持脑的血液循环。

总之，腹部心肺复苏学利用人体解剖生理，通过有效方法，最终实现人工循环与人工呼吸支持并举、心肺脑复苏并重的复苏新模式。

第三节　腹部心肺复苏形成的途径

腹部心肺复苏以人体解剖生理，尤其是腹部解剖与生理为基础，通过腹外、腹内及胸腹途径充分利用腹部进行心肺复苏，现介绍如下。

1.腹外途径　腹外途径是指保持腹腔的完整性而从腹壁外部进行心肺复苏的方法，包括腹部提压心肺复苏、腹部按压心肺复苏、腹部舒缩等。该途径主要依靠外力作用于腹壁外部，通过腹部软组织对力的传导改变腹腔内压力，产生相应的血流动力学及呼吸动力学变化，以实现循环与呼吸支持，最终达到心肺脑复苏的目的。

实施复苏时，施救者将设备平放在被救者的中上腹部，提压板上方三角形的顶角置于肋缘和剑突下方，按压腹部时，膈肌上升，直接挤压心脏使其泵血，同时使胸腔内容积缩小、胸内压升高，通过胸泵机制使心脏收缩泵血。提拉腹部时腹腔内压力迅速降低，膈肌最大限度下移，扩大胸腔的容积，增加胸腔负压，使心脏舒张、血液回流。在腹部按压和提拉过程中，一方面通过增加腹主动脉的阻力，使冠脉灌注压增加，并可促使下腔静脉和腹腔脏器血液回流入右心房；另一方面，使膈肌上下移动，胸腔压力发生改变，膈肌下移时胸腔负压增大，利于空气进入肺部，膈肌上移时利于肺部气体排出，起到人工呼吸的效用。

2.腹内途径　腹内途径是指直接通过腹腔内变化产生心肺复苏效应的方法，包括开腹复苏方法，如经膈肌下抬挤心肺复苏法，也包括利用腹肌舒缩作用实现复苏的方法，如咳嗽复苏法。该途径主要依靠直接进入腹腔抬挤膈肌和直接舒缩腹肌改变腹内压，实现人工循环与呼吸支持，达到复苏的目的。

开腹实施复苏是通过膈肌下抬挤心肺复苏法来实现的。其作用基础为心脏的解剖位置前为胸骨，下抵膈肌，后靠脊柱，心包限制心脏左右移动，膈肌具有一定弹性。当操作者用2~4掌指托起膈肌上移，一方面抬挤胸骨后方的心脏，通过心泵机制达到泵血作用；另一方面膈肌上移，胸腔容积相对变小致胸内压升高而发挥了胸泵机制，亦提高了心脏排血。当操作者2~4掌指放下膈肌回位，胸腔容积相对变大致胸内压降低，使静脉血回流至心脏，如此有节奏地经膈肌下抬挤心脏，即可代替心脏自然搏动，综合利用“胸泵”“心泵”机制，产生前面血流实现循环支持。

咳嗽复苏分为舒张和收缩两个时相变化。在咳嗽舒张期，由于腹肌松弛胸腔内压力下降，膈肌下降、胸腔扩张，血液从压力较高的上腔静脉和下腔静脉进入压力较低的肺血管床。咳嗽前的深吸气能够获得最大的负压，进入右心和肺血管床的静脉血流增加。这种容量对下次咳嗽收缩期提供了前负荷。随着胸腔内压力下降，主动脉瓣关闭，提供了冠状动脉、外周灌注和促进左室充盈所必需的压力阶差。咳嗽舒张期的深吸气也提供了极好的肺换气。在咳嗽收缩期可以产生较胸外按压时更高的胸腔压力，动脉收缩压力也明显升高。一些研究指出，胸部按压时平均动脉收缩压为60~75 mmHg，而咳嗽引起的收缩压可达139~140 mmHg。

3.胸腹途径　胸腹途径指的是结合胸部与腹部利用同步或非同步的手段实施的心肺复苏方法，包括胸腹联合按压、胸腹联合提压、插入式腹主动脉反搏等胸与腹参与的心肺复苏方法，该途径主要是通过胸腹腔内压力的变化及腹主动脉等大血管的反搏作用而达到心肺脑复苏目的。

胸腹联合按压实施复苏时，一人以标准形式进行胸外按压，另外一人将手叠放或平铺于在患者的腹部（一般是剑突与脐连线中点的部位）。在胸部按压的放松时相按压腹部，按压时相放松腹部，腹部与胸部按压频率比例为 1∶1，腹部按压力度至少为 100 mmHg。于胸外按压时相放松腹部可降低外周血管阻力，促进心脏泵血功能；于胸外按压放松时相按压腹部可驱使腹部血液回流入心，增加回心血量。如此反复，实现人工循环支持直到恢复自主循环。胸腹联合提压利用 Lifesticker 装置实施，于腹部和胸部各放一个吸盘，通过横杆手柄相连，复苏时上下交替提压胸、腹部。即在原有胸腹联合按压的基础上，加入提拉，增加胸腹腔内压力的变化，以产生更满意的循环支持。

插入式腹主动脉按压是由王立祥等新近提出的经腹实施心肺复苏新途径。实施复苏时，一人进行胸外按压，另一人双手交叠于腹主动脉的体表投影处顺腹主动脉走形于胸外按压放松期按压腹主动脉，再于胸外按压期放松腹主动脉，腹部与胸部按压频率比例为 1∶1，频率为 100 次/min。于胸外按压放松期按压腹主动脉可起到腹主动脉反搏的作用，使胸外按压输出流向腹主动脉的血液反流充分用于心脑灌注，于胸外按压期放松腹主动脉，可降低外周血管阻力，促进心脏泵血功能。研究发现，该方法切实提高了冠脉灌注压并改善了脑的微循环，对实现心肺脑复苏并重的复苏模式具有重要研究和应用价值。

第四节　腹部心肺复苏形成的意义

自 1960 年胸外心脏按压和人工呼吸提出以来，心肺复苏的复苏效果并不满意，仍需要人们解放思想更新观念，紧跟现代医学的前沿技术，立足于临床 CPR 工作中的实际需求，不断地开辟 CPR 新的途径，完善和发掘 CPR 适宜技术与方法，进一步提高 CPR 患者的生存率，腹部心肺复苏学的提出在心肺复苏领域具有重要意义。

1.经腹 CPR 的必要性　传统 CPR 中的胸外按压，心搏出量仅达到正常时的 20%～30%，冠状动脉血流量为正常时的 5%～15%，不能满足 CA 患者人工循环的需要；胸外按压要求施救者保证足够的按压力度和按压幅度，有可能使得其中约 1/3 的被救者发生肋骨骨折，不能达到标准的 CPR 质量；胸外按压对于合并多发肋骨骨折、开放性胸部损伤、胸部手术、胸廓畸形等情况的心跳呼吸骤停患者，传统胸外按压是禁忌实施的；胸外按压每次产生的潮气量均为无效腔量，不具有通气功能，不能形成有效通气，尤其是按压与通气脱节，通气/血流比例（V/Q）异常，影响肺内气体交换，不能保证 CPR 时的氧合，上述如此种种，从某种意义上说传统的胸外按压的“胸路”受阻，另辟蹊径寻求经腹 CPR 的“腹路”已成为一种趋势。

2.经腹 CPR 的可行性　腹部是人体的重要组成部分,参与了人体的呼吸与循环等基本生命活动,腹腔内的血流占人体总血流量的 1/4,膈肌又为肺部呼吸的主要动力器官,正是基于腹部循环与呼吸的生理基础,结合心肺复苏个体化临床实践,王立祥等提出了腹部提压、经膈肌下抬挤、插入式腹主动脉按压等系列心肺复苏方法。比如腹部提压 CPR 方法,提拉腹部时腹腔压力迅速降低,膈肌最大限度下移,扩大胸腔的容积,增加了胸腔的负压,充分发挥了“胸泵”机制,促进了血液回流。按压腹部可使膈肌上升,抬挤心脏,发挥“心泵”作用,增加胸内压,提高心排血量,并能促使腹部器官中的血液流入心脏。另一方面,可使膈肌上下移动,使得胸腔内压力发生变化,膈肌下移时胸腔负压增大,利于空气进入肺部,膈肌上移时利于肺部气体排出,发挥了“肺泵”作用,实现了吸气与呼气,达到了体外人工呼吸的目的。

3.经腹 CPR 的融合性　经腹实施 CPR,是对传统 CPR 方法的继承与发展,融汇了相应的现代医学及工程技术,从某种意义上说是多学科交叉融合的产物。比如,插入式腹主动脉按压是在实施标准心肺复苏的同时,于胸外按压的放松期按压腹主动脉,增加心脑循环血流,就是主动脉反搏技术与传统复苏方法的有机结合。腹部提压 CPR 法是借助于自行设计的腹部提压装置来实施的,其利用负压技术,形成的负压装置,保证了与腹部皮肤的紧密连接,确保了腹部提拉与按压的顺利进行。另外,经腹实施 CPR 亦是“腹地”与空间的紧密结合,其中经膈肌下抬挤 CPR 方法可谓是因人而异,因地制宜的具体体现,在上腹部手术(如肝、胆、胰、脾手术)的特定医疗环境下,利用腹部原有切口,直接经膈肌下挤压心脏代替胸外心脏按压,同时规避了开胸心脏按压术的弊端。

4.经腹 CPR 的前瞻性　随着时间的推移、技术的进步,尤其是实验研究的深入及临床应用的展开,开辟经腹 CPR 新途径具有广阔的前景。经腹实施 CPR 另辟“腹路”起“腹”心动,让胸外按压禁忌成为过去的同时,其起腹呼吸的体外腹式呼吸亦满足了 CA 患者呼吸支持的需求,实现了心与肺复苏并举的科学理念。现行的按压与通气不能同步进行,即胸外按压时只有循环而无通气,而后予以人工通气时又无人工循环维系,导致通气/血流比例失调,肺内换气不能有效地进行;而经腹实施 CPR 通过腹部提压实现了不间断人工循环状态下给予通气,使肺泡换气功能有效进行,确保 CPR 时的氧合,这将为心肺复苏提供新的模式和注入新的活力。

第七章 腹部心肺复苏的范畴

第一节 腹部心肺复苏的基本内容

腹部心肺复苏学是一门新兴的临床学科，亦是急救医学中的一个临床分支。它是以人体腹部解剖与生理为主要基础，通过对心跳呼吸骤停患者腹部实施直接与间接的干预，导致胸腹腔内压力变化而产生的循环与呼吸支持效应，实现经腹途径构建心肺脑复苏并重的理论与实践体系，其目的是提高心肺复苏成功率和改善患者预后。

在最初的研究中，腹部心肺复苏只有简单的腹带加压复苏术，但随着腹部心肺复苏的发展，对心跳呼吸骤停患者的解剖生理与病理生理改变等研究的不断深入，并对原有方法的探讨与改进以及新方法的不断创立，加之心跳呼吸骤停的诊断和心肺复苏评价技术的不断改进，现代腹部心肺复苏学的范畴已不再局限于对胸外按压心肺复苏法进行补充，而是具有特殊复苏优势和特殊适应性的独立的心肺复苏方法。经腹部实施心肺复苏通过外力作用于腹部引起腹腔内压力和胸腔内压力的变化，对循环和呼吸产生影响的机制主要为“腹泵”机制、“胸泵”机制、“肺泵”机制、“心泵”机制及“血泵”机制。这些机制综合作用最终为复苏提供更高的冠脉灌注压和脑灌注压并能更好地实现肺的氧合功能，达到真正意义上的心与肺复苏并举，使复苏中循环与呼吸支持同步进行。

经腹部实施心肺复苏适用于各种类型的心肺复苏，尤其是存在胸廓畸形、胸部外伤、胸肋骨骨折、血气胸等胸外按压禁忌及由各种原因如溺水、缢死、异物阻塞或呼吸肌麻痹等窒息性心跳呼吸骤停患者；已经包括所有运用各种手段经腹部实施心肺复苏以求提高复苏成功率及改善患者预后的各种心肺复苏技术。必须认识到，世界上的每一项专业都经历了古今中外许多人的研究和探讨，积累了十分丰富的资料。心肺复苏直接关乎患者的生命安危更是这样，历史上所有为解救患者生命的心肺复苏工作者都为腹部心肺复苏学的研究与进步做出了有益贡献，值得我们尊敬与学习。

第二节　腹部心肺复苏的主要方法

腹部提压心肺复苏法

胸腹联合按压心肺复苏法

1.腹部按压心肺复苏法　腹部按压心肺复苏法是应用一种称为腹部按压板的装置来实施的。腹部按压板是一块“房型”平板，其上部为三角形，下部为长方形，进行心肺复苏时，将腹部按压板置于腹上部，三角形的顶角置于肋缘和剑突下方，以约 45 kg 的压力，100 次/min 的频率进行单纯腹部按压，按压放松比为 1∶1(图 7-1)。

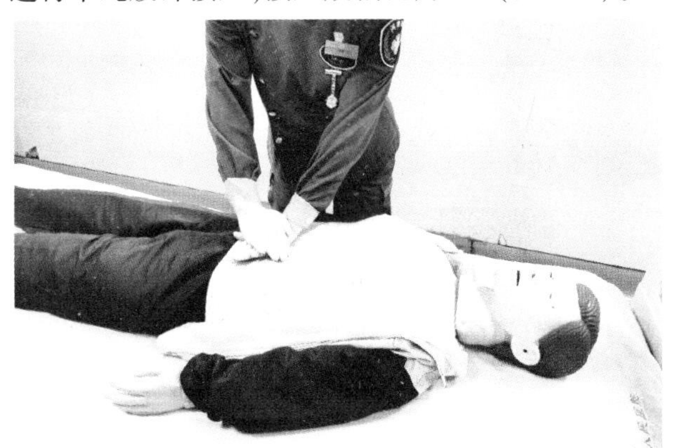

图 7-1　腹部按压心肺复苏法

2.腹部提压心肺复苏法　以腹部提压心肺复苏仪行腹部提压心肺复苏法时，施救者用双手紧握腹部提压心肺复苏仪的提压手柄将提压板平放在被救者的中上腹部，提压板上方的三角形的顶角放在肋缘和剑突下方，负压装置的开口与被救者的皮肤紧密接触，快速启动负压装置，患者的腹部和提压板紧密结合。施救者于患者侧方通过提压手柄以 100 次/min 的频率连续交替向下按压与向上提拉，按压和提拉的时间为 1∶1，向下按压时垂直用力，勿左右摆动，提拉时垂直向上均衡用力，按压力度控制在 50 kg 左右，提拉力度控制在 30 kg 左右(图 7-2)。

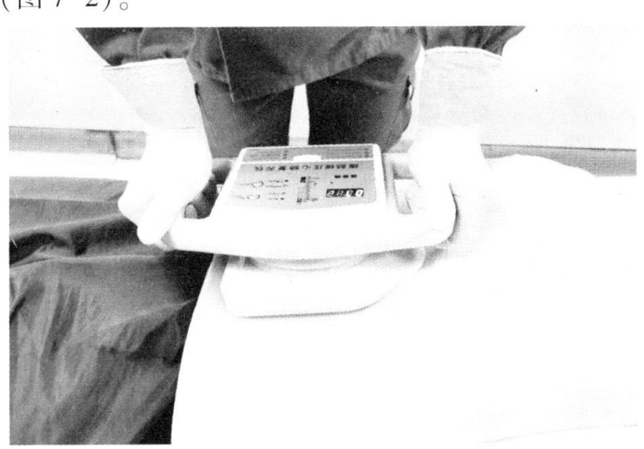

图 7-2　腹部提压心肺复苏法

3.经膈肌下抬挤心肺复苏法　实施经膈下抬挤心肺复苏法时,术者位于患者右侧,将右手从手术切口处深入膈肌下方,将 2~5 指并拢置于心脏后下方膈肌贴附面处,术者左手掌置于胸骨中下 1/3 处固定后,双手配合以右肘腕关节协调带动右手 2~5 掌指有节律冲击性地向胸骨处抬挤使膈肌上移 4~5 cm,然后迅速放松时膈肌回至原位,如此规律交替进行,抬挤频率为 100~120 次/min(图 7-3)。

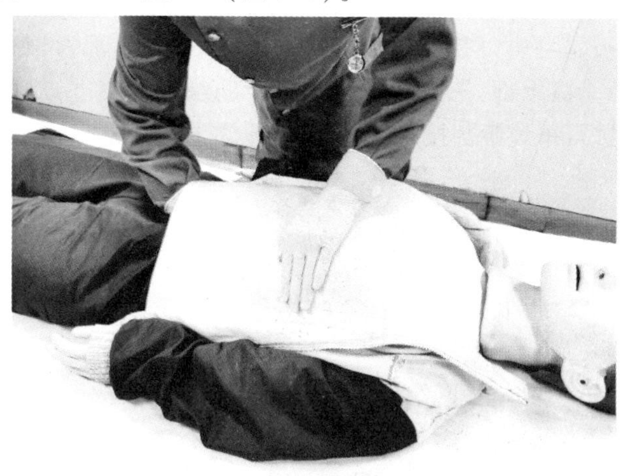

图 7-3　经膈肌下抬挤心肺复苏法

4.胸腹联合按压心肺复苏法　这项技术需要 2~3 个救助者,进行按压的两人站在一侧或相互对侧,其中一人以标准的形式进行胸外按压,另外一个人将手放在患者的腹部(一般是剑突与脐连线中点的部位),双手可以叠放也可以平铺,在胸部按压的放松时相按压腹部,按压时相放松腹部,腹部与胸部按压频率比例为 1:1。腹部按压力至少为 100 mmHg,这是产生正常心跳时的腹主动脉搏动需要的压力(图 7-4)。

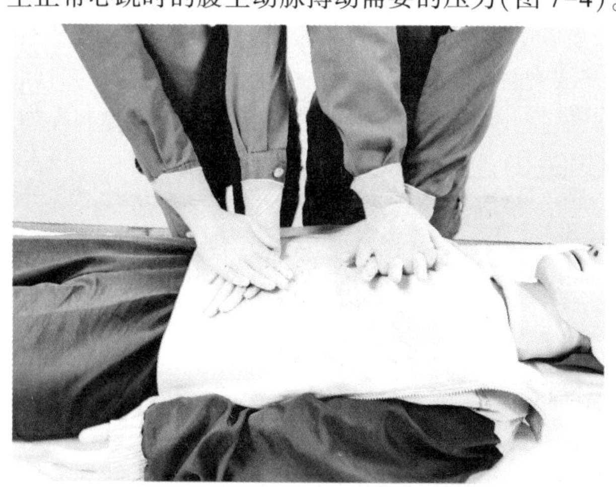

图 7-4　胸腹联合按压心肺复苏法

5.动脉反搏心肺复苏法　动脉反搏心肺复苏法是在一位施救者进行传统胸外按压的基础上,于胸外按压的放松期,另一位施救者于上腹部左正中线,即腹主动脉体表投影处,将双手的示指、中指和环指相互重叠,沿腹主动脉走行向脊柱方向实施按压,腹主动脉按压与胸外按压交替进行,腹部与胸部按压频率比例为 1:1。

6.腹部通气心肺复苏法　对于因溺水、麻醉、呼吸肌无力等窒息造成的血氧饱和度下降,腹部通气心肺复苏法以体外腹式呼吸方式为患者提供充分的呼吸支持,以提高血氧饱和度,缓解机体缺氧;在因窒息导致的心跳呼吸骤停中,该方法除给予患者充分呼吸支持外,尚能够提供足够的冠脉灌注,以维持机体血液循环,同时从呼吸与循环两个方面对心跳呼吸骤停患者进行人工心肺复苏,从而有效提高其复苏成功率并改善预后。腹部通气复苏法即以腹部提压心肺复苏仪置于患者中上腹部皮肤紧密结合通过交替地向上提拉与向下按压使膈肌上下移动,实现体外腹式呼吸支持(图 7-5)。

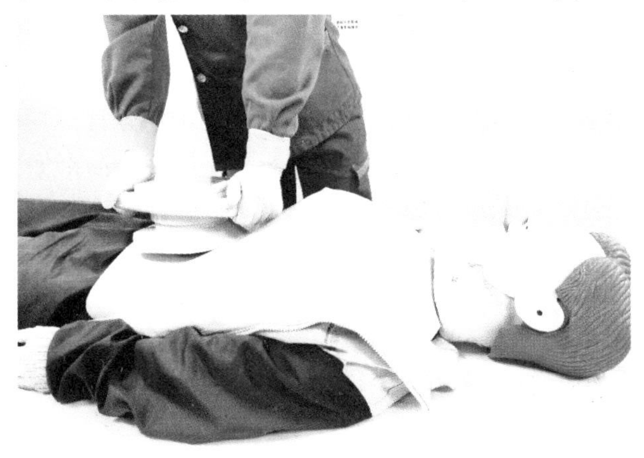

图 7-5　腹部通气心肺复苏法

7.体位加压心肺复苏法　体位加压心肺复苏法中,最具代表性的是双下肢屈曲挤压联合心肺复苏。双人实施时,一位施救者位于患者身体侧面,进行传统的胸外按压;另一位施救者于患者身体足端,双膝跪地或跪于病床上,上半身前倾,双臂伸直,双手置于患者双小腿中间位置,将患者双侧小腿交叉、双下肢自髋关节、膝关节屈曲并向下腹部方向用力挤压。在不影响胸外按压的情况下,尽量用力持续挤压患者双下肢(图 7-6)。

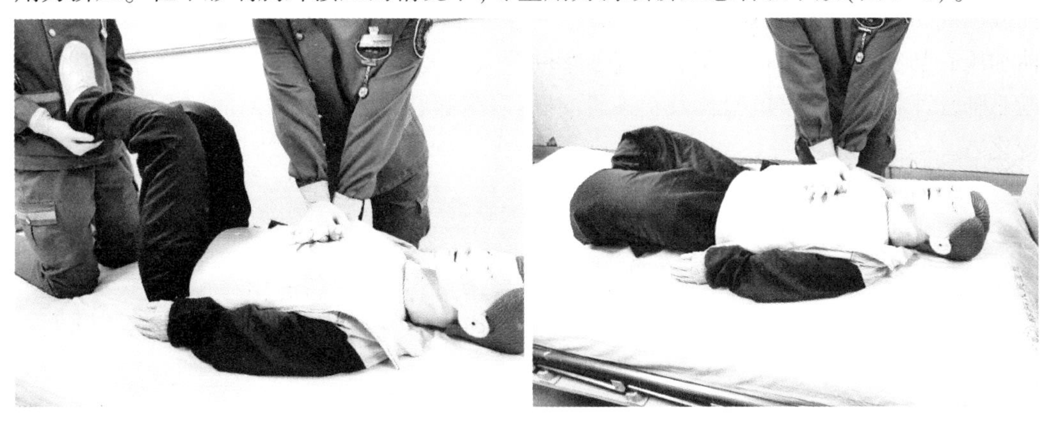

图 7-6　体位加压心肺复苏法

8.胸腹提压心肺复苏法　胸腹提压心肺复苏时应用一种名为 Lifesticker 的装置来实施的,胸腹提压复苏的设备包括胸、腹吸盘和操作手柄,胸部吸盘约为 20 cm×18 cm,放置在胸骨中部,腹部吸盘约为 25 cm×38 cm,放置在上腹部剑突下缘,腹部和胸部吸盘上方各有一手柄,操作者位于患者左侧,一手握住一个手柄,上下交替提压胸、腹。提压胸腹的力度分别为 55 kg 和 23 kg。频率为每分钟 60 次,在进行 30 次交替提压后给予 2 次通气。

9.腹部舒缩心肺复苏法　腹部舒缩心肺复苏法采用腹带协助心肺复苏,即在传统胸外按压心肺复苏的基础上,用束带绑扎于被救者腹部,限制膈肌的移动,在胸外按压时增加胸内压,增加心输出量,提高主动脉收缩压;减少人工循环血液进入下肢和腹部大血管,将胸外按压产生的有限血流最大限度地提供给心脏和脑等重要脏器。因此种方法造成了实验动物的肝脏损伤,所以并不推荐应用于临床。

10.充气加压下肢复苏法　充气加压下肢复苏法是由王立祥等模拟法洛四联症患儿蹲踞现象提出的一种改善循环的方法。利用成人血压袖带给法洛四联症患儿双下肢充气加压,加压大于收缩压,直到改善患儿缺氧症状,王立祥等报告用下肢加压紧缩的方法,成功缓解了法洛四联症患儿缺氧发作心搏骤停。

11.海姆立克急救法　海姆立克急救法又名海氏急救法,是利用肺部残留气体,形成气流冲出异物的急救方法。海姆立克急救法在外力冲击腹部——膈肌下软组织时,由于腹内压的突然升高,造成膈肌上移,胸内压相应升高,产生向上的压力,从而驱使肺部残留空气形成一股有冲击性、方向性的长驱直入于气管的气流,能将堵住气管、喉部的食物硬块等异物驱除,使人获救。

12.咳嗽复苏法　主动咳嗽是一种简便易行、迅速有效的心脏意外和晕厥的自救术。在美国,许多医院的监护病房,患者都要首先接受一种咳嗽自救训练和告诫,以便在心脏发生意外来不及呼救或医务人员未来得及抢救时,作为一种应急的复苏自救术。

腹部心肺复苏与传统心肺复苏的范畴是相对的,腹部心肺复苏是需要经腹部实施的心肺复苏术,而传统心肺复苏是以胸外按压为主。然而,腹部心肺复苏也并非全部依赖腹部,在一些方法中,腹部按压被插入到传统胸外按压中,以取得更好的冠脉灌注压,提高复苏成功率,如插入式腹部按压心肺复苏、插入式腹主动脉按压心肺复苏及双下肢屈曲加压心肺复苏等。随着腹部心肺复苏学的深入发展,未来胸外按压心肺复苏与经腹实施心肺复苏将会有更多的对比及交叉研究,所以腹部心肺复苏学的范畴将会不断地更新变化。

第三节　腹部心肺复苏的具体特征

心搏骤停作为一类直接威胁人们生命健康的急症,已伴随着医学的形成发展而不断凸显其对人类生命的重大威胁。新近流行病学调查结果显示,我国心脏性猝死发生率为

41.84/10万,以13亿人口推算,每年高达54.4万人,居全球之首。心搏骤停日益成为急诊医学领域研究的热点,尚有很多问题亟待解决。心肺复苏是医学领域针对心搏骤停采取的一系列抢救措施,通过有效的人工循环与呼吸达到恢复心肺规律舒缩完成泵血及呼吸功能,并于CA期间给予充足的脑灌注,最终保护脑细胞进而使脑功能恢复的主要抢救方法,如何及时有效地为CA患者提供CPR支持直接关系到患者的生命安危与预后转归。

自1960年Kouvenhoven等报道胸外按压技术后,胸外按压技术与人工呼吸、电击除颤成为现代心肺复苏的三大主要技术,传统胸外按压心肺复苏方法(closed chest cardiopulmonary resuscitation,CCCPR)成为抢救心搏骤停常采用的初级生命支持方法。经过50余年的探索实践,院内CPR的自主循环恢复率有了明显的提高,但患者的生存出院率却很不理想,完善CPR的任务仍很艰巨。美国院外心搏骤停患者的出院存活率为2%~10%,院内心搏骤停患者的生存率为10%~30%,而我国院外心搏骤停患者的生存率仅为1%左右。

为积极推动心肺复苏,挽救众多心搏骤停患者的生命,国际心肺复苏指南每5年举行心肺复苏指南修订会议。根据当时5年的心肺复苏研究进展及对心肺复苏抢救成功率与患者预后的情况进行分析与探讨,制定符合目前情况的最有利于CA患者的心肺复苏方案。《2005国际心肺复苏及心血管急救指南》将人工呼吸与循环支持由15∶2调整到30∶2;对发生在院外环境的VF或无脉性室速患者,在进行电除颤之前可以先实施5轮CPR(约2 min)。《2010国际心肺复苏及心血管急救指南》建议将成人、儿童和婴儿(不包括新生儿)的基础生命支持程序从A—B—C(开放气道、人工呼吸、胸外按压)更改为C—A—B(胸外按压、开放气道、人工呼吸),强调了胸外按压的重要性。新指南提出了旁观人群施救策略,即成人早期行单纯性胸外按压复苏。但对一部分具有胸外按压禁忌的心搏骤停患者而言,单一的胸外按压方法是不能满足临床需求的。

为此,心肺复苏领域的学者专家在充分研究及分析总结标准心肺复苏方法的基础上,提出经腹实施心肺复苏的系列方法。其中王立祥教授研究分析认为胸外按压面临其与生俱来的局限性(比如胸外按压禁忌的病例)、缺陷性(比如胸外按压并发胸肋骨骨折)和片面性(比如胸外按压不能兼顾呼吸)等诸多困惑,均影响了心肺复苏的生存率。在进行了大量的动物实验与临床应用性研究的基础上,王立祥教授提出了经膈肌下抬挤心肺复苏法、腹部提压心肺复苏法及插入式腹主动脉按压心肺复苏法,并发明了腹部提压心肺复苏仪为腹部提压心肺复苏的实施提供了有力的器械支持。

腹部心肺复苏学不同于胸外按压心肺复苏,是一门独立的新兴学科,它以人体解剖生理为基础,利用"腹泵""胸泵""心泵""肺泵""血泵"等相关机制,通过具体可行的复苏方法,恢复自主循环与自主呼吸,实现心、肺、脑复苏并重,充分改善患者预后的心肺复苏学新领域,腹部心肺复苏学具有以下基本特征。

1.利用经腹心肺复苏建立循环与呼吸的心肺复苏新思路　腹部心肺复苏和传统心肺复苏是心肺复苏的两个分支,传统心肺复苏依赖于对骨性胸廓进行胸外按压进而改变胸腔内压力发挥"胸泵"与"心泵"机制,腹部心肺复苏学不同于传统心肺复苏,二者在复苏思路上存在重大不同之处,腹部心肺复苏实施心肺复苏的主要思路是经由腹部进行复苏,如插入式腹部按压心肺复苏、腹部按压心肺复苏、腹部提压心肺复苏、插入式腹主动脉按压及腹带复苏和经膈肌下抬挤心肺复苏等均在一定程度上作用于腹部,其中腹部按压心肺复苏与腹部提压心肺复苏则完全利用腹部提供心肺复苏所需的冠脉灌注压。王立祥等通过一系列研究分析认为,在腹部心肺复苏中存在"腹泵"机制。首先,腹部储存人体25%的全身血量;其次,腹内压的改变可通过膈肌的上下移动改变胸内压,避开对骨性胸廓的按压,实现"胸泵"与"心泵"机制;再者,腹主动脉受压可产生逆向的血流流动,起到类似动脉反搏的作用。这些因素综合作用产生循环与呼吸支持,这是传统心肺复苏所不具备的心肺复苏新思路。

2.突破胸外按压禁区另辟腹路行急救心肺复苏的新方法　传统CPR中的胸外按压,心搏出量仅达到正常时的20%~30%,冠状动脉血流量为正常时的5%~15%,不能满足CA患者人工循环的需要;尤其是在胸肋骨骨折等胸廓结构与功能受到损害的患者,不仅属于胸外按压禁忌证且其不能远远降低了对CA患者的循环支持作用。而腹部心肺复苏学的各种操作方法均利用了人体腹部的解剖与生理,以有效的方法作用于腹部驱动腹部脏器储存的大约占人体25%的血液加入到循环血液中,从而提供心肺复苏所必需的人工循环支持;其中插入式腹主动脉按压及持续腹主动脉按压更是通过按压腹主动脉,驱动腹主动脉内血流反向流动,进一步提高了冠脉灌注压和脑灌注压。腹部心肺复苏学中的腹部提压心肺复苏法尤其适用于存在胸廓畸形、胸部外伤、胸肋骨骨折、血气胸等胸外按压禁忌及窒息与呼吸肌麻痹的心跳呼吸骤停患者。

3.实现了不间断人工循环状态下给予通气行心肺复苏的新理念　有研究表明,传统心肺复苏经胸外按压产生的通气量仅为80.4 mL,然人体由上呼吸道至呼吸性细支气管之前的解剖无效腔容积约为150 mL,所以传统心肺复苏并不能提供有效的人工呼吸支持;故在传统胸外按压中需在进行30次按压后给予2次人工通气,也有研究表明,中断按压显著降低了心肺复苏的成功率。《2015年国际心肺复苏及心血管急救指南》提出单一胸外按压心肺复苏法,明显照顾到第一目击者实施心肺复苏的意愿。有没有更好的既能快捷有效地提供呼吸又不间断循环呢?王立祥等在对腹部提压心肺复苏法的研究中发现,腹部提压心肺复苏法产生的潮气量为(565.03±47.11)mL;同时腹部提压心肺复苏法可产生心肺复苏所必需的冠脉灌注压。腹部提压心肺复苏实现了在不间断人工循环状态下给予通气行心肺复苏的新理念。

4.研发了通过腹部提压对心跳呼吸骤停进行心肺复苏的新装置　王立祥等在进行腹部心肺复苏实验研究的同时,结合实验及临床需求,研制了腹部提压心肺复苏装置,并进一步改进形成了临床实用的腹部提压心肺复苏仪,其主要由提压板吸盘、指示组件、手柄组件、显示面板和电器部件构成。开启腹部提压心肺复苏仪,启动负压排气后,能牢固地吸附在患者中上腹部偏左的皮肤,以50 kg左右的按压力度和20~30 kg左右的提拉力度,对患者腹部交替进行100次/min的按压与提拉,同时显示面板可显示提拉与按压的力度,另有蜂鸣器提示频率,从而保障施救者在操作中掌握标准的操作方法。腹部提压心肺复苏仪的体积小、重量轻，操作简单，不但适用于医院、疾病防控中心等卫生医疗保健机构，而且还便于家庭推广使用。

5.建立了腹部心肺复苏的心跳呼吸骤停动物实验的系列新模型　在进行腹部心肺复苏系列研究中，参考国内外制作心搏骤停实验动物模型，建立适合腹部心肺复苏研究的心搏骤停实验动物模型对取得有研究价值的实验结果极为重要。王立祥等在研究中建立了经膈肌下抬挤心肺复苏、腹部提压心肺复苏及插入式腹主动脉心肺复苏等一系列经腹部实施心肺复苏的实验动物新模型。如经膈肌下抬挤心肺复苏实验研究中建立了经呼气末窒息 8 min 法制成心搏骤停模型。在腹部提压心肺复苏实验中则对经呼气末窒息 8 min 法制成心搏骤停的制模方法进行了完善，给予短效肌肉松弛药物，除去窒息前实验动物用力呼吸对心肺复苏研究造成的不利影响。总之，相应的动物实验模型是腹部心肺复苏研究的动物实验基础，亦是腹部心肺复苏学的基本特征之一。

6.创造了应用腹部提供便捷的无创体外腹式呼吸的新模式　腹部心肺复苏学中腹部提压心肺复苏方法通过对腹部主动加压与减压进行循环与呼吸支持。王立祥等分别测定了胸外按压、腹部按压及腹部提压心肺复苏产生的潮气量，发现腹部提压心肺复苏法可达到人体生理潮气量(500 mL)；其基本机制是通过按压腹部，增加了腹内压，使膈肌上移，引起胸腔容积缩小，肺内压增大，肺内气体呼出；提拉腹部，降低了腹内压，使膈肌下移，引起胸腔容积增大，肺内压减小，空气中的气体进入肺脏，从而完成腹式呼吸的功能；这一机制除为心肺复苏患者提供循环与呼吸双重支持达到心肺脑复苏并举外，尚对于呼吸肌麻痹、重症肌无力及全身麻醉呼吸抑制等患者具有重要紧急抢救意义，是一种无创的体外腹式呼吸支持新模式。

7.实施了从临床需求出发设计动物实验再到临床应用的新路径　腹部心肺复苏学的创建及发展都是与临床需求紧密结合的。在临床工作中，所有医生尤其是骨科与胸外科医生都面对着不同的心搏骤停患者，对于胸廓畸形、胸部外伤、胸肋骨骨折及血气胸等这类存在胸外按压禁忌证的患者如何进行心肺复苏？在老年等骨质疏松患者进行胸外按压出现胸肋骨骨折并发症时，如何有效地进行心肺复苏或者如何规避其出现胸肋骨骨折并发症的风险？对于溺水、窒息等继发性心搏骤停患者，如何在不间断有效循环支持的同时快速给予人工通气？对于因缺氧导致心搏骤停患者如何进行有效呼吸支持，提高其血氧饱和度，满足心肺脑复苏的需求？这些临床问题就是腹部心肺复苏学实验研究的来源，充分的动物实验为腹部心肺复苏的设想提供了有力的循证医学支撑，使得腹部心肺复苏学的方法可以应用于临床，这样腹部心肺复苏学就形成了从临床需求出发设计动物实验再到临床应用的新路径。

总之，与传统心肺复苏相比，腹部心肺复苏学有其不同特征，这些特征凸显了心脏与肺脏复苏并举、心脏与大脑复苏并重、“腹泵”与“胸泵”并兼、无创与有创并行、手动与电动并用、共性与个性并融的特色。其产生的根本原因在于腹部心肺复苏学是基于腹部解剖生理及实验研究应运而生的；同时腹部心肺复苏学创建了模拟临床上心搏骤停场景的实验动物模型与快捷有效具体复苏操作方法，兼顾了心肺脑复苏，取得了满意的动物实验和临床应用结果,提高了心搏骤停的复苏成功率并改善了患者的神经系统预后。另外腹部心肺复苏学的研究采取了由临床需求出发进行动物实验,再以动物实验研究结果为基础进行临床应用性研究的现代循证医学心肺复苏研究新路径;这是心肺复苏领域的又一进步。了解这些特征有助于更好地学习各章的内容,掌握腹部心肺复苏学知识,为腹部心肺复苏学的进一步实验研究与临床应用打下良好基础。

第八章

腹部提压心肺复苏的作用机制

第一节 胸腹肢“多泵”机制之源

当个体出现心搏骤停后，通常采用的是 Kouwenhoven 开启的胸外按压心肺复苏方法，是以“心泵”学说为理论依据，即通过直接按压胸骨将力量传导至心脏，后者位限于胸骨与脊柱之间受挤压产生排血，并于放松时血液回流，如此周而复始建立人工循环。随着人们对胸外心脏按压心肺复苏机制的研究，发现：①加大胸腔内的压力或腹部加压时，可增加胸内泵血流量。②食管超声心电图显示，胸外按压时，二尖瓣、三尖瓣并未关闭。③胸外按压时，主动脉压与中心静脉压同时升高，从而认为在胸外按压时心脏没有起到“心泵”的作用。诚然，心搏骤停后心肌细胞的顺应性随时间推移而降低，比喻其就如一个失去弹性的皮球，心脏舒张受限影响血液回流与心腔充盈，此时的心脏只是一条普通的管道，而推动血流循环的是胸腔内外的压力梯度，即胸外按压胸廓产生的“胸泵”机制而建立人工循环的。

胸外按压心肺复苏的“胸泵”机制，早先是 Roodcafe 等提出的。当胸外按压时压迫胸骨中下部时，胸腔内压力上升，将血液从胸腔内推向胸腔外血管，使主动脉、左心室、上下腔静脉压力同时增高；因动脉对抗血管萎陷的抗力大于静脉，按压时动脉保持开放，且动脉管腔相对狭小，等量血液在动脉可产生较大抗力，从而使血压上升。同时，与胸腔入口处的大静脉被压陷（静脉壁比动脉壁薄），颈静脉瓣及上腔瓣防止血液反流，故血液只能从动脉方向前流。于胸外按压放松时，胸腔内压力下降，形成胸外和胸内的静脉压差，静脉管腔开放，驱动血液从外周静脉返回心脏。其间动脉血也同时从胸腔外反向流动向主动脉。由于受主动脉瓣阻挡，反流的血液有限，部分血液从冠状动脉开口流入冠状动脉滋养心肌。

“胸泵”机制的关键是形成胸腔内外压力梯度而建立人工循环的，进而提示人们能够改变胸腔内压力的方法都可以用于心搏骤停患者的抢救。那么对于临床上有些患者属胸外按压禁忌，比如胸部外伤、胸肋骨骨折、血气胸、胸廓畸形、主动脉瘤等心搏骤停，就不能实施传统的胸外按压方法，也就不能直接通过改变胸腔的容积和压力发挥“胸泵”效应。遇此情形,还可通过哪些途径及方法以间接改变胸腔的压力和胸腔容积呢？王立祥等提出的“腹泵”机制为此找到了一定答案。人体被胸腹之间的横膈膜分为胸腔与腹腔,当提拉与按压腹部使腹内压力变化,就带动了胸腹之间的膈肌上下移动,改变胸腔内容积产生胸腔内外压力梯度,后者因腹腔内压力导致胸腔内正负压交替变化,进而产生的人工循环作用,即“腹泵”机制所为之。

“腹泵”机制有其人体生理解剖生理基础,比如腹腔内容纳了人体1/4的血量,这为人工循环提供了“血源”,胸腹间的膈肌上托着心脏,这为人工循环提供了“泵源”,其膈肌又是人体的主要腹式呼吸肌群,这为人工循环提供了“气源”,行腹部按压使腹腔内腹主动脉产生反搏,这为人工循环提供了“灌源”;诸如种种,依据“腹泵”机制,武警总医院王立祥等发明,德美瑞李静等转化,研制成功了世界首台腹部提压心肺复苏仪。经海南、河南两家国家药理基地验证,通过一元单组变量分析结论显著有效,为临床上一部分走“胸路”不通而行“腹路”的心搏骤停患者送去了福音。

诚然,从人体的整体性及临床问题的复杂性看,腹部是整体中的一部分,解决胸外按压禁忌临床相应而生的腹部技术只是其一方面。我们对心肺复苏的理论与实践探究从未停止,从某种意义上说,腹泵机制并不是终极版。如果说“腹泵”可产生“胸泵”效应,那么什么泵可产生“腹泵”效应呢？肢体尤指下肢进入了我们的研究视线,通过屈伸肢体可改变腹内压及胸内压,进而影响循环与呼吸;实则下肢拥有人体50%的血液、50%的肌肉,其与腹部毗邻,有人体第二心脏之称。能够科学地发挥其“肢泵”作用,并影响腹部协和“腹泵”直至带动胸部激发“胸泵”,那么将演绎胸-腹-肢立体心肺复苏的生命交响曲。综上,由胸外按压中的“心泵”到“胸泵”、“胸泵”到“腹泵”,再由“腹泵”到“肢泵”,构筑了环环相连的“多泵”立体学说,这其中腹部位于人体之中,其上承胸部、下接肢体,可谓承上启下,如何科学地发挥腹部之“腹泵”作用,起腹心动与起腹呼吸,必将为拓展胸-腹-肢立体心肺复苏奠定重要基础。

第二节 腹部“心泵”机制学说

以心脏解剖生理学为基础,通过外力作用有节律地改变心腔容积,并通过部分瓣膜的运动,产生向前的血流使血液在血管中向前流动实现动力泵的作用,维持机体人工血液循环,并最终实现人工循环支持的过程,称为“心泵”机制。

王立祥等通过经膈肌下抬挤心脏心肺复苏及腹部提压心肺复苏的心搏骤停动物模型研究分析认为,心脏的前面为胸骨,下抵膈肌后靠脊柱心包限制,心脏左右制动,但是心脏缘于膈肌的一面具有一定活动度。当按压腹部通过增高的腹内压使膈肌上移或直接向上抬挤膈肌时,一方面膈肌上移增加胸内压,通过压力的传导引起心脏受压,使心室腔缩小,驱使其中的血液排出产生前向血流,另一方面因心包与膈肌中心腱附着,可直接抬挤心脏,挤压心脏内血液使之排出,提高心排血量;当提拉腹部通过减低的腹内压使膈肌下移或放松抬挤使膈肌自然回位时，一方面直接作用于心脏的压力消失，心腔内压力亦降低，心室恢复舒张状态产生吸引作用；另一方面膈肌下移引起胸内压减低，即胸腔负压增大，心腔内压力亦降低，心室恢复舒张状态使静脉血回流至心脏，为下次心搏输出血液做准备，如此反复推动血液流动而建立人工循环。

Kouwenhoven 曾提出胸外按压产生前向血流是在胸骨和脊柱之间直接挤压心脏的结果，他认为，闭胸心脏按压时，心脏受挤压致使心腔缩小，而心脏排血的基本动因正是这种心腔容积缩小而产生的动力泵作用。具体而言，在按压期，位于胸骨与脊柱之间的心脏直接受到挤压，心腔缩小将血液挤出心脏，借助各瓣膜的开放闭合功能，如主动脉瓣的开放及二尖瓣的关闭，推动左心室内血液向前流动进入体循环。在放松期，外部施加的压力消失，胸廓弹性扩张，胸腔内压力降低，大静脉血液被吸入胸腔返回心脏。如此反复按压，放松推动血液流动而建立人工循环。

第三节　腹部“胸泵”机制学说

20 世纪 80 年代，学者们开始从血流机制方面对 CPR 的机制进行探讨，提出了胸泵机制学说：于胸骨下段行胸外按压时可以导致胸内压力升高而增加胸内动、静脉及胸腔外动脉的压力，但胸腔外静脉的压力依然是低的，从而形成周围动、静脉压力梯度，使血流从动脉向前流动；放松后，胸腔内压力下降至零，形成胸外和胸内静脉压差，静脉壁不受压，管腔开放驱动血流返回右心和肺，动脉血也从胸腔外动脉反向流向主动脉，但胸腔内动脉床容量小，且主动脉瓣关闭，反流的血流有限，心脏亦可因压力的传导而受到挤压，左心室内径减小，但此时心脏只是血流流动时的管道作用而失去主动舒缩的作用，即心肺复苏时胸外按压使心脏复跳的机制是通过胸腔压力的变化而使血流流动。

第四节　腹部“肺泵”机制学说

“肺泵”机制是指通过外力作用在心肺复苏中以多种方式改变胸内压在不间断人工循环的同时实现人工呼吸支持并最终恢复自主循环与自主呼吸的机制学说。王立祥等研究分析认为，在腹部提压心肺复苏中，当进行腹部按压时，腹腔内压力增大，使膈肌受压上移，胸腔内容积减小，压力增大即胸腔内负压减小，肺受压后肺内气体排出，使患者呼气；当进行腹部提拉时，腹腔内压力减小，膈肌下移，胸腔内容积增大，压力减小即胸腔内负压增大，肺膨胀导致患者吸气，产生呼吸作用。另外，腹部按压时，膈肌上移，胸腔内容积减小，压力增大，心脏受压容积减小，血液流出心脏，产生前向血流。进行腹部提拉时，腹腔内压力减小，膈肌下移，胸腔内容积增大，胸内压力减小，心脏舒张，血液回流至心脏，为下次按压心脏泵血做准备，该方法实现通气与循环并举。在经膈肌下抬挤心脏进行心肺复苏时，向上抬挤膈肌，可使胸内压增加即胸内负压减小，肺脏受压，肺内气体被排出，产生呼气作用；放松时，胸内压降低及胸内负压增大，肺脏膨胀气体进入，产生吸气作用。

第五节 腹部"腹泵"机制学说

基于人体腹部解剖生理学的基础，通过直接与间接的经腹途径，产生腹部压力的变化，尤其是胸腹腔之间的膈肌上下移动，借以实现循环与呼吸支持的心肺复苏效应，谓之"腹泵"机制。

王立祥等通过心搏骤停动物模型研究（图 8-1）分析认为，当按压腹部时，通过受压组织直接将力传递至腹腔，引起腹内压升高，可以使膈肌上升，一方面增加胸内压，使心脏受压，产生前向血流，另一方面因心包与膈肌中心腱附着，可直接抬挤心脏，挤压心脏内血液使之排出，提高心排血量；按压腹部亦可以使腹部血管受压，一方面腹部大动脉压力升高，由胸内压产生的前向血流在腹部大动脉受阻，产生部分反向的主动脉血流流向胸腔，从而使主动脉舒张压、冠状动脉灌注压和脑灌注压升高，该作用类似于主动脉内球囊反搏机制；增大腹腔内压力作用于腹腔容量血管，促使腹部器官中含有的人体 25% 血液驱反至右心和肺血管，增加回心血量。提拉腹部时腹腔内压力迅速降低，减小外周循环阻力，利于心脏输出血液，同时膈肌最大限度下移，通过扩大胸腔的容积，增加胸腔负压，加之腹腔大静脉同时开放，下肢血液顺利回流，进一步促进了血液回流，为下次心脏输出做准备。在腹部按压和提拉过程中，一方面通过增加腹主动脉的阻力，使冠状动脉灌注压增加，并可促使下腔静脉血液回流入右心房；另一方面，可使膈肌上下移动，胸腔压力发生改变，膈肌下移时胸腔负压增大，利于空气进入肺部，膈肌上移时则利于肺部气体排出，起到人工呼吸的效用（图 8-2，图 8-3）。

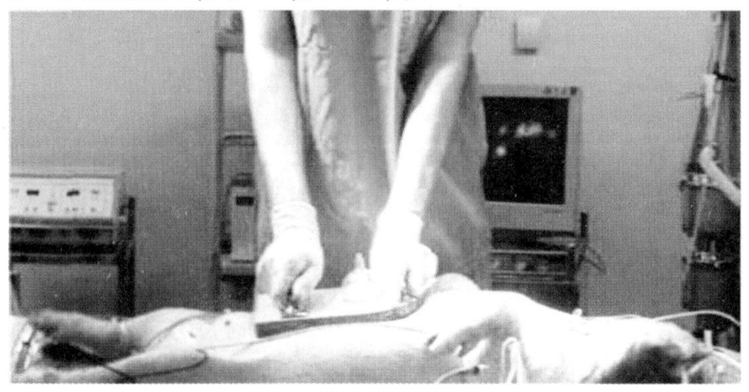

图 8-1　腹部提压心肺复苏动物实验

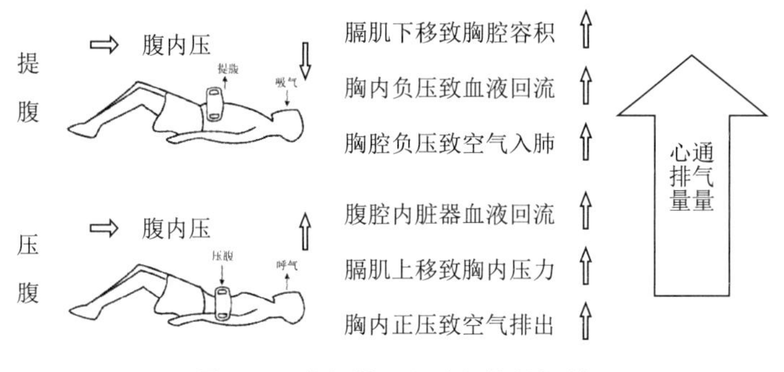

图 8-2　腹部提压心肺复苏的机制

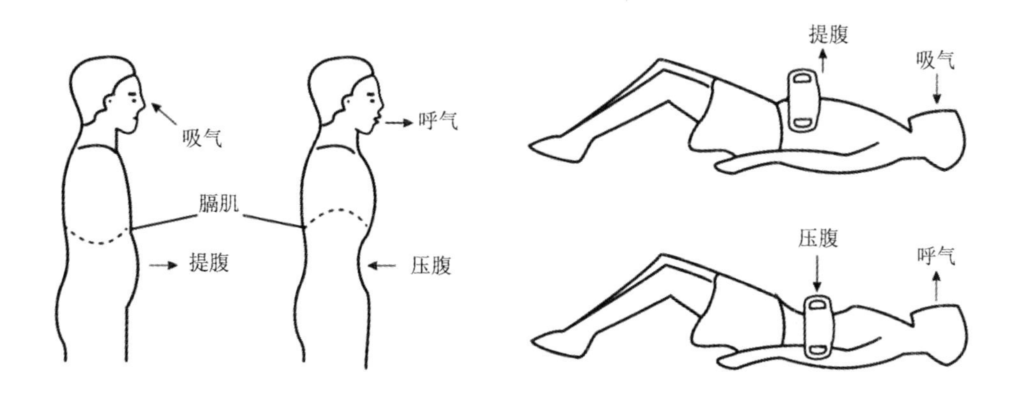

图 8-3　腹部提压体外腹式呼吸示意

第九章 腹部提压心肺复苏的临床应用

第一节 腹部提压心肺复苏的适应证

1.腹部提压心肺复苏适应证　腹部提压心肺复苏术重点适用于胸外按压禁忌的所有心跳呼吸骤停患者的救援，其适应证如下。

(1)胸廓畸形、胸部外伤、血气胸、胸肋骨骨折、主动脉瘤造成的心搏骤停患者。

(2)胸外按压过程中出现肋骨骨折和(或)心包穿刺、肺部穿刺形成气胸、血气胸等严重并发症的心跳呼吸骤停患者。

(3)继发于溺水或气道堵塞所导致的心跳呼吸骤停的患者。

(4)开胸术中、后及心脏、肺脏等胸腔脏器手术中、后出现的心跳呼吸骤停，比如置入支架手术、冠状动脉搭桥术、瓣膜置换术、肺叶切除术等患者。

(5)主动脉夹层动脉瘤造成的急性心跳呼吸骤停患者。

(6)严重呼吸功能障碍尤其是气道阻塞(血液、痰液、异物)、引发的呼吸心搏骤停患者。

(7)出现心搏骤停后需立即进行通气而因各种原因又无法进行口对口或气管插管的患者。

(8)各种神经肌肉疾病造成的呼吸肌麻痹需要立即进行呼吸支持的患者，可争取有创呼吸机气管插管、呼吸机参数设置时间。

(9)严重颅脑损伤、神经功能障碍造成的呼吸中枢功能瘫痪需要进行即刻床旁给予呼吸支持的患者(伴有/不伴胸按禁忌证)。

(10)中老年胸外按压容易发生胸、肋骨骨折的心跳呼吸骤停患者。

(11)各种消化疾病引起食管和胃内容物反流导致窒息患者。

(12)喉部外伤、喉头水肿或窒息误吸导致心跳呼吸骤停者。

(13)胸部烧伤腹部完好的心跳呼吸骤停患者。

(14)气管插管困难的烧伤患者早期体外腹式呼吸支持。

(15)用于不适于进行胸外按压的突发心跳呼吸骤停患者救援。

2.排除标准

(1)无应用腹部提压心肺复苏术的适应证。

(2)腹部外伤。

(3)膈肌破裂。

(4)腹腔脏器出血、腹主动脉瘤、腹部巨大肿物(如妊娠、肠梗阻、腹腔脏器癌肿、腹水、巨大卵巢囊肿)等状况。

(5)其他不适合使用该产品的情况(儿童,体重小于 40 kg 或大于 150 kg 者)。

第二节　腹部提压心肺复苏装备及使用方法

1.腹部提压心肺复苏仪　腹部提压心肺复苏的装备是由北京德美瑞医疗设备有限公司生产制造的腹部提压心肺复苏仪,由真空吸盘(负压装置)、显示屏(提压板)、提压手柄组成,真空吸盘由顶角和真空吸盘仓构成,显示屏由提拉、按压指示灯和数字显示屏组成(图 9-1~图 9-3)。

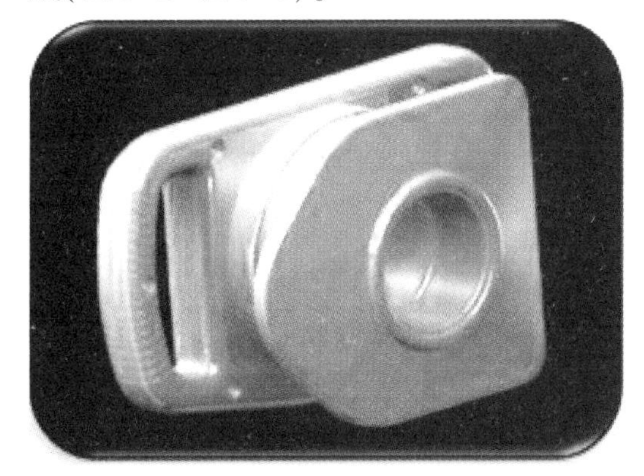

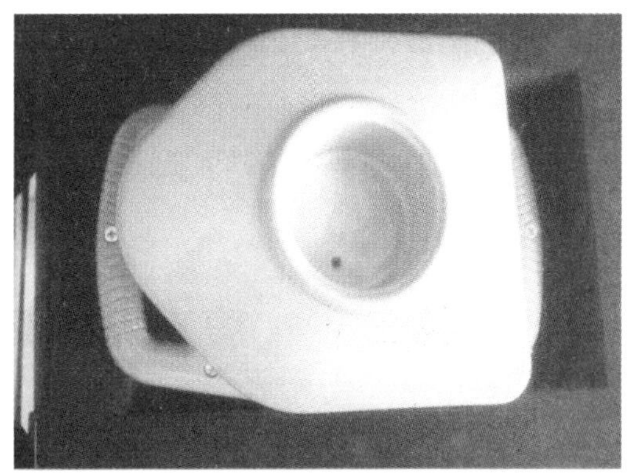

图 9-1　真空吸盘

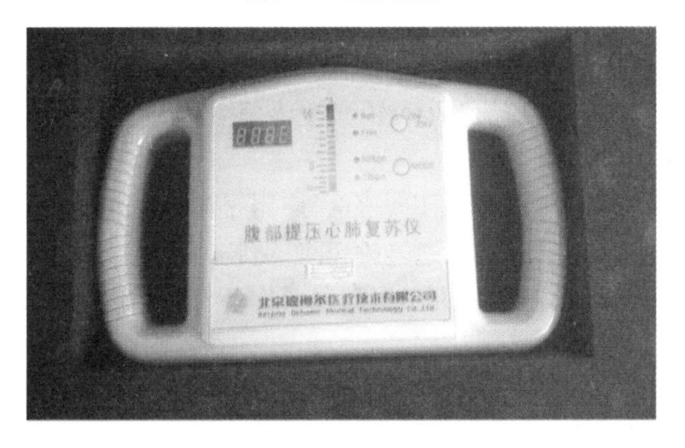

图 9-2　显示屏

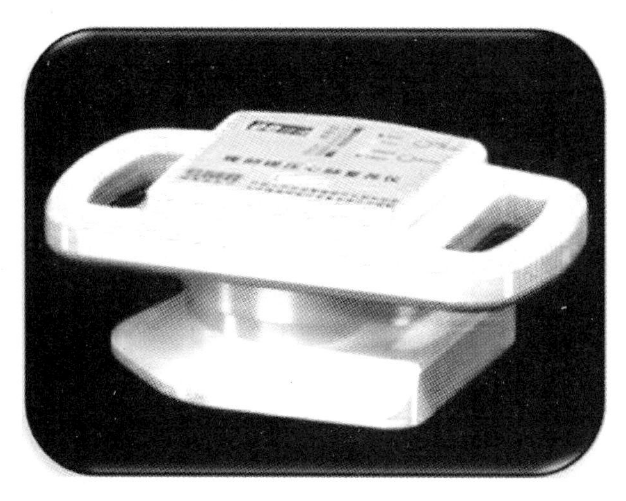

图 9-3 提压手柄

2.腹部提压心肺复苏仪使用方法

(1)把提压板平置于患者中上腹部。

(2)仪器顶角位于双肋缘和剑突间。

(3)启动开关,使负压盘紧密吸附上腹部皮肤。

(4)吸附紧密后开始提拉和按压,提拉力度 20~30 kg,按压力度 30~50 kg,向下按压时垂直用力,勿左右摆动,提拉时垂直向上均衡用力。

(5)频率 100~120 次/min,同胸外心脏按压频率。提拉和按压时间比为 1:1。

第三节 腹部提压心肺复苏临床应用研究

腹部提压心肺复苏术配合胸外按压进行心肺复苏协同救治。

1.开放气道(A) 为患者开放气道时,应用腹部提压心肺复苏术与其配合,按压腹部腹腔内压力上升致膈肌上移,增大胸腔内压力的同时,使气道压力瞬间加大,迅速产生较高的呼出流速排出气道和肺内储留的异物,产生海姆立克效应,帮助患者开通气道,配合传统心肺复苏中的 A 效应。

2.人工呼吸(B) 为患者进行人工呼吸时,应用腹部提压心肺复苏术与其配合,当其提拉与按压腹部促使膈肌上下移动,通过改变腹、胸腔内压力,促进肺部完成吸气与呼气过程,达到体外腹式呼吸的效应,以利于协助患者建立人工呼吸支持,配合传统心肺复苏中 B 效应。

3.人工循环(C) 为患者进行胸外按压时,应用腹部提压心肺复苏术进行胸腹联合提压与其配合,当其提拉与按压腹部可驱使动静脉血液回流增加,尤其是增加腹主动脉压同时,提高了冠脉灌注压与脑灌注压,增加了心脏排血量,建立人工循环,配合传统心肺复苏中的人工循环支持。即 C 效应。

4.除颤(D)　为患者实施体外电除颤时,应用腹部提压心肺复苏术与其配合,尤其是当放置除颤电极贴片时,胸外心脏按压无法进行而中断,启用腹部提压心肺复苏术,维持有效的人工循环与呼吸,即 D 效应。

第四节　腹部提压心肺复苏的典型案例

腹部心肺复苏技术救治胸肋骨骨折心搏骤停患者

一、腹部心肺复苏技术救治吉兰-巴雷综合征患者

1.病例简介　患者,男性,64 岁。诊断:吉兰-巴雷综合征。门诊诊疗过程中患者突发心跳呼吸骤停,立即转运至医院急救医学中心,转运途中给予心电监护、行胸外按压,开放气道并球囊辅助通气,胸外按压 1 min 后患者自主呼吸及心律仍未恢复,急诊科转运医生转用腹部提压心肺复苏仪为患者实施腹部心肺复苏术,患者复苏成功。

2.病理生理　吉兰-巴雷综合征病变为周围神经广泛的炎症脱髓鞘,可累及呼吸肌及心肌,其主要死亡原因为呼吸麻痹、心力衰竭。本病例既是由于呼吸肌麻痹导致的心跳呼吸骤停。

3.专家讨论　目前认为胸外按压其"胸泵"机制是通过按压胸廓,使胸廓下陷一回复,导致胸腔内压力发生变化,促使心脏排血量与再充盈。因胸部为骨性结构,其按压变形幅度有限,制约"胸泵"机制的发挥。另外,实施胸外按压时仅靠胸廓的被动弹性复张,肺复张有限,仅能提供 100 mL 左右的潮气量,致使单纯胸外按压抢救方法较难复苏成功。

腹部提压心肺复苏技术,是通过腹部提压装置有节律地提拉与按压腹部,促使膈肌上下移动,引发胸腹腔内压力改变促进了"胸泵"发挥的同时也兼顾了"肺泵"机制来进行心肺复苏。

按压腹部一方面可驱使静脉血液回至右心,增加回心血量;按压腹部腹主动脉可以阻断胸主动脉内血流对下肢血管的灌注,使血液于胸主动脉内储存,从而提高了平均动脉压,其突然阻断流动的血液,可以产生反向搏动的作用,驱使血液向上流动,反搏向上的血流与颈内动脉血流方向一致,在一定程度上利于反流的血液进入脑供血血管,更容易增加脑灌注;结合本病例,其最重要的一点为提压腹部促使膈肌上下移动亦可促进肺部完成呼气与吸气动作,腹部心肺复苏技术对心搏骤停患者建立循环与呼吸支持,实现了心与肺复苏并举的目的。

二、腹部心肺复苏技术救治气道梗阻所致心搏骤停患者

1.病例简介　某省人民医院急诊科内,一老年女性患者,突发大咯血、窒息引发心跳呼吸骤停,医护人员立即给予胸外按压心肺复苏方法,抢救中患者出现咯血增多,皮下气

肿等临床征象,某省人民医院急诊科主任当机立断决定使用腹部提压心肺复苏仪为患者进行腹部提压心肺复苏新技术,实施腹部提压心肺复苏法后,减少了患者因为胸外按压对胸肺损伤导致的出血加重,并促进了气道内血液的排出,解除了呼吸道梗阻,实现了心肺复苏呼吸与循环并举的功效,经过抢救患者自主循环恢复。

2.病理生理　气道异物(呕吐物、咯血、淹溺等)堵塞通气道,使氧气无法进入气道和肺部,导致了身体各个脏器与组织细胞的缺氧、二氧化碳潴留,可引起代谢功能紊乱、组织结构损伤、功能减退,尤其对于大脑细胞损伤更加严重,因大脑细胞对于氧的依赖度非常高,对于缺氧的耐受程度只有 4~6 min,停止供氧 4~6 min 后大脑细胞即开始死亡,哪怕患者复苏成功,也很难苏醒。

3.专家讨论　早在几百年前,欧洲人对溺水者应用马背复苏法,将患者置于马背上,让马不断地跳跃颠簸,就这样经过一段时间,复苏成功了。国人也有类似的方法,将溺水的孩子放到施救者肩上,让施救者抬高腿不停地跑步,也同样成功挽救了生命。通过震荡和颠簸,挤压被救者的腹部与胸部,同一时间发挥"胸泵"和"腹泵"的作用,这种对胸腹部的挤压与震荡,使腹腔内的压力发生变化,连带膈肌上下移动起到了腹式呼吸的作用,相当于胸-腹-肢立体心肺脑复苏"肺泵"的原理,也就是腹部心肺复苏术的雏形。

结合本病例抢救的成功,我们初步体会到,腹部提压心肺复苏技术与海姆立克手法有相通之处,比如按压腹部时就增大了腹腔内压力,可以抬高膈肌使其上移,在增大胸腔内压力的同时,使气道瞬间压力迅速加大,肺内空气被迫排出,使阻塞气管的异物被动驱出,故腹部提压心肺复苏方法特别适用于气道有异物(呕吐物、咯血、淹溺等)阻塞所引发的继发性心跳呼吸骤停。

三、腹部心肺复苏技术救治法洛四联症患者

1.病例简介　患者,女性,18 岁。诊断为法洛四联症入院,心功能Ⅲ级,中度发绀,杵状指(趾)。晨起洗漱后突发胸闷、气急、心悸、晕倒床上。查体:意识模糊、口唇重度发绀,呼吸浅快,血压 82/64 mmHg,脉搏 70 次/min,脉搏细弱,心音低钝,心脏杂音减弱。立即给予吸氧、急查血气分析、心电血压监护,应用充气加压裤行腹部及双下肢加压至 160 mmHg,持续 10 min 后再放气。充气紧束腹部及下肢前、后吸入氧流量不变。结果:患者 2 min 后意识转清,口唇微红,缺氧症状缓解。

2.病理生理　法洛四联症是一种常见的先天性心脏畸形。其基本病理为室间隔缺损、肺动脉狭窄、主动脉骑跨和右心室肥厚。法洛四联症在儿童发绀型心脏畸形中居首位。法洛四联症患儿的预后主要取决于肺动脉狭窄程度及侧支循环情况,重症者有 25%~35%在 1 岁内死亡,50%患者死于 3 岁内,70%~75%死于 10 岁内,90%患者会夭折,主要是由于慢性缺氧引起,红细胞增多症,导致继发性心肌肥大和心力衰竭而死亡。

3.专家讨论　王立祥教授用类似体泵原理治疗法洛四联症儿童,从其发绀、缺氧发作的蹲踞现象获得灵感,通过挤压下肢及腹主动脉使得腹动脉、腹主动脉压升高,胸主动脉压升高,减少右向左分流,改善症状,这种下肢加压的方法来缓解缺氧发作,就是对体泵机制的实践例证。

四、腹部心肺复苏技术救治胸肋骨骨折心搏骤停患者

1.病例简介　患者，男性，78 岁，诊断为高血压、脑出血昏迷，在急诊抢救间发生心跳呼吸骤停，立即给予胸外按压，经口腔气管插管接呼吸机辅助呼吸等抢救措施，生命体征稳定后收入急诊重症监护室继续住院治疗。观察患者程深昏迷状态，入院后给予床旁胸片显示患者左侧 4~6 肋骨折。患者于收治当晚再次发生心搏骤停，应用腹部提压仪为患者实施腹部心肺复苏，患者恢复自主心律，复苏成功。

2.病理生理　患者并发胸肋骨骨折后，不能保证心肺复苏时进行标准力度和幅度的胸外按压，且此时胸廓复张受限，均使“心泵”和“胸泵”机制不能得到理想发挥，而影响了复苏效果。其次，此时若继续实施胸外按压，就会有骨折的胸肋骨残端刺破患者胸膜或肺部加重其损伤的风险，属胸外按压禁忌。

3.专家讨论　一项由卢布尔雅那法医研究所通过尸检分析 2 148 例非创伤性心搏骤停患者复苏后胸部骨折的发生情况，表明男性和女性患者胸外心脏按压后胸部骨折的发生率分别为 86%（1 268/1 480）和 91%（607/668），其中胸骨骨折的发生率分别为 59%（878/1 480）和 79%（525/668），肋骨骨折的发生率分别为 77%和 85%。通常认为心肺复苏患者中至少 1/3 发生肋骨骨折，至少 1/5 发生胸骨骨折。然而，该研究表明胸部骨折发生率比想象中更高，并且随按压频率和深度的增加而增高。腹部心肺复苏作用的部位是腹部，这就有效地避开了出现多发骨折的胸部，不会对其原有的病变造成进一步损伤，更不会在操作中导致胸、肋骨骨折及继发肺部、心脏的损伤。应用腹部心肺复苏可以很好地回避、弥补、完善胸外按压心肺复苏所面临的不足和困境。

第十章 腹部提压心肺复苏与传统心肺复苏

第一节 破解按压/通气比窘境之难

自1958年Peter Safar创造人工呼吸,1960年Kouwenhoven等报道徒手胸外按压术以来,现代心肺复苏中胸外按压/通气比经历了5:1和15:2,直到《2005国际心肺复苏及心血管急救指南》将按压/通气比调整为30:2,其目的在于通过增大胸外按压的比例,为重要脏器提供有效的血流灌注;然而不论比例如何变更,CPR成功率仅有5%~10%,并没有显著提高。追其原因不得不从CPR的源头上考量,尤其是现行的按压与通气不能同步进行,即胸外按压时只有循环而无通气,而后予以人工通气时又无人工循环维系,导致通气/血流比例失调,肺内换气不能有效地进行,必将影响心与肺复苏的质量。故以往按压/通气比的变更仅仅是一种"量"的调整,并未从按压/通气有机同步进行的"质"上变化,如何走出胸外按压/通气比之窘境,创建持续人工循环状态下给予人工通气的新模式,是当今吾辈心肺复苏工作者必须承担的历史使命。

窘境之一:间断了循环

国际心肺复苏指南中推荐的胸外按压/通气比,无论是5:1、15:2或现今的30:2,均是在胸外按压中断后再实施人工通气,由于人工通气时没有实施胸外按压,从而间断了人工循环,不能保障心脑等重要脏器的循环灌注。胸部按压由Kouwenhoven等引入现代CPR医学,CPR的主要目的不仅仅局限于恢复患者的心跳和呼吸,更重要的是恢复患者正常的脑功能,CPR时有部分患者因不可逆脑损伤而致死亡或残留严重后遗症,故脑复苏是CPR最后成败的关键。因此在CPR研究的不断进行中,人们开始更加强调循环支持的重要性,想方设法地缩短胸外按压间断的时间,减少人工通气的次数,最初的胸外按压/通气比仅为5:1,后来人们发现不能满足心脑复苏的灌注,遂变更为15:2直到目前的30:2,然而比例的调整只是量的变化,虽是一种进步,但仍不能从根本上解决实施通气时间断循环的窘境。只有创建CPR时持续循环支持的新模式,才能突破目前胸外按压/通气比的瓶颈。

窘境之二：延迟了换气

依国际复苏指南中胸外按压/通气比实施 CPR 时，当胸外按压人工循环终止后，再给予人工通气，人为的使人工通气和胸外按压被独立开来；这种在按压的中断期予以通气的方式，使其在进行人工呼吸时没有人工循环支持，导致通气与血流相脱节，通气/血流比例（V/Q）异常，影响肺内气体交换，不能保证 CPR 时的氧合。保持适宜的氧合与有效的二氧化碳清除是 CPR 中呼吸支持的主要目的，直接关乎心搏骤停（CA）的复苏存活率，维持有效的肺换气，对于继发性 CA 患者尤为重要，其多因窒息缺氧引发（如溺水、窒息、呼吸衰竭等），心搏骤停时氧储备可能已经耗尽，体内动脉血氧含量严重下降，不足以维持机体的氧需求。提供符合生理机制的理想人工通气模式，即在人工循环的状态下给予同步通气，以利于保证肺泡换气的有效进行，确保 CPR 时的氧和，可谓是早期 CPR 呼吸支持的新方案。

窘境之三：贻误了时机

临床遵循胸外按压/通气比进行 CPR，人工通气占据了部分时段，减少了胸外按压有效时间，将影响到 CA 患者的黄金救治时限（4~6 min）。多数的 CA 患者为原发性心搏骤停，早期血液中尚含有部分氧，心肌及脑的氧供减少主要是血流减少，而不是减少的通气或氧气导致血氧下降，对于其复苏救治的早期则更强调循环的重要性；一味按胸外按压/通气比的固定模式实施 CPR，在人工通气时就会导致胸外按压的中断，不能维持心脑等重要器官的灌注，无疑将降低复苏存活率。研究表明复苏中胸外按压间断的平均时间为 25%~50%，因此不论如何调整按压与通气的比例，都不能改变没有按压就没有血流灌注的事实，因即使是一次短时间的按压中断都可导致冠脉灌注和脑灌注压大幅下降，需要较长的时间才能重新建立适宜的动脉压和冠脉灌注压。笔者认为对于原发性 CA 早期则更侧重于不间断胸外按压的循环支持，方能不贻误心肺复苏的黄金时间。

窘境之四：束缚了思维

国际 CPR 指南对胸外按压与人工通气比例的历次变更，不断地减少 CPR 中人工通气所占的比例，力求减少通气以增加按压次数，意在强化人工循环的重要性。如此将思维禁锢在量化胸外按压与人工通气比例的思考层面上，某种程度上束缚了 CPR“质”的飞跃。

现代 CPR 历经半个多世纪的今天，人们更应该恪守实事求是的医学人文精神，依据不断变化的临床 CPR 现实，不拘泥传统 CPR 的思维模式，科学地破解胸外按压/通气比的已有格局，建立人工循环与人工通气一体化的心肺复苏新理念，真正实现 CPR 从量变到质变的飞跃。综上，通过对 CPR 中胸外按压与人工通气比的分析，针对其间断了循环、延迟了换气、贻误了时机、束缚了思维等诸多疑惑，我们探索了单一持续胸外按压 CPR、同步按压触发通气 CPR、经膈肌下抬挤 CPR、插入式腹主动脉按压 CPR、与胸外按压非同步通气 CPR、腹部提压 CPR 等心肺脑复苏新技术，力求与同道们携手并肩跨入心肺复苏新纪元。

第二节 应对创伤引发心搏骤停之法

近年来随着自然灾害和人为灾害的频发，由意外事件导致的严重创伤引发的心搏骤停呈上升趋势，已引起人们的广泛关注。自然灾害和人为灾害因素导致的创伤性心搏骤停常见于颅脑损伤、胸部伤、腹部创伤、脊柱和脊髓损伤、严重四肢创伤、多发伤与复合伤，创伤引发的心搏骤停患者复苏成功率低。鉴于创伤导致的心搏骤停大多在特殊的条件下发生，实施人道医学救援的过程中，根据灾害创伤并发心搏骤停的特点，比如创伤引发心搏骤停多伴有胸肋骨骨折、腹部脏器损伤、失血性休克等，进行适宜的个性化人道医学救援在原有心肺复苏方法基础上，选择适宜的个性化 CPR 方法对于提高创伤后心搏骤停复苏成功率显得尤为重要。

1.腹部提压心肺复苏术　众所周知，对于合并有胸部外伤肋骨骨折的心搏骤停患者，传统 CPR 的胸外按压因可能导致骨折断端伤及肺脏及胸膜而属于禁忌：且此时胸廓复张受限，难以保证标准的按压力度和幅度（即按压幅度 4~5 cm，力度 45~55 kg），均使“心泵”和“胸泵”机制不能得到理想发挥，影响了 CPR 效果。鉴于此，我们研制了腹部提压 CPR 装置，对胸部外伤合并有肋骨骨折的心搏骤停患者进行 CPR，发现腹部提压 CPR 法较传统标准 CPR 方法复苏的成功率高。

该方法利用由提压板、负压装置和提压手柄三部分组成的腹部提压装置，通过对腹部进行按压和提拉实施 CPR。施救者用双手紧握提压手柄将提压板平放在被救者的中上腹部，提压板上方的三角形的顶角放在肋缘和剑突下方，负压装置的开口与被救者的皮肤紧密接触，启动负压装置形成负压，使患者的腹部和提压板紧密结合，施救者于患者侧方通过提压手柄以 100~120 次/min 的频率连续交替向下按压与向上提拉，按压和提拉的时间为 1:1，向下按压时垂直用力，勿左右摆动，提拉时垂直向上均衡用力，按压力度控制在 50 kg 左右，上提力度在 30 kg 左右。按压腹部可使膈肌上升，抬挤心脏，发挥“心泵”作用，增加胸内压，提高心排血量；并能促使腹部器官中包含了人体血液供应的 25% 血液流入心脏。提拉腹部时腹腔压力迅速降低，膈肌最大限度下移，扩大了胸腔的容积，增大了胸腔的负压，亦充分发挥了“胸泵”机制，促进了血液回流。腹部按压和提拉过程中增加了腹主动脉的阻力，增加了冠脉灌注压，即可以运送更多含氧丰富的新鲜血液流入心脏，并能促使下腔静脉血液回流入右心房；另一方面，可使膈肌上下移动，导致胸腔压力的变化，膈肌下移时胸腔负压增大，有利于空气进入肺部，膈肌上移时利于肺部气体排出，发挥了“肺泵”作用，实现了吸气与呼气，达到了体外人工呼吸之妙用，真正实现了一体化 CPR。

Geddes 等研究发现腹部节律按压与传统 CPR 比较，前者可提高冠脉灌注率约 6 000，且不损害脏器功能；美国普渡大学一名学生观察到，每次胸外按压后如果进行一次腹部按压将可以使 CPR 血流加倍，表明了腹部按压 CPR 已成为受到关注的有效的 CPR

方法。但腹部按压 CPR 仍具有一定的局限性,每次腹部按压放松时,膈肌自然下降回至原位,不能最大限度地增加膈肌移动幅度。腹部提压方法能最大限度地增加膈肌移动,主动提拉加速了膈肌的下移,确保了有效的循环和呼吸。腹部提压 CPR 方法尤其适用于存在胸廓畸形、胸部外伤、血气胸、呼吸肌麻痹等心搏呼吸骤停的患者,在腹部外伤、膈肌破裂、腹腔脏器出血、腹主动脉瘤、腹腔巨大肿物等状况时禁用。另外,采用腹部提压方法进行 CPR 时,可省去传统 CPR 时一人负责按压,另一人负责人工呼吸的模式。尤其在人道救援现场,急救人员和抢救器材不充分的情形下,对于需要呼吸支持的复苏患者,腹部提压类似于腹式呼吸,每次提压测得的潮气量达 500 mL,接近于常人的生理呼吸值,故对创伤后心搏骤停患者实现了真正意义上的心与肺复苏并举。

2.经膈肌下抬挤心肺复苏术 对于各种创伤与不同环境下出现的心搏骤停,常采用的复苏方法仍然是胸外心脏按压,但由于创伤后心搏骤停患者大多合并胸肋骨骨折,使标准 CPR 术的效果不尽人意;开胸心脏按压术虽然效果较为肯定,但由于耗时且损伤大,临床应用受到很大限制,尤其是对腹部创伤患者在开腹手术等特殊条件下出现的心搏骤停,由于腹腔开放,标准 CPR 难以充分发挥胸泵作用,不能保证重要脏器的血液供应,临床复苏成功率低,复苏后患者生存质量难以令人满意。经膈肌下抬挤心脏的 CPR 方法,能够利用腹部开放的切口,顺势迅速建立有效的血液循环。

经膈肌下抬挤心脏 CPR 具体实施方法为:术者位于患者右侧,采用上腹部正中切口进入腹腔,利用腹腔撑开器撑开切口,将右手从手术切口处伸入膈肌下方,将 2~5 指并拢置于心脏后下方膈肌贴附面处,术者左手掌置于胸骨中下 1/3 处固定后,双手配合以右肘腕关节协调带动右手 2~5 掌指有节律冲击性地向胸骨处抬挤,使膈肌上移 4~5 cm,然后迅速放松使膈肌回至原位,如此规律交替进行,抬挤频率每分钟 100 次。其原理在于:心肌前为胸骨,下抵膈肌,后靠脊柱,心包限制心脏左右移动。膈肌具有一定弹性,当操作者用 2~5 掌指托起膈肌上移抬挤胸骨后方的心脏,通过"心泵"机制达到泵血;同时膈肌上移,胸腔容积相对变小致胸内压升高而发挥了"胸泵"机到,亦提高了心肌排血量。当操作者 2~5 掌指放下膈肌回位,胸腔容积相对变大致胸内压降低,使静脉血回流至心脏,如此有节奏地经膈肌下抬挤心脏,而代替心脏自然搏动,以达到维持血液循环的目的;膈肌上下移动,导致胸腔压力的变化,亦发挥了"肺泵"作用,辅以一定的肺部通气。

对于各种原因引发的心搏骤停,最重要的是行心脏按压,以维持重要器官的灌注和促进心脏复跳,无论何种方法,只有贴近心脏的挤压才能保证较好的心搏量,以满足心脑等重要器官的血液灌注,已成为人们的共识。开腹经膈肌下抬挤心脏 CPR 比开胸心肺复苏术(OCCPR)入路损伤小、耗时短、操作易、便于实施,同时不受人工呼吸条件限制,且可避免 OCCPR 压迫心房冠状动脉支的缺陷,有利于心与肺复苏。近年来,我们在规避徒手胸外按压和 OCCPR 不足的同时;结合临床实际针对不同境遇下出现的心搏骤停患者,设计了开腹经膈肌下向上向前抬挤心脏的 CPR 方法,用于各种原因导致的心跳呼吸骤停的抢救,经临床和动物实验检验收到了良好的 CPR 效果。开腹经膈肌下抬挤心脏 CPR 的方法,适用于各种开腹手术时出现心搏骤停患者。该方法具有较大的灵活性,比如对原发或继发膈肌破裂的心搏骤停患者,尚可直接经膈肌下入路进入胸部实施心肌挤压,故也可用于常规胸外按压有禁忌证比如胸廓畸形、胸部外伤、血气胸、呼吸肌麻痹等无条件进行 OCCPR 的心搏骤停患者。郑州人民医院对肝移植术中阻断或开放下腔静脉后并发心搏骤停的患者,利用已有腹部切口显露清晰的特点,顺势经膈肌下抬挤心脏进行循环支持,全部病例均恢复自主心律,收到良好效果,可谓是实用、便捷、安全、可靠的个性化人工支持循环方法,适于创伤尤其是腹部创伤手术时等其他情况下出现心搏骤停复苏抢救时急用。

第三节 走出传统心肺复苏误区之路

CA 是一类直接威胁人们生命健康的急症,我国每年有近 50 万人发生猝死,且随着心脑血管疾病的逐年攀升,心搏骤停已成为世界性难题而备受关注。心肺复苏作为抢救心搏骤停的有效方法,经过 50 余年的探索实践,院内 CPR 的自主循环恢复率虽有提高,但患者生存出院率却很不理想。因此,临床在发掘完善新方法的同时,亦应不断总结经验教训,找出 CPR 进程中的误区,以正确把握并实施 CPR,提高救治成功率。

1.心肺复苏程序"刻板化" CPR 程序"刻板化"是指不顾主客观实际需求而一成不变地沿用既定的 CPR 抢救程序。2010 版 CPR 指南改变了自 20 世纪 60 年代国际标准 CPR 指南建立以来一直沿用的 A—B—C 抢救程序,冲破了传统 A—B—C 程序的局限性,更改为 C—A—B 程序,这是对 CPR 再认识上的一次飞跃。然而每次 CPR 的实施都有不同特点,拘于任何一种固定的抢救程序都会使一部分患者失去 CPR 成功的机会。问题不在于程序本身,而在于我们对程序适应范围的认知。CPR 的抢救程序可以是 A—B—C、C—A—B 甚至是 A—C—B 等多种模式,可根据救助对象的状况、救助员的能力、救助环境的设施等特殊性,审慎地组合 CPR 程序。比如成人死亡多以心搏骤停和心室颤动(VF)等原发性心搏骤停为主;儿童则以窒息引起继发性心搏骤停为主。前者心搏骤停时体内动脉血氧含量丰富,故可先行胸外按压(C—A—B 程序);后者心搏骤停时体内动脉血氧含量严重下降,不足以维持机体的氧需求,故应先开放气道行人工呼吸(A—B—C 程序),以帮助提高患者动脉血氧含量。总之,临床 CPR 中要冲破既定 CPR 程序的禁锢,坚持实事求是组合 CPR 程序的原则,采用跳跃思维的思维模式,才能准确地把握好 CPR 抢救程序,做到以变应变,变有序为有用。

2.心肺复苏通气"死腔化" CPR 通气"死腔化"是指人工循环中止后再进行通气,导致通气与血流相脱节的呼吸支持。无论是 2000 版 CPR 指南中提到的 2 次人工呼吸后再进行 15 次胸外按压,还是 2010 版 CPR 指南中提到的先行 30 次胸外按压后再予 2 次通气,在按压的间歇期予以通气支持,人工呼吸和胸外按压被独立分割。在行人工呼吸时,因为没有胸外按压建立人工循环,所以只有很少甚至没有肺血流,VA/Q 比值增大,肺内气体不能充分被氧合;而在胸外按压时,仅有限的甚至没有肺通气,VA/Q 比值下降,VA/Q 比例失调,近乎呈现一种"死腔化"通气状态,血液内气体得不到有效更新,不能有效地缓解机体缺氧和二氧化碳潴留,无法实现人工呼吸支持。为此,王立祥等提出腹部提压 CPR 法,此法一方面通过增加腹主动脉的阻力,使冠状动脉灌注压升高,即增加心脏的血氧供给,并促进下腔静脉血液回流,维持有效人工循环;另一方面可使膈肌上下移动,使胸腔压力发生变化,膈肌下移时胸腔负压增大,利于空气进入肺部,膈肌上移时则利于肺部气体排出,充分发挥肺泵的作用,从而使 VA/Q 比值合理化,实现有效肺换气,提高动脉血氧含量。腹部提压 CPR 法使“肺泵”与“心泵”相结合,真正实现人工循环和呼吸支持一体化 CPR。在“胸路”不通时,改走“腹路”,利用平面思维模式,拓展思路,是腹部提压 CPR 得以成功思维基础。

3.心肺复苏按压“形式化” CPR 按压“形式化”是指忽略胸外按压的效果,而过分强调胸外按压的实施。临床上心搏骤停的抢救以徒手胸外按压为主,临床实践证明,随心搏骤停时间延长(>15 min),心脏顺应性明显降低;同时,胸外按压要求施救者的操作达到足够的按压力度和按压幅度,有可能使得其中约 1/3 的被救者发生肋骨骨折。上述情况发生后,胸外按压中的“心泵”和“肺泵”机制均被极大地削弱,不再具有推动血液循环的作用,心排血量明显减少,CPR 成功率严重减低。然而在临床实践中,医务工作者本身的义务、责任及患者家属难以抗拒的诉求,均驱使施救者继续实施本已无效的 CPR。在此种情形下应另辟蹊径,寻求其他有效的抢救方法,如利用前述腹部提压法,或采用主动加压-减压 CPR 的方法,即利用吸盘吸附于胸廓进行提拉与按压(胸外提压)交替进行的 CPR。由“按”到“提”,看似一字之差,却是解决了用常规“按”的思路难以解决的问题,而采用“提”的逆向思维模式寻求到了解决问题的方法。胸外提压法在主动扩张胸廓的同时,充分发挥“心泵”与“肺泵”作用,故对于心搏骤停时间较长的患者常规徒手胸外按压复苏效果不明显时,宜采用胸外提压 CPR 方法。

4.心肺复苏开胸“概念化” CPR 开胸“概念化”是指开胸心脏按压理论标准与实际运用并不相符的现象。早在 1972 年就有关于开胸心脏按压的描述,研究认为当胸外按压超过 20 min 无效时,可采用开胸进行直接心脏按压复苏,当接诊胸腹部穿透伤并发心搏骤停、肺栓塞、心脏压塞、胸廓畸形等情况的患者,行常规体外 CPR 时均应尽快开胸手术,实施直接心脏按压。研究也指出积极行开胸 CPR 有益于提高复苏成功率。但临床实践中,开胸 CPR 受到现场条件、人员技术、设备需求等诸多因素的制约,除非术中发生心搏骤停,否则鲜有行开胸 CPR 的临床报道。此外开胸 CPR 的复苏成功率约为 50%,而其创伤程度巨大、术后护理难度高,患者及其家属较难接受。针对这一现象区,王立祥观察开腹心脏挤压与开胸心脏按压具有相同属性,故提出利用腹部手术开放的切口,经膈肌下抬挤心脏。经临床及动物实验证明,经膈肌下抬挤心脏,迅速建立有效的血液循环进行 CPR 的方法,能够弥补上述传统开胸 CPR 方法的不足,提高患者的抢救成功率,不失为一种因地制宜、因人而异的个体化 CPR 方法。经膈肌下抬挤心脏 CPR 方法的成功提出,类比思维贯穿于始终。

5.心肺复苏通路“单一化” CPR 通路“单一化”是指只循静脉为唯一循环通路的途径。在进行 CPR 时,及时、有效、安全地建立输液通道可确保药物在最短时间内抵达循环,提高 CPR 成功率。然而临床实践表明,5%~10%的患者难以建立血管通路。在 2005

年美国心脏协会 CPR 指南指出复苏药物可经静脉或者骨髓腔(IV/IO)给药,并推荐:“在急诊抢救时,成人在外周静脉穿刺失败 2 次或时间超过 90 s,即为建立骨髓通路指征;儿科患者首选骨髓通路。”然而骨髓通路在我国却并未普及。一方面,观念上人们过于担心骨髓炎的发生(尽管事实上骨髓炎的发生率从未超过 1%);另一方面,建立骨髓通路的电动装置价格昂贵,手动装置费时费力缺乏稳定性。因此从某种意义上说,CPR 通路“单一化”影响了 CPR 的成功率。王立祥通过螺旋推进的逆向或正向原理,借助人力推进的压力产生向前的旋转作用,为各种骨髓穿刺针提供驱动力,在这种力的作用下将骨髓穿刺针便捷地穿入骨髓腔内,可进行快速给药补液。经临床初步应用取得了较好的效果,被誉为“快速建立循环通路的好推手”。总之,积极推进骨髓通路的建立,与血管通路相互补充,快速、有效地建立输液通道是 CPR 成功的重要保障。骨髓腔穿刺驱动器研制的成功,是舍弃了国外电动输注装置复杂的表象,去繁就简直指问题的要害,通过简单思维这一思考模式得以实现。

6.心肺复苏背板“无声化” CPR 背板“无声化”是指缺乏智能互动反馈信息,而习惯于依赖单向 CPR 辅助装置。复苏期间胸外按压频率与幅度对于能否恢复自主循环以及存活后是否具有良好的神经系统功能非常重要,按压次数受按压速率和按压比例(进行 CPR 过程中实施按压的总时间)的共同影响,然而在进行 CPR 时,无论专业还是非专业人员,大多凭个人对 CPR 技能的掌握程度和临床经验来进行胸外心脏按压;由于缺乏现场即时反馈的客观数据提示和评判监督指示,使施救者难以按照标准力度和频率的要求进行 CPR,必然会影响 CPR 的成功率。为解决这一问题,王立祥设计的感控式 CPR 背板,在进行 CPR 时将其置于患者胸背部下方,据 2010 国际 CPR 指南进行徒手胸外心脏按压,参照背板显示窗口的标准压力及频率提示实时调整,以完成标准的胸外按压,使原来具有单一支撑功能的垫板变成了能够为施救者提供标准按压参数和频率提示的多功能智能化背板,有效规避了不规范胸外按压引发的胸肋骨骨折等并发症,行 CPR 时操作的规范性明显优于传统的 CPR。感控式 CPR 背板的研发,正是将压力传感、声光控制等技术转用到 CPR 支撑背板上,这种移植思维模式,显现出了强大的活力。

7.心肺复苏时限“教条化” CPR 时限“教条化”是指机械性地依照理论的 CPR 指南要求来控制复苏时限。以往患者心搏骤停后行 30 min 的 CPR,未见 ROSC,评估脑功能有不可逆的表现,医师则宣告终止 CPR。这在很大程度上取决于医生的即刻判断,存在主观因素误差。而随着对疾病的认识和现代科技技术的进步,部分心搏骤停患者通过适当延长 CPR 时间也可重获新生。因此不应单纯依据指南要求的共性时限停止复苏,王立祥等率先对目前终止 CPR 的界定时限提出质疑,并与我国著名心肺循环专家程显声教授一道合作撰写的专论《应重视超长心肺复苏》,提出以下情况可酌情实施超长时间 CPR。①特殊病因:溺水、低温(冻伤)、强光损伤、药物中毒等导致的心搏骤停,如溺水者由于“潜水”反射使血液从肠道和四肢驱至脑和心脏,具有一定的保护作用,这时可延长复苏时限。②特殊弱势群体:尤其是 5 岁以下儿童发生心搏骤停,因小儿对损伤的耐受力较成人强,即使神经系统检查已经出现无反应状态,某些重要的脑功能仍可恢复。③特殊医疗环境:如手术麻醉状态下发生心搏骤停可能有麻醉低代谢的前提,加之监护与治疗设施齐备，以及训练有素的复苏人员参与，国外学者谓之延长 CPR 时间的理想场所。④特殊器械介入：如主动加压-减压 CPR、分阶段胸腹加压-减压 CPR、主动脉内球囊反搏及开胸心脏按压等器械介入的 CPR。总之，在人命关天的大事上，更见质疑思维的可贵；在临床实践中，我们要依据患者具体状况酌情采用超长 CPR，争取提高 CPR 成功率。

8.心肺复苏普及“边缘化”　CPR 普及“边缘化”是指部分医护人员中存在着轻视 CPR 科普的误区。亚洲复苏理事会成员国的观察性研究表明，目击者行 CPR 对提高院外心搏骤停患者生存率有积极的影响。发达国家在 20 世纪中后期已普遍实现了急救医疗立法，规定每个公民都有急救的义务，而我国在这一领域相对滞后，我国的院前急救体系尚不完善，国民 CPR 普及率远远低于欧美等发达国家，且一味依赖医院或院前急救组织而被动等待，这也是导致心搏骤停救治存活率低的重要因素。作为急救医疗系统和医务工作者需识别和加强我国生命链中的薄弱环节，把心搏骤停院前急救的重点放在普及家庭互救和社区医疗急救上，以此为己任，从自己做起，从家人做起。我们呼吁：1 名医生培训 5～10 名亲友，我国 200 万医生即可让 1 000 万～2 000 万人掌握家庭自助急救的基本技能，这也是 CPR 培训模式的一种，被称为“滚雪球培训模式”，将急诊阵地前移至家庭和普及民众掌握自救互救技能等这一设想是发散思维的范例。借助这一设想，构建一个家庭自助急救、社区干预急救、120 专业急救、医院高级急救“四位一体”的院前急救新模式，既可降低 CPR 培训成本，将 CPR 技能推向更多的群众，又可大大提高我国心搏骤停的救治存活率。

CPR 是对患者生命的最后支持，能否准确认知 CPR，直接关乎患者的生命安危，容不得丝毫的疏忽，我们审慎地查找并归纳了 CPR 过程中的盲点与误区，并积极尝试修正。然而 CPR 过程中尚存在诸多未被认识的问题，切忌“机械化”地强调循证医学，避免束缚 CPR 技术与推广的创新发展。总之，CPR 技术的准确把握和创新、推广任重而道远。

第十一章 腹部心肺复苏专家共识

第一节 经膈肌下抬挤心肺复苏专家共识

既往对于各种原因与不同环境下出现的心搏骤停,尤其是对腹部创伤患者在开腹手术等特殊条件下出现的心搏骤停,常用的心肺复苏(CPR)方法有胸外按压 CPR 及开胸心肺复苏术(OCCPR)。然而胸外按压 CPR 在开腹情况下难以充分发挥"胸泵"作用,OCCPR 需另辟切口、耗费时间、手术损伤大等,故临床复苏成功率低,且复苏后患者的生存质量难以达到令人满意的程度。经临床及动物实验证明,经膈肌下抬挤心脏 CPR 方法通过使膈肌上下移动改变胸腔容积,能够达到维持循环和通气之目的,在一定程度上弥补了常规胸外按压的不足,可提高患者的抢救成功率。故中国腹部心肺复苏协作组从临床 CPR 实际需求出发,达成了经膈肌下抬挤进行 CPR 的共识。

1.经膈肌下抬挤 CPR 产生的背景　心搏骤停是各类开腹手术中最严重的并发症,其发生率在不同国家之间有一定的差异,从 4.3/10 000 例次到 34.6/10 000 例次不等。尽管导致心搏骤停的原因各异,但术中尽早建立循环和呼吸是抢救成功的关键。目前,临床工作中对存在胸外按压禁忌、开胸心脏按压受到限制,尤其是开腹手术中出现的心搏骤停患者,常规的心肺复苏方法存在一定的局限性,使临床医师时常面临力不从心、束手无策的窘迫局面,影响了临床心肺复苏抢救的成功率。

以往在开腹手术中发生的心搏骤停,常规应用胸外按压进行心肺复苏,由于腹部切口敞开,胸外按压难以充分发挥"心泵"和"胸泵"作用,使临床心肺复苏成功率大幅度减低。传统胸外按压心肺复苏法对成人要求施救者按压力度为 55 kg,按压幅度为 5 cm,容易导致胸肋骨骨折等诸多并发症而影响心肺复苏效果。同时,临床上遇有胸外伤、血气胸、胸廓畸形等胸外按压禁忌的心搏骤停的患者,使这一常规的复苏方法的实施受到了限制。鉴于此,临床上急需寻找一种便捷有效的心肺复苏方法应对开腹手术中出现心搏骤停患者的救治。

2.经膈肌下抬挤 CPR 的主要机制　经膈肌下抬挤 CPR 在规避徒手胸外按压和开胸心脏按压不足的同时,结合临床实际针对不同境遇下出现的心搏骤停,依据只有贴近心脏的挤压才能保证较好心搏出量的原则,设计了开腹经膈肌下向上向前抬挤心脏的心肺复苏方法。

(1)心泵机制　Kouvenhoven 等在提出胸外心脏按压术的同时提出了心泵学说。即通过体外按压胸廓,按压时心脏泵血;按压松弛时,心脏恢复原状,静脉血吸入心脏内,形成人工循环。经膈肌下抬挤通过心脏的解剖及位置实现心泵机制。心脏位于胸腔之内,其前为胸骨,下抵膈肌,后靠脊柱,心包限制心脏左右移动,但是心脏缘于膈肌一面具有一定活动度。膈肌具有一定弹性,当操作者用 2~5 掌指托起膈肌上移抬挤胸骨后方的心脏,使心腔变形,血液受到向上向前的冲击,被排挤出心脏;放松膈肌,心腔恢复原状,静脉血回流入心,通过膈肌的上下移动实现"心泵"机制达到泵血。

(2)胸泵机制　Rudikoff 等提出了胸泵学说,指出在胸外按压时推动血液循环的是胸腔内外的压力梯度。胸外按压时通过增加胸内压、心内压和胸腔血管内压,促使血液向前流动;胸外按压放松时胸廓反弹,胸腔内外静脉压差使血液反流回心脏。经膈肌下抬挤膈肌使其上移,亦可导致胸腔容积相对变小致胸内压升高而发挥了"胸泵"机制,从而提高了心脏排血。当操作者 2~5 掌指放下膈肌回位,胸腔容积相对变大致胸内压减低,使静脉血回流至心脏,如此有节奏地经膈肌下抬挤心脏,而代替心脏自然搏动,以达到维持血液循环的目的。

(3)肺泵机制　王立祥等提出了肺泵机制,研究指出膈肌上移,导致胸腔容积减小,可使肺脏受压排出肺泡内气体,完成呼气动作;膈肌下移,导致胸腔容积增大,肺脏膨胀使空气进入肺泡,完成吸气动作。经膈肌下抬挤亦可引起膈肌上下移动,导致胸腔压力的变化,发挥了"肺泵"作用,赋予一定的肺部通气,达到同时维持循环与通气的目的。

3.经膈肌下抬挤 CPR 的临床应用　经膈肌下抬挤 CPR 优势在于:①开腹入路损伤小、耗时短、操作易,便于实施;②通过贴近心脏的膈肌上下移动,能够充分发挥"心泵"和"胸泵"作用,利于提高心排血量;③经膈肌下抬挤心脏过程中,膈肌上下移动时胸腔内负压改变,具有一定通气作用;④根据患者发生心搏骤停时的场所,顺势因地制宜地选用经膈肌下抬挤 CPR 方法,能争分夺秒适时进行循环和呼吸支持;⑤经膈肌下抬挤 CPR 是向上向前来抬挤胸骨后方的心脏,不同于经膈肌按压心脏,故可充分按摩心脏发挥"心泵"作用。

经膈肌下抬挤心脏的 CPR 方法是对诸多 CPR 方法的补充和发展,该方法能充分运用"心泵""胸泵""肺泵"原理,因势利导迅速建立有效的血液循环,并可产生一定的呼吸作用,可谓是实用、便捷、安全、可靠的人工循环与呼吸支持方法,适用于各种情况(如胸外按压禁忌、开胸手术受限)尤其是腹部创伤手术出现心跳、呼吸骤停时 CPR 抢救急用;另外,开腹经膈肌下抬挤心脏 CPR 方法,具有很大的灵活性,比如对原发或继发膈肌破裂的心搏骤停患者,可直接经膈肌入路进入胸腔实施直接心脏按压。经膈肌下抬挤 CPR 确实为一种值得推荐的能够提高心跳呼吸骤停抢救成功率的新方法。

诚然,进行临床 CPR 时,急救医学工作中要在遵循国际 CPR 指南前提下,充分认识到已颁布的国际指南仅是一个原则性指导纲要,具体执行时还要充分考虑到不同人群的差异,并结合心搏骤停时的多重因素加以灵活应用;针对不同个体在不同情况下出现的心跳呼吸骤停,摸索个体化 CPR 的方法以提高 CPR 抢救成功率,这其中经膈肌下抬挤心脏 CPR 无疑是一个颇具意义的尝试。

第二节 2019 创伤性休克急救复苏创新技术临床应用专家共识

创伤性休克是严重威胁人类生命健康的一种急症,是创伤因素造成的有效循环血容量减少,引起细胞缺氧,进而导致多脏器功能不全或衰竭的一种综合征。高渗晶胶复合液可通过渗透压梯度将肿胀细胞的细胞内液和组织间液转移至血管内,以自体输液的形式快速主动扩充血容量,霍姆复合液作为其典型代表,具有用量少、起效快,且不增加机体负荷等特点而被应用于创伤性休克的临床治疗。创伤导致的心跳呼吸骤停不同于非创伤原因导致的心搏骤停,低血容量是导致创伤患者心搏骤停的主要原因,应积极采取有效的复苏措施如及时输注晶胶复合液或血制品恢复有效循环,同时进行心肺复苏,目前最常用的是胸外按压 CPR。胸外按压 CPR 有一定的局限性,临床研究发现至少有 1/3 被救者发生了胸肋骨骨折,且传统 CPR 中口对口人工呼吸存在疾病传播的危险,不易被施救者接受,这些都阻碍了传统 CPR 的有效实施。针对传统 CPR 的诸多缺点,腹部按压法备受关注,然而腹部按压在弥补了传统 CPR 不足的同时,亦有不理想之处,比如每次腹部按压放松时,膈肌自然下降回至原位,不能最大限度地增加膈肌移动幅度,故影响了有效的循环和呼吸。腹部提压 CPR 仪通过吸盘吸附于腹部,利用手柄有节律地提拉和按压,在规避胸肋骨骨折等并发症发生的同时,对腹部实施的主动提拉使膈肌下移,充分发挥了"胸泵"和"肺泵"作用,真正达到了心与肺复苏并举的目的。对于存在传统胸外按压 CPR 禁忌证(如胸部创伤)患者可进行腹部提压 CPR,为患者赢得存活的机会,进而提高患者的生存率。笔者根据国内本领域专家的建议及临床救治经验,结合国内外文献报道,特制定本专家共识。

1.创伤性休克及 CPR　现状创伤一直伴随着人类社会发展的全过程。随着道路交通事故、工矿灾难、火灾等人为事故的增多,地震、海啸、泥石流等自然灾难的频频出现,创伤已成为危害国民健康的最主要问题之一。据世界卫生组织(WHO)统计,全球约 10% 的死亡和 16% 的致残病例因创伤所致,同时创伤也是全球 40 岁以下人群的首要死因。美国每年有超过 6 万例患者死于创伤失血性休克,而全球范围则超过了 150 万例。随着现代化生产、生活不断向复杂化、高速化发展,严重创伤的发生率日益增多,创伤性休克的发生率也随之增高。创伤性休克是由于机体遭受剧烈的暴力打击,引起重要脏器损伤、大出血,使机体有效循环血容量锐减,组织微循环灌注不足,以及创伤后剧烈疼痛、恐惧等多种因素形成的机体代偿失调综合征。创伤性休克已威胁到人类的生命健康,降低了人类的生活和工作质量,显著降低了社会劳动力,影响了社会的发展与稳定。降低创伤性休克早期死亡率,提高救治成功率和减少后期伤残率的关键在于提高专业技术人员对创伤性休克的认识及新技术的掌握。目前国内外在复苏液体的选择上一直存在争议，晶体液和胶体液是单独还是联合使用，如何正确选择晶胶复合液配比目前尚无统一认识，究竟以何种晶胶复合液配比有待于进一步研究。此外，当前临床在休克容量复苏扩容液的浓度和速度问题上仍存在严重争议。

选择合适的扩容液，明确滴速，建立多发伤的急诊院前救治体系，才是降低院前死亡率的重要手段。选择合理的复苏液体是容量复苏成功的关键。一个理想的复苏溶液应满足以下几个要素：①能快速恢复血浆容量，改善微循环灌流和氧供；②有携氧功能；③无明显的不良反应，如免疫反应等；④易储存、运输，且价格便宜。高渗晶胶复合液的代表霍姆复合溶液，即高渗氯化钠羟乙基淀粉 40 注射液，其组成为 4.2%氯化钠+7.6%羟乙基淀粉注射液，渗透压相当于等渗晶体液的 4.5 倍；胶体为平均分子量 4 万的羟乙基淀粉，属于小分子量范围，作用是提高胶体渗透浓度。其中的高渗氯化钠可通过渗透压梯度将肿胀细胞的细胞内液和组织间液转移至血管内，以自体输液的形式快速主动扩充血容量；羟乙基淀粉利用胶体渗透压的作用，维持血管内水分，增强扩容的效果，长时间稳定有效循环血容量。霍姆复合液的渗透压是 1 400 mmol/L，生理盐水的渗透压是 308 mmol/L；等渗液的扩容效果不佳（最多 1 mL 扩容 1 mL），高渗液扩容效果较好（1 mL 霍姆复合溶液大概可以扩容 3~4 mL），有较高的扩容比，利用霍姆复合溶液的临床特点对急诊急救中常见的急性创伤性休克患者进行院前紧急液体复苏，为急性创伤性休克液体复苏治疗提供新方法。

CPR 是恢复心脏规律舒缩和泵血功能的主要抢救方法，胸外按压 CPR 一直沿用至今。但是经过 50 余年的探索，CPR 的自主循环恢复率仍不理想。胸外按压 CPR 是临床最常用的心搏骤停救治措施，传统 CPR 口对口人工呼吸存在疾病传播的危险，操作时需要一人负责人工呼吸，另一人负责胸外按压，这些都成为院前 CPR 实施的阻碍。对于心搏骤停患者，无条件及时建立人工气道，尤其是在经气管插管连接呼吸器通气尚未实施前，尽早维持有效的肺通气极为重要。另外，在急诊中常遇到存在多发胸肋骨骨折或“连枷胸”的心搏骤停患者，实施胸外按压可致二次损伤，属于胸外按压禁忌证。而且，此时胸廓复张受限，使“心泵”和“胸泵”机制不能得到理想发挥，严重影响了复苏效果。针对上述问题，王立祥教授发明、李静博士转化生产、张思森博士课题组等进行临床试验，腹部提压 CPR 根据“心泵”“胸泵”和“腹泵”理论机制来建立人工循环，并可同步提供有效的人工通气，为临床实现心肺一体化复苏提供了理论依据。

2.创伤性休克及腹部提压 CPR 的病理生理机制　创伤性休克的主要特点为机体失血量过多，机体有效循环血容量不足。人们用了不止一个世纪的时间才理解严重出血的免疫反应。人们对创伤造成的出血引起的灌注不足及损伤在细胞、组织及器官水平发生的复杂变化有了较清晰的认识。创伤引起的有效循环血容量下降、红细胞和促凝血因子的减少，同时还激活了止血和纤维蛋白溶解系统，代偿机制与医源性因素，共同导致了凝血功能障碍、低体温、进行性酸中毒，造成了进一步的病理性内环境紊乱，最终导致死亡。创伤性休克患者，组织损伤加重了凝血功能障碍。在细胞水平，创伤发生后，当氧输送不能满足有氧代谢的氧需求时，休克就会发生。细胞由有氧代谢转变为无氧代谢，随着氧债的不断增加，乳酸、氧自由基等开始积聚。在组织水平，血容量下降和血管收缩导致肾、肝、骨骼肌等器官灌注不足造成损伤，进一步导致多脏器功能衰竭，在极度失血时引起心搏停止导致脑和心肌灌注不足，很快出现脑缺氧和恶性心律失常。随着出血和休克接连发生，在出血部位，凝血系统和血小板被激活，形成血栓，出血部位远端为了预防微血管血栓形成则纤溶系统活动增加。然而，将近一半的创伤患者存在高凝纤溶停止。血小板耗竭、因贫血引起血小板凝集减少、血小板活性降低等均可导致凝血功能障碍并增加病死率。医源性因素可进一步加剧创伤患者的凝血功能障碍。过多的晶体液输注稀释携氧能力，红细胞和凝血因子浓度降低。输注冰盐水对脑功能保护有一定作用，但是会加剧出血、能量储存衰竭及环境暴露引起的热量丢失，还可导致凝血系统相关酶的活性下降。另外，输注偏酸性晶体液会进一步加重由低灌注引起的酸中毒，并进一步减弱凝血因子的作用，导致凝血障碍、低体温及酸中毒的“死亡三联征”。

腹部提压 CPR 根据“心泵”“胸泵”“肺泵”和“腹泵”理论机制来建立人工循环与通气。腹部按压时，腹内压增大，膈肌上移，胸腔内容积减小，胸内压增大，心脏受压容积减小，发挥“心泵”作用，产生前向血流，恢复心排血量，同时促使腹部器官中血液（占人体血液供应的 25%）流入心脏。提拉腹部时，腹腔压力骤降，膈肌下移，胸腔容积扩大，胸腔负压减小，亦充分发挥了“胸泵”机制，心脏舒张，血液回流，为心脏泵血做准备。腹部按压和提拉过程中亦可增加腹主动脉的阻力，增加冠脉灌注压；腹部按压时，肺受压气体排出，腹部提拉时，空气进入肺部，发挥了“肺泵”作用。

3.创伤性休克与腹部提压 CPR 的适应证及禁忌证　创伤性休克液体复苏适应证：休克指数>0.5 或收缩压<90 mmHg 或舒张压<60 mmHg 患者。禁忌证包括：①过敏体质及对复苏液过敏者；②妊娠妇女；③肝肾功能障碍及凝血功能障碍者；④各种慢性疾病终末期或原有器官功能障碍者；⑤合并颅脑损伤者。

4.创伤性休克液体复苏与腹部提压 CPR 操作

（1）创伤性休克的治疗　首选晶胶复合液，霍姆复合液是其代表，其主要成分是4.2% NaCl+7.6%羟乙基淀粉，渗透压为 1 440 mmol/L，主要是通过合理的晶体与胶体配比，同时提高机体晶体与胶体的渗透压，迅速增加机体的有效循环血量，减少组织细胞水肿，使传统的液体复苏不能解决的细胞外液减少和细胞内液增加的问题得以解决。同时，高渗氯化钠可以促进机体 Na^+，K^+-ATP 酶活性的恢复，增加心肌细胞的收缩力，而且高渗晶胶复合液中的胶体成分产生的胶体渗透压，不仅可以延长重新分布的液体在血管内的滞留时间，还能降低炎症因子和细胞因子的释放，延缓凝血功能恶化，阻止休克后多器官功能障碍的发生，提高休克患者的存活率。

（2）腹部提压 CPR 仪操作　患者取标准平卧位，具体操作步骤分三步，即“一开、二吸、三提压”。以腹部提压 CPR 仪行腹部提压 CPR 法时，施救者跪于患者一侧（身体中线与肚脐与剑突中点一致）双手抓紧手柄，按两下仪器开关，将仪器平置于患者的中上腹部顶角位于双肋缘与剑突下方，吸附腹部皮肤。声音停止后代表已负压吸引固定完毕，根据指示进行腹部提压。按压过程中肘关节不可弯曲。提压时面板要与患者平行，使用过程中避免前后左右晃动，垂直进行提压。操作完毕后，双手指按压吸附处皮肤，移除仪器，操作完毕。

如在狭窄空间中无法实施标准平卧位腹部提压 CPR,可采用肢腹位、头腹位腹部提压 CPR(图 11-1A,B):施救者骑跨于患者但不与患者接触,余操作步骤同标准位。多元化腹部提压 CPR 胸腹联合操作步骤:两位施救者分别跪于患者两侧,一人实施胸外按压 CPR,另外一人实施腹部提压 CPR,两种 CPR 操作比例为 1:1,交替进行,余操作步骤同标准位(图 11-1C)。

个体化腹部提压 CPR 侧卧位操作:将患者摆成侧卧位,施救者呈丁字步站立,吸附腹部皮肤与底板连接,根据指示进行腹部提压 CPR,若在直升机上患者身体被固定不可活动时,可使用坐姿侧卧位曲臂腹部提压 CPR(图 11-1D)。

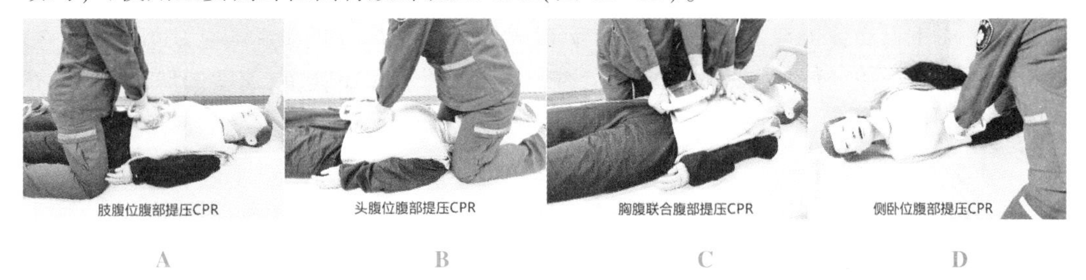

A　B　C　D

图 11-1　特殊情况下的 4 种腹部提压操作示意

5.晶胶复合液与腹部提压 CPR 对创伤性休克患者复苏效果研究的基础/临床证据　急性创伤性休克的主要病因是有效循环血量及心排出量减少,导致组织血流有效灌注不足,从而出现组织细胞代谢紊乱及功能受损。传统救治措施是尽早尽快补液,恢复有效血容量和组织灌注,早期快速补充有效循环血量是抢救患者生命、降低病死率的关键,但可能引起失血加速、不易形成凝血块或使已形成的凝血块脱落、血液过度稀释和加重酸中毒等不良后果。Solomonov 等研究发现早期快速大量输注液体可导致损伤脾出血速度进一步增加,生存时间缩短,早期快速液体复苏可增加动物的出血量和病死率。国外学者研究发现早期大量的静脉补液可以导致外伤性凝血病、器官衰竭、败血症等。国内外相关研究报道表明早期进行限制性液体的复苏治疗,能减少未控制出血性休克患者的病死率和并发症的发生。创伤性休克早期救治是降低死亡率的关键所在,主要措施是液体复苏,对于达到相同血浆容量情况下的创伤性休克患者,霍姆等晶胶复合液具有用量小的优势,对急性创伤性休克患者早期复苏效果明显,能迅速改善患者的休克状态,而且无明显的副作用,易储存、运输,且价格便宜,能显著降低创伤性休克患者的死亡率,并且能在短时间内最大限度地恢复患者的生理功能。长期以来临床医生更倾向于大剂量的晶体液扩充血容量,但 Dyson 等研究表明,晶体液在血管内的消除半衰期比胶体液短得多,所以单纯输入晶体液难以维持血压,还会加重组织水肿,甚至导致胸腹腔积液及心包积液。胶体液能增加血管内的胶体渗透压,使组织间液的水分重新吸收到血管内,能较好地扩充有效循环血容量和维持血压。Friedman 等基础研究结果显示,6%羟乙基淀粉明显比单纯应用乳酸林格液有更好的氧运输参数和动物存活率。近年来,随着对急性创伤失血性休克病理生理过程的深入研究,早期限制性液体复苏可使机体代偿机制和液体复苏作用都得到较充分的发挥。霍姆等晶胶复合液能抑制 NF-κB 活性,降低炎症因子的释放,下调细胞间黏附分子-1 的表达,减少中性粒细胞浸润,从而抑制失血性休克复苏后全身炎症反应,降低全身炎症反应综合征(systemic inflam-matory response syndrome,SIRS)发生率。

对于创伤导致的心搏骤停,及时选择有效的复苏方式是抢救患者生命和改善患者预后的关键。对于伴有胸肋骨骨折而无腹部损伤的心搏骤停患者,腹部提压CPR是其救命的不二选择,此方法解决了胸外按压CPR不能对胸部创伤心搏骤停患者进行复苏的难题,为临床提供了可选择的复苏途径和方法。有关腹部提压CPR与胸外按压CPR的临床对比研究发现,腹部提压CPR在脑功能预后方面优于胸外按压CPR。多中心数据汇总分析发现,及时给予气管插管者的复苏成功率明显高于未插管者,表明早期给予有效的氧气供应可提高复苏成功率,单纯依靠面罩或口对口人工呼吸很难纠正缺氧状态。有研究发现腹部提压CPR可升高窒息性心搏骤停患者的平均动脉压、冠状动脉灌注压,抢救效果与胸外按压CPR相当;与胸外按压或胸外提压CPR相比,腹部提压CPR的潮气量、每分通气量均显著升高,临床研究表明腹部提压CPR不但可产生有效的循环血量,而且可提供有效的人工通气。对于心搏骤停患者,在建立人工循环的同时给予人工通气,早期不仅可改善脑组织缺血状态,更可改善缺氧状态,腹部提压可明显增加回心血量,提高舒张压。腹部提压CPR可产生比胸外按压CPR更快和更多的搏出量及有效循环血量。研究发现腹部提压CPR可以更好地改善脑组织缺血,为后期脑复苏的进行赢得宝贵时间。前期动物及临床研究发现,腹部提压CPR在产生循环的同时能改善氧代谢,后期脑功能预后好。多中心临床研究证实,腹部提压CPR在改善心搏骤停患者血流动力学方面的作用与胸外按压CPR相当,但在组织器官血氧供应方面具有明显优势,在改善脑功能预后方面明显优于胸外按压CPR,而且腹部提压CPR具有较高的稳定性、便捷性和安全性。腹部提压CPR在呼吸心搏骤停患者的抢救中作用也比较突出,弥补了传统CPR方法的不足,值得临床推广使用。

6.创伤性休克的综合治疗　应在第一时间对伤情及生命体征进行评估,快速及时止血并防止进一步出血,保持呼吸道通畅,恢复循环容量及氧输送,纠正凝血功能障碍及酸中毒,尽快恢复内环境稳态。应遵循“抢救生命第一,保护功能第二,先重后轻,先急后缓”的原则。对于创伤失血性休克,应尽快控制致命性大出血。有研究发现,高达25%的出血死亡是可以通过积极有效的止血来挽救的。其他的救治原则包括保持呼吸道通畅、液体复苏、镇痛及其他对症治疗,同时应重视救治过程中的损伤控制复苏策略。最终的治疗目标则是有效控制出血,改善微循环及氧代谢障碍,恢复内环境稳定。对于存在严重创伤失血的患者,应及早启动大出血抢救预案。

7.结语　快速建立有效的输液途径进行复苏是抢救创伤失血性休克的关键。基础实验和临床研究证据均证实以霍姆晶胶复合液为代表的晶胶复合液进行早期限制性容量复苏是最有效的急救措施,能够减少复苏液体输注量,稳定血流动力学,减少ARDS的发生,为患者住院后给予输血和手术急救奠定基础和赢得机会,尤其在院前急救及转运阶段具有极大的临床推广价值。胸部外伤伴心搏骤停,是胸外按压CPR的禁忌证,实施腹部CPR能解决急救难题,“胸路不通走腹路”,启腹心动,起死回生。但需要注意的是,由于创伤伤情的复杂性、个体的反应性及休克程度的差异性,本专家共识不能完全覆盖患者所有的临床情况,在具体临床实践中需因病施治和因地(环境条件)施治,根据医生经验进行诊断和治疗。

第三节　新冠肺炎相关心搏骤停患者心肺复苏专家共识

新型冠状病毒肺炎(corona virus disease 2019, COVID-19)是一种由严重急性呼吸综合征冠状病毒-2(severe acute respiratory syndrome coronavirus-2, SARS-CoV-2)感染引起的急性传染病。SARS-CoV-2 属于冠状病毒科 β 属冠状病毒,基因特征与蝙蝠 SARS 样冠状病毒有 85%以上的同源性,主要通过呼吸道飞沫和接触传播,也可能通过气溶胶和粪-口等途径传播,人群普遍易感,呈聚集性发病。COVID-19 传染性强,临床表现复杂多样,部分患者发展成重症和危重症。重症患者多在发病 1 周后出现呼吸困难和(或)低氧血症,严重者快速进展为急性呼吸窘迫综合征(ARDS)、脓毒症休克、难以纠正的代谢性酸中毒和出凝血功能障碍等,最终因多器官功能衰竭(MOF)死亡。结合 COVID-19 的流行病学和临床特点,如何因人而异地制定 COVID-19 相关心搏骤停患者心肺复苏(cardiopulmonary resuscitation,CPR)方案,以指导临床救治,提高 COVID-19 相关 CA 患者的抢救成功率,是中国心肺复苏工作者的使命。由中国研究型医院学会心肺复苏学专业委员会、中国老年保健协会心肺复苏专业委员会、中国健康管理协会健康文化委员会、中华医学会科学普及分会等会同中华预防医学会灾难预防分会、中华医学会感染病学分会、中国研究型医院学会卫生应急学专业委员会、中国老年保健协会第一目击现场救护专业委员会、北京医学会灾难医学与心肺复苏分会、湖北省心脏猝死防治救中心、全军重症医学专业委员会心肺复苏学组、武警部队危重病专业委员会、《医学参考报心肺复苏学频道》编辑委员会、国家军地援鄂抗疫医疗队组成《新型冠状病毒肺炎相关心搏骤停患者心肺复苏专家共识》编写委员会,依照国家卫生健康委员会新冠肺炎诊疗方案的指导原则,遵照《2016 中国心肺复苏专家共识》,汇集国内外新冠肺炎研究的最新成果,以 COVID-19 患者生命需求为导向,从临床解决 CA 这一急危重症问题出发,力求探索 COVID-19 相关 CA 发生发展的变化规律,改进美国心脏协会“从救到救”的生存链模式,让 CPR 贯穿于整个全 CA 周期生存环理念。从全 CA 周期考量,将 COVID-19 相关 CA 划分为前期、中期、后期,分别赋予预防原发高危因素、预防继发高危因素、预防诱发高危因素等“三预”方针,标准化、多元化、个体化等“三化”方法,复生、超生、延生等“三生”方略,并以此制定本共识。

(一)“三预”方针

COVID-19 相关 CA 前期是指 COVID-19 患者未发生心跳呼吸骤停前的时段。狭义上指发生 CA 前极短暂的先兆症状时间,往往只有数分钟至数小时。此处定义的 COVID-19 相关 CA 前期涵盖 COVID-19 患者真正出现 CA 前的整个时间过程,主要针对 CA 原发、继发及诱发高危因素采取的预防方针。临床上部分 COVID-19 死亡患者,若可早期识别和积极干预,常常可避免死亡,通常被称为可预防性死亡。目前 COVID-19 的治疗主要是支持、对症、抗病毒、氧疗和保护重要脏器等,在此基础上,强化"三预"方针是降低病死率的重要环节。

1.COVID-19 原发 CA 的预防　COVID-19 原发 CA 是指 SARS-CoV-2 感染心血管组织器官,引起局限性或弥漫性的急性或慢性病变而直接出现的 CA,多见于暴发性心肌炎(fulminant myocarditis,FM)、血栓、心肌梗死等,部分患者在急性期因严重心律失常、急性心力衰竭和心源性休克死亡。故积极干预 COVID-19 原发 CA 的高危因素,采取预识、预警、预防的防阻策略,有利于降低病死率。

(1)暴发性心肌炎　主要特点为起病急骤、病情进展极其迅速,患者很快出现血流动力学异常(泵衰竭和循环衰竭)以及严重心律失常,并可伴有呼吸衰竭和肝、肾等多脏器衰竭,早期病死率极高。既往研究发现, 冠状病毒可诱发暴发性重症心肌炎。与 SARS-CoV 一致,SARS-CoV-2 的靶细胞受体亦为血管紧张素转换酶 2(angiotensin converting enzyme 2, ACE2)除肺泡上皮细胞和小肠上皮细胞外,ACE2 广泛表达于冠状动脉内皮细胞、成纤维细胞和心肌细胞等,与目前 COVID-19 患者存在呼吸道、消化道及心肌损伤症状的表现相吻合。COVID-19 患者心脏和血管的病理学改变表现为心肌细胞变性、坏死,间质内可见少数单核淋巴细胞和(或)中性粒细胞浸润,提示心脏可能是 SARS-CoV-2 攻击的潜在靶器官之一。此外,病理学改变与心肌炎的临床表现严重程度并不呈对应关系,少数临床呈暴发性进程的心肌炎表现为心悸、胸痛、心功能不全等。部分 COVID-19 重症患者经历细胞因子风暴,导致重症 FM,造成患者短时间内死亡。坚持"早发现、早报告、早诊断、早隔离、早治疗"的"五早"原则,尽快将 COVID-19 患者收治,及早氧疗,积极抗病毒、免疫调节治疗,防止患者向重症和危重症转化是根本,密切监测病情,以及对症、抗心律失常治疗等是早期发现急性事件并有效处理的关键。

(2)血栓　SARS-CoV-2 感染人体后引发免疫失衡导致细胞因子风暴综合征(CSS),进而出现凝血功能异常,表现为多器官和部位的血栓形成。研究发现,除可能出现的静脉血栓栓塞症(vein thromboembolism,VTE)和肺血栓栓塞症(pulmonary thromboembolism,PTE)外,约 50%的 COVID-19 患者疾病进展过程中伴随 D-二聚体水平升高,在死亡患者中占比则高达 100%。重症患者 D-二聚体水平明显高于轻症患者,且部分患者在治疗过程中病情突然恶化,甚至发生猝死,提示 COVID-19 患者尤其是重症患者血栓形成风险较高。《新型冠状病毒肺炎诊疗方案(试行第七版)》指出,新冠肺炎病理改变主要集中在肺部,肺泡隔血管充血、水肿,可见血管内透明血栓形成。此外,弥漫性微血管损害引起的 MOF 是导致危重患者死亡的重要原因。危重患者普遍存在凝血功能紊乱, 超过 80% 的患者达到弥散性血管内凝血 (disseminated intravascular coagulation, DIC)的标准,且多处于 DIC 高凝期。COVID-19 合并的 DIC 属于脓毒症 DIC(又称高凝型 DIC),因微血管内广泛微血栓形成而导致微血管栓塞、休克、器官衰竭等,临床表现多样,容易误诊、漏诊。有研究发现,71.4%的死亡患者合并显性 DIC,从入院到发现合并 DIC 的中位时间为 4 d,而生存患者 DIC 发生率仅为 0.6%。可见,凝血紊乱甚至 DIC 是导致 COVID-19 重症患者死亡的重要原因,临床亟须重视,要做到早防、早治。此外，各种有创性治疗措施[如呼吸机、深静脉穿刺术、体外膜肺氧合(ECMO)等]本身容易诱发各种类型的血栓形成，提示重症和危重患者的早期抗凝治疗十分关键。

(3)心肌梗死　COVID-19重症患者主要表现为低氧血症，危重患者多有凝血功能障碍，促进了血栓形成和急性心肌梗死(acute myocardial infarction, AMI)的发生。有研究发现，呼吸衰竭是COVID-19患者死亡的主要原因，AMI是次要原因。肺炎合并心血管疾病可使病死率增高约60%。COVID-19患者中，部分出现血肌钙蛋白水平升高现象，提示存在心脏损伤，大部分(尤其是老年患者)合并基础心血管疾病，病毒性肺炎患者合并多种心血管并发症，如AMI、心律失常、心力衰竭等，均可能导致意外猝死。

肺部感染可增加冠状动脉斑块的不稳定性，炎症和发热增加外周组织和器官的氧需求，发热和炎症导致心率加快，使心室舒张期相对缩短，冠状动脉血流量减少，肺部炎症导致换气不足和肺通气灌注血流比例失调，氧饱和度下降，诱发急性冠脉事件。故COVID-19患者如存在心血管疾病，猝死的可能性明显增加，提示应监测COVID-19患者的心血管疾病及并发症，防止意外猝死。另有研究表明，约1/3的COVID-19患者可出现一过性左心功能下降，超过1/3的中老年COVID-19患者表现为外周阻力升高。COVID-19导致的水钠平衡紊乱不仅影响肾功能，更重要的是影响心脏功能，故液体管理很重要，过快的不适当的补液会诱发急性左心衰竭，尤其是老年患者，易造成猝死发生。此外，灾难后各类次生事件可导致区域心肌梗死患者增多甚至死亡。疫情期间，封闭式管理、医疗资源(医疗复诊和药物供给)相对不足，以及负面情绪和心理可能导致基础心血管疾病病情加重，或突发急性心肌梗死，应当引起重视。

2.COVID-19继发CA的预防　COVID-19继发CA是指SARS-CoV-2感染心血管组织器官，引发局限性或弥漫性的急性或慢性病变而间接出现的CA，多见于低氧血症、休克、肺栓塞、脑卒中等，部分患者在急性期因严重心律失常、急性心力衰竭和心源性休克而死亡。故积极干预COVID-19继发CA的高危因素，采取预识、预警、预防的防阻策略，有利于降低病死率。

(1)低氧血症　COVID-19主要引起肺损伤，发病初期所有患者均存在肺炎，约50%的患者会出现呼吸困难。61.1%的ICU危重患者诊断为ARDS。重症患者肺部影像学显示严重的肺部改变，双肺多发，后期实变。目前有限的尸体解剖和穿刺组织病理学观察结果显示，COVID-19患者肺脏呈不同程度的实变，肺组织内有大量浆液，气道内有大量黏液。肺部病变严重后，气道内大量痰栓形成。由于肺泡病理变化引起的气体交换功能受损，患者动脉血氧饱和度(SaO_2)急剧下降，因此危重患者的典型表现为低氧血症引起的气促、呼吸氧合不足及缺氧。缺氧进一步诱发炎症因子释放，加重细胞因子风暴。疫情初期大部分患者由于氧疗不及时或缺乏必要的呼吸支持，出现严重的低氧血症而死亡。因此，充分氧疗和呼吸支持是重症患者抢救的核心，其次应该积极抗病毒和免疫调节治疗，防止向危重症进展，一旦肺部严重损害且并发多器官功能障碍综合征(multiple organ dysfunction syndrome, MODS)，患者预后欠佳。此外，保持患者气道通畅，加强排痰和气道管理，避免呼吸支持治疗过程中各种意外事件(脱管、痰堵、呼吸机故障等)造成的低氧事件，是防止突发低氧血症所致CA的重要保证。

(2)休克　有资料显示,ICU 危重患者休克占比高达 30.6%。危重患者无法进食导致的容量不足,感染引发的脓毒症和病毒性心肌损害,以及中晚期产生的 DIC,均可能导致休克。因此,对危重患者必须积极扩容,并考虑综合措施稳定血流动力学。

(3)肺栓塞　COVID-19 危重患者卧床时间较长,且合并凝血功能异常,须高度警惕 VTE 的风险。临床发现,近 20%的 COVID-19 患者出现凝血功能异常,几乎所有的重症和危重患者均存在凝血功能紊乱,部分患者在疾病进展过程中病情突然恶化,D-二聚体水平显著升高,甚至发生猝死,这可能与深静脉血栓脱落后发生 PTE 有关。因此,对 COVID-19 危重患者应高度警惕 PTE,对突然出现氧合恶化、呼吸窘迫、血压下降等临床表现者应及时确诊并给予相应治疗。此外,D-二聚体是 VTE 监测最常用的指标。前期研究发现,COVID-19 重症患者 D-二聚体水平较轻症患者明显增高,提示 D-二聚体可作为病情危重程度的重要参考指标。

(4)脑卒中　COVID-19 患者中中老年人占多数,其中危重患者 D-二聚体水平异常增高,较易发生栓塞性血管事件,且常同时合并脑血管病危险因素,部分患者可能会出现急性缺血性卒中。COVID-19 重症患者脑梗死发病率为 4.5%,可能与重症患者合并基础疾病有关。接诊表现为急性缺血性卒中的 COVID-19 患者后,应由神经科专科医师和感染科医师共同参与急诊救治,对于合并 D-二聚体水平异常增高的脑血管疾病患者,卒中二级预防建议给予抗凝治疗。因 SARS-CoV-2 与 ACE2 受体结合,部分合并高血压的 COVID-19 患者可能会出现血压异常升高,增加脑出血的发生风险。COVID-19 危重患者常合并血小板重度减少,可能是易出现急性脑血管事件的高危因素。

3.COVID-19 诱发 CA 的预防　COVID-19 诱发 CA 是指 SARS-CoV-2 感染后,由于人体内外环境变化引发心血管内外组织器官出现局限性或弥漫性的急性或慢性病变而诱发的 CA,多见于水、电解质、酸碱平衡紊乱、张力性气胸、药物毒性、心理应激等,部分患者在急性期因严重心律失常、急性心力衰竭和心源性休克而死亡。故积极干预 COVID-19 诱发 CA 的高危因素,采取预识、预警、预防的防阻策略,有利于降低病死率。

(1)水、电解质、酸碱平衡紊乱　部分 COVID-19 患者存在腹泻症状,使用抗病毒药物洛匹那韦/利托那韦后可出现腹泻,在疾病过程中出现的肠道微生态失调也会导致腹泻,此外,肾功能异常、大剂量糖皮质激素的使用,以及患者食欲缺乏、摄取减少,均会造成水、电解质、酸碱平衡紊乱。有研究表明,肺部感染是抗利尿激素分泌不当综合征、亚临床型肾上腺皮质功能不全的重要病因,可表现为水钠潴留或低钠血症,故部分 COVID-19 患者可出现低钾血症和低钠血症等电解质紊乱,严重时可造成脑水肿、心律失常及猝死,密切监测可避免这类并发症。患者长期进食不足加之呕吐、腹泻等消化道症状容易导致低钾血症,而缺氧、休克导致酸中毒又容易产生高血钾,特别是一旦肾功能损害,容易引起高钾血症。对危重患者应该密切监测血钾水平,及早纠正异常。COVID-19 患者长期缺氧伴乏力导致严重的组织缺氧和二氧化碳潴留,可导致同时存在代谢性和呼吸性酸中毒,患者血气表现为 pH 值下降。危重患者并发休克和 DIC 会进一步加重组织缺氧及酸中毒。积极改善通气氧合以及稳定患者血流动力学的同时,应密切监测患者血气分析结果,及时纠正酸中毒。

（2）张力性气胸　机械通气是 COVID-19 危重患者的主要治疗措施，虽然强调保护性通气策略，但 ARDS 本身和呼吸机气压伤容易导致气胸的发生，尤其合并慢性阻塞性肺疾病（chronic obstructive pulmonary disease，COPD）的患者，应该高度警惕该并发症的可能。呼吸机上机患者突然出现胸痛、病情加重、SaO_2 显著降低等应高度警惕张力性气胸的可能，可行床旁 X 射线或超声确诊，及时处理。

（3）药物毒性　目前尚无治疗 SARS-CoV-2 感染的特效药物。当前推荐的抗病毒药物本身存在一定的毒副作用，联合应用可发生相互作用，引发严重的不良反应或事件。如氯喹是治疗疟疾的一线药物，可有效抑制 SARS-CoV-2，其安全性高，但治疗窗较窄，容易引发心血管系统不良反应。使用氯喹治疗 COVID-19 患者时禁止使用喹诺酮类、大环内酯类等抗生素，以免 Q-T 间期延长，导致尖端扭转型室速。同时应确保患者体内电解质（钾、钠、氯）水平和血糖、肝肾功能正常。因此，联合应用抗新型冠状病毒治疗时应该密切监测患者的不良反应，尤其应定期复查心电图，监测 Q-T 间期，注意发现潜在的心律失常并及时处理，避免急性心血管事件突发。药物过敏也是意外心搏骤停的原因之一。COVID-19 的重要疗法——输注治愈患者恢复期血清可能会引起过敏，严重者出现 CA；部分中药静脉注射液成分复杂，患者在输注过程中或输注后可出现 CA；使用抗病毒药物，如抗艾滋病药物蛋白酶抑制剂瑞德西韦等，可造成 CA；莫西沙星等喹喏类药物和大环内酯类药物可造成 Q-T 间期延长及尖端扭转型室速，使用前应查患者心电图，监测 Q-T 间期。其次，血液净化时滤器过敏可导致患者意外猝死。有研究表明，在治疗过程中，约 34%的 COVID-19 患者可能出现急性肾损伤，临床上应根据情况给予血液净化治疗；合并肝功能损害者，给予人工肝治疗；严重脓毒症患者，给予血液净化治疗以清除体内炎症因子，降低炎症因子水平，阻断细胞因子风暴，恢复炎症因子平衡，重建免疫平衡，加速患者康复，故血液净化疗法在 COVID-19 患者的治疗中应用较广泛。目前市场上灌流器的吸附材料主要有 3 类：活性炭、树脂和树脂碳，可引起过敏，但容易被忽略，甚至造成意外猝死。因此对临床上进行血液净化的患者，若出现顽固性低血压，且用去甲肾上腺素效果不佳时，应考虑滤器过敏的可能，迅速改用肾上腺素注射，后者是唯一有特效的、静脉注射用的急性抗过敏药物，能迅速抑制肥大细胞释放过敏物质（如组胺等）。

（4）心理应激　现代医学已由生物医学模式向生物-心理-社会医学模式转换，人类的社会属性和社会角色决定了思想和心理的复杂性，语言、文字、社会环境、家庭及附带的各种条件刺激的情绪均能对人体心脏、呼吸产生影响，乃至引发 CA。随着 COVID-19 病死率逐渐增高，尤其部分患者的病情急转直下出现 CA，应该警醒由心理失衡与情绪应激等精神性因素引发 CA 的可能。如情绪应激加重了原有的心肌结构异常、心电生理异常、血管形态异常改变，从而引起心碎综合征（broken heart syndrome）。针对本次疫情，应该防范 COVID-19 患者出现精神性 CA，采取立体防治救策略，从而降低 CA 导致的病死率。部分 COVID-19 患者本身存在心理问题，隔离病房特殊的环境，缺乏交流的独居状态，以及疫情发展的有关信息，均会造成不同程度的心理应激。心理应激不但可造成患者焦虑、抑郁情绪及自杀倾向，还可造成躯体性疾病，如应激性心肌病（章鱼壶心肌病）而导致死亡。部分合并心脏先天异常如早复极综合征、Brugada 综合征等离子通道疾病的患者,以及合并胸腺淋巴体质、青壮年猝死综合征的患者,在心理应激作用下易发生猝死。在心理应激治疗过程中,使用抗抑郁药物(如百忧解等5-羟色胺再摄取抑制剂)可导致患者出现自杀倾向,需引起注意。

(二)“三化”方法

COVID-19相关CA中期是指对COVID-19患者心跳呼吸骤停期间进行初级或高级生命支持的时段。根据COVID-19相关CA的规律及特点,因地制宜、因人而异地采用标准化、多元化和个体化并重的“三化”CPR方法,既要注意CPR实施者的个人防护,也要保证CPR的质量和效果,以最大限度提高抢救成功率和生存率。

1.标准化方法

(1)标准防护与复苏实施原则　目前仍无研究报道为COVID-19患者实施CPR团队的风险,在SARS期间产生的一系列关于实施CPR团队的保护措施和流程值得借鉴。患者隔离后,应该采取一系列措施确保复苏团队的安全,包括:CPR应在负压病房的隔离抢救单元实施,以防各种医疗操作产生气溶胶,若负压不足,需要保证通风顺畅。所有复苏团队成员必须穿戴适当的个人防护装备。由于心肺复苏时各种操作可能引起的高感染风险,有条件时,经过特殊训练的复苏团队应考虑使用正压医用防护头罩。在进入抢救区域前,复苏团队应实施标准的个人三级防护,且由感控监督员确认防护装备穿戴符合防护标准。在实施CPR的过程中,置入口咽通气道、胸外按压、电除颤、建立输液通路[静脉通路(IV)或骨通路(IO)]及静脉给药不易产生气溶胶,均为低危操作;高流量鼻导管吸氧、球囊面罩通气、无创通气、气管插管或气管切开、气管镜及胃肠内镜检查属于高危操作,应加强防护。

为降低潜在的感染风险,复苏团队成员应尽量精简压缩,建议采取4人的复苏团队模式。将复苏抢救车带入抢救区域会给后续的装备、抢救车和物品消毒带来极大挑战,建议房间内准备可提供模块化物资空间的抢救车,复苏团队携带必要的除颤器和抢救模块物资进入。复苏团队可在复苏后适当的时间撤离,但应在感控监督员的指导下顺序脱下个人防护装备,避免接触感染。

(2)气道管理与呼吸支持

1)球囊面罩通气:气管插管前实施球囊面罩通气会产生气溶胶,插入喉镜后患者咳嗽会产生气溶胶和飞沫。因此,在使用复苏囊时,必须在患者的面罩或气管插管与球囊间加装滤器。患者镇静不足或烦躁可能会导致抢救人员的个人防护装备移位或损坏,导致医护人员暴露。

2)气管插管:为危重患者实施气管插管是造成医护人员感染的重要原因,患者病重本身传染性强,复苏和插管操作易产生气溶胶,医护人员的个人防护装备易被污染,三者相加极易造成潜在传染。因此,在实施插管和复苏操作时,应尽量在负压隔离环境下进行。必须确保个人防护装备适合防护空气或飞沫传播,达到个人卫生三级防护标准。实施插管的人员必须技术熟练且采用快速诱导顺序气管插管技术,确保一次插管成功。有条件时,应使用可视喉镜协助插管,遇到困难插管建议使用可视纤维气管镜插管。插管完毕后,应用便捷、可靠的装备如呼气末二氧化碳监护仪确定气管插管位置正确,使用床旁 X 射线或超声确定气管插管的位置和深度。人员和设备反复进出抢救房会增加传染风险,应确保所有装备在抢救房齐备可用,尽量只保留必要的抢救人员。

COVID-19 患者在出现呼吸恶化时,应及早主动气管插管,尽量避免紧急插管。有条件时,重症和危重患者应当安置于有呼吸道传染病隔离条件和连续生命监测设备的重症监护单元内,便于及时发现患者病情变化,减少普通病房条件下医护人员进行患者评估的频次。

3)机械通气:插管成功后,应立即实施肺保护性通气策略(小潮气量 6 mL/kg,平台压≤30 cmH_2O,目标 SaO_2 88%~95%, pH 值≥7.25),所有呼出气体必须过滤。使用封闭式吸痰装置,患者插管与 Y 型管之间、Y 型管与呼气支分别连接疏水性复合型热湿交换过滤器(HMEF),不建议常规更换呼吸机管路与 HMEF。对机械通气的 COVID-19 患者,应高度重视张力性气胸的可能,如上机患者突然出现通气恶化,考虑张力性气胸可能,应尽快行床旁 X 射线或超声明确。

(3)胸外按压与电除颤

1)胸外按压质量:在进行胸外按压时,各项技术指标仍按照当前标准执行。但考虑到厚重的个人防护装备可能对复苏质量产生影响,建议使用带有心肺复苏质量反馈的装置指导胸外按压。

2)电除颤策略与安全:COVID-19 危重患者多伴有缺氧、酸中毒、电解质紊乱等合并症,应注意纠正相关可逆因素,确保电除颤的成功率。注意患者抢救环境往往含有高浓度氧。部分患者使用氢氧混合气体治疗,应特别注意电除颤的安全。综合团队规模、操作风险、使用安全及器械消毒等因素,强烈推荐使用粘贴式电极片用于 COVID-19 患者 CPR 时的电除颤操作。

3)复苏药物:呼吸衰竭在 COVID-19 重症和危重患者中常见,因缺氧导致的 CA,初始心律多为心室静止、电机械分离等不可电击心律,尽早应用肾上腺素等复苏药物对于恢复自主循环具有重要作用。目前推荐标准剂量肾上腺素 1 mg,每 3~5 min 给药一次。对于 COVID-19 患者的复苏,应特别注意相关合并症,及时针对性地合理使用复苏药物。如氧合不足造成的严重酸中毒,注意合理使用碳酸氢钠,及时纠正电解质紊乱。

2.多元化方法 实施徒手 CPR 时,复苏团队需要付出足够的运动量和一定频次的位置交换以保证胸外按压质量。大幅度的复苏动作可能会导致密封性破坏,大量运动以及防护服的高度气密性会导致施救者产生大量汗水,若湿透个人防护装备(口罩、帽子、眼罩、防护服等),会导致防护效能下降,增加施救者感染的风险。尽管采用了足够级别的个人防护措施,目前尚无研究评价和证实其是否能够在 CPR 时为复苏团队成员提供可靠的安全性。因此,采用多元化方法实施 CPR 有助于解决心肺复苏质量与个人防护的矛盾问题。

(1)机械复苏(M-CPR) 自动化机械复苏装置能够提供持续的高质量按压,避免大幅度运动和频繁的位置交换,适合于在狭小和移动空间的 CA 患者复苏。虽无充分证据支持,但专家仍建议在有条件时应将其作为 COVID-19 相关 CA 患者胸外按压的首选策略。尤其在同步实施体外心肺复苏(E-CPR)前期管路建立过程中,机械按压能够维持足够有效的复苏质量，为后续抢救赢得时间。应确保复苏团队正确使用复苏装置，尽量缩短按压中断时间。此外，选用的机械复苏装置应综合考虑使用的便捷性、后续的清洗消毒等问题。

(2)腹部提压心肺复苏(AACD-CPR)　COVID-19 相关 CA 患者多为有基础疾病的中老年人，传统的胸外按压方法易导致胸肋骨骨折(男、女性发生率分别为 86%和 91%)，降低了 CPR 的成功率，此时应用 AACD-CPR，既可避免胸肋骨骨折以保证高质量人工循环的建立，又延伸了接触患者的距离以降低被感染率，且同时具有腹式呼吸的功能，可达到建立人工循环与呼吸并举的目的。

1)开放气道：使用 AACD-CPR 为患者开放气道时，按压腹部使腹腔内压力上升致膈肌上移，在增大胸腔内压力的同时，使气道压力瞬间增大，迅速产生较高的呼出流速以排出气道和肺内潴留异物，产生海姆立克效应，帮助患者开通下呼吸道，配合清除口腔异物，畅通上下呼吸道。

2)人工呼吸：使用 AACD-CPR 进行人工呼吸时，提拉与按压腹部促使膈肌上下移动，通过改变腹、胸腔内压力，促使肺部完成吸气与呼气动作，达到体外腹式呼吸效应，有利于协助患者建立人工呼吸支持，充分提供氧合。同时，AACD-CPR 规避了过度通气，可为继发性 CA 患者(呼吸肌麻痹)提供体外腹式呼吸支持。

3)人工循环：使用 AACD-CPR 进行人工循环时，胸腹联合提压进行复苏，提拉与按压腹部可驱使动静脉血液回流增加，尤其是增加腹主动脉压的同时，提高了冠脉灌注压约 60%，增加了心排血量，可建立更有效的人工循环，配合胸外按压心肺复苏中的人工循环支持。腹部操作对上身的穿刺、气管插管等其他相关操作影响较小，可充分提供血容量并提高协同配合的效率。

4)体外除颤：使用 AACD-CPR 进行体外电除颤前无须停止按压，缩短了体外除颤时中断按压的时间，为复苏赢得了宝贵时间。

鉴于 COVID-19 相关 CA 感染风险的特殊性，特制定 COVID-19 初级生命支持心肺复苏流程(图 11-2)。

(3)E-CPR　相较传统的呼吸支持方式，应用 ECMO 救治的重症禽流感和 MERS 患者的生存率更高根据 ARDS 指南，建议对 COVID-19 患者及时行挽救性治疗因此，对于 COVID-19 危重患者，ECMO 的介入时机应该更早，并非至 CA 时才考虑应用。ECMO 使用的时机主要包括两个方面：一方面，COVID-19 合并严重心血管疾病，如心肌梗死、恶性心律失常、急性心力衰竭(心衰)及其他任何原因导致的心排血量降低和氧合障碍的血流动力学支持，建议在做好自我防护的前提下，充分预案，一旦出现其他措施(如血管活性药物、主动脉球囊反搏等)不能缓解的心源性休克或者突发 CA 时，立即启动 ECMO。另一方面，危重型 COVID-19 出现严重呼吸衰竭或多器官受损阶段特别是合并重症心肌炎导致心肺功能衰竭需要呼吸及循环支持，具体指征包括：①氧合指数(PaO_2/FiO_2)< 100 mmHg，或肺泡动脉氧分压差[$P(A-a)O_2$]>600 mmHg；②通气频率>35 次/min，血 pH 值<7.2 且平台压>30 cmH_2O；③PaO_2/FiO_2<50 mmHg，超过 3 h；④PaO_2/FiO_2< 80 mmHg，且超过 6 h；⑤pH 值<7.25，且 $PaCO_2$>60 mmHg，超过 6 h；⑥严重漏气综合征；

⑦合并心源性休克或 CA。研究发现，早期即 PaO_2/FiO_2 为 100～150 mmHg 时，应用 ECMO 治疗 ARDS 患者效果更好，可降低气道驱动压，减轻肺部及全身炎症，减轻肺及肺外器官损伤。ECMO 实施的基本原则同前，具体操作要求、规范等可参考相关指南。建议使用床旁超声、床旁检测(POCT)设备等加强对患者的血管评估、出凝血功能监测，加强患者管理。建议首选 VV-ECMO 模式，但与 H_1N_1 和 MERS 相同，存在引起病毒性心肌炎的可能；提供循环支持的 VA-ECMO 模式可用于心脏损伤患者。

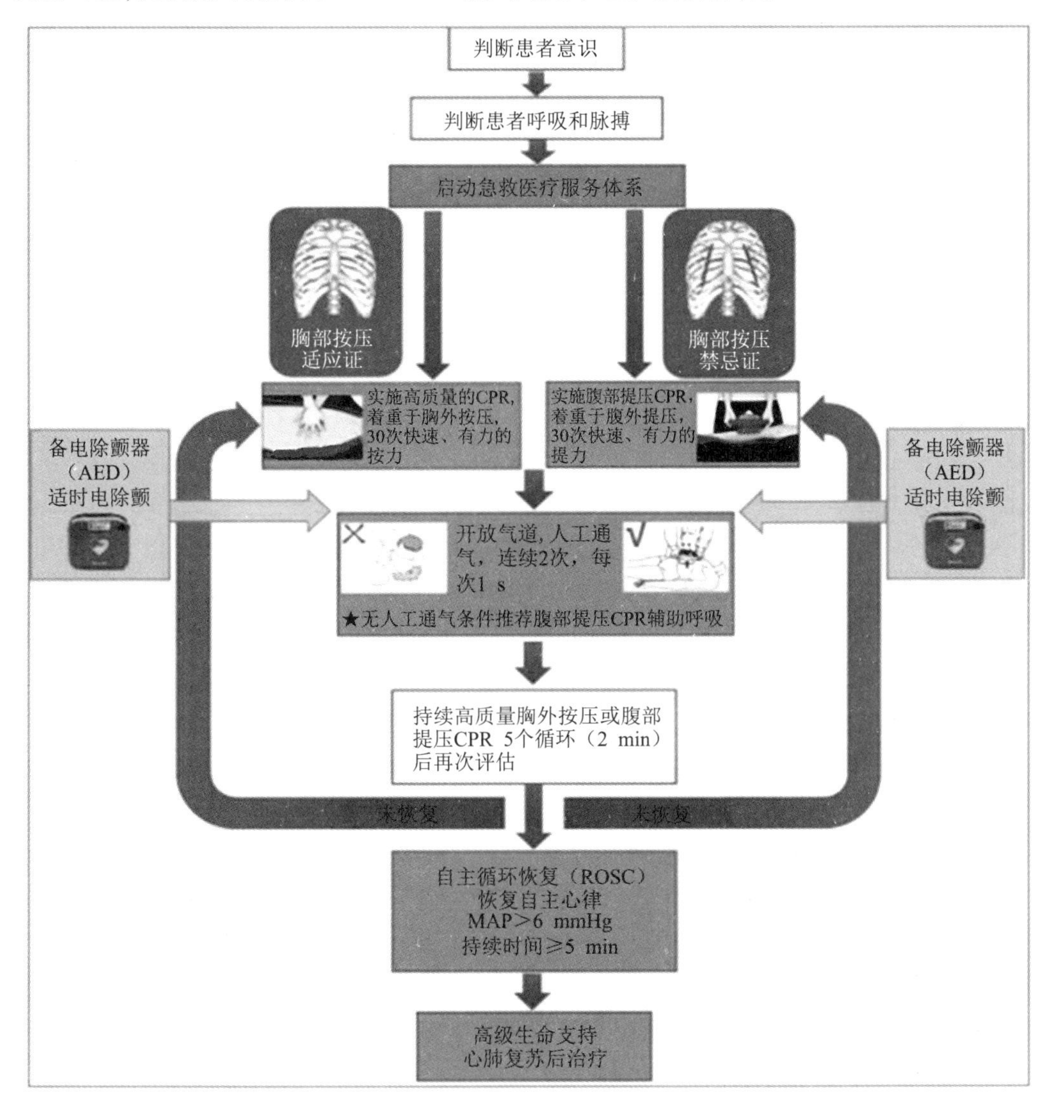

STD-CPR：传统心肺复苏法；AACD-CPR：腹部提压心肺复苏；MAP：平均动脉压。

图 11-2　COVID-19 初级生命支持心肺复苏流程

3.个体化方法

(1)老年患者　老年患者身体基础条件相对较弱，免疫力低下，常伴有多种慢性疾病，是 COVID-19 预后不良的主要群体。据统计，COVID-19 粗病死率为 2.3%，而老年患者病死率较高,>70 岁者超过 8.0%,>80 岁者为 14.8%。有基础疾病的患者死亡风险显著增加,死亡病例中合并心血管疾病者占 10.5%,糖尿病占 7.3%,慢性呼吸系统疾病占 6.3%,高血压占 6.0%,肿瘤占 5.6%。危重病例的病死率为 49%。不同慢性疾病患者到达进入 ICU、需要有创通气和死亡等复合终点的风险不一致,相较于正常人群,肿瘤患者风险最高,风险比(HR)为 3.5,COPD 为 2.68,糖尿病为 1.59,高血压为 1.58;患有一种慢性病为 1.79,两种或以上为 2.59。因此,合并基础疾病如心血管疾病、糖尿病、慢性呼吸道疾病、高血压和肿瘤等的高龄患者出现重症和死亡的风险较高。目前最有效的救治方式为对老年患者及早诊断,积极治疗,防止患者从轻症向重症或危重症转化。对老年患者实施胸外按压时更容易出现胸肋骨骨折等并发症,为保证高质量,可选择 AACD-CPR。

(2)急进患者　部分 COVID-19 急进患者病情恶化迅速,极易出现 CA,病死率较高。急进患者发病至诊断时间较长(平均为 9 d),从发病至死亡的平均时间为 9.5 d。最新研究发现,COVID-19 患者部分实验室检查结果与预后发展具有相关性,是判断成人患者为重型、危重型的临床预警指标,具体包括:外周淋巴细胞进行性下降;外周血炎症因子如 IL-6、C 反应蛋白(CRP)进行性上升;乳酸进行性升高;肺内病变短期内迅速进展。因此,对于入院时即为重症或危重症且实验室多项检测指标异常的患者,应考虑为急进患者,需要加强监护治疗,随时做好复苏准备。

(3)医务人员　截至目前,全国有超过 3 000 名医务人员被确诊为 COVID-19,虽然病死率不高,仅占死亡病例的 0.3%,但同样应引起高度重视。确诊的医务人员中,部分为疫情早期防护不及时以及大量患者集中医院造成的院内感染,部分为家庭聚集性感染。因此,医疗机构和医务人员应该高度重视职业防护,并采取措施避免家庭聚集性感染。疫情期间应严密监测医务人员的体温和临床症状,及早诊断并隔离治疗。在战“疫”一线的工作人员,因时刻处于高度应激状态,加之高强度的工作,极易产生心源性 CA。近来有报道医务人员由于长时间穿戴个人防护装备进行高强度工作,产生低血钾及休克,诱发 CA,应引起医疗机构和医务人员自身的高度重视。在加强防护物资供应保障的基础上,严格限制一线医务人员的工作强度和时间,保证医务人员充分的休息、营养和心理健康,加强保护性措施和制度的建立刻不容缓。

(4)疫情防控人员　新冠肺炎疫情期间,为做好相关防控工作,广大公安干警、公务员、社区工作人员、志愿者等群体加班加点,冒着被感染的风险义无反顾地投身战“疫”一线。在高度应激状态下,高强度工作加之疑似感染,导致部分人员发生猝死,虽无明确的流行病学证据,但值得关注和警惕。应该指导相关工作人员注意个人预防措施,合理安排工作和休息,避免不良事件的发生。

(三)“三生”方略

COVID-19 相关 CA 后期是指 COVID-19 患者经过初级或高级生命支持及自主循环恢复(return of spontaneous circulation, ROSC)或复苏终止后的时段。从 COVID-19 相关 CA 患者病理、心理、伦理的全生命周期考量,实施复生、超生及延生的“三生”方略,可以使其获得最佳转归。

1.复生方略　ROSC 后的首要目标为稳定血流动力学、优化生命参数及解除 CA 病因和诱因,称之为“复生”。由于复苏后综合征(PRS)和原发病诊治困难等因素,中国院外心脏停骤(out-of-hospital cardiac arrest, OHCA)患者的出院存活率约为1%。CA复苏后治疗涉及重症医学、神经科学、心血管医学和康复医学等多个专业,对CA患者的预后至关重要,因此CA患者ROSC后应尽快转入ICU进行综合治疗。复生阶段的评估和处理应围绕ABCDE原则进行。

ROSC的判断:呼气末二氧化碳浓度($FetCO_2$)或呼气末二氧化碳分压($PetCO_2$)被认为是除体温、脉搏、呼吸、血压、血氧之外的第6个基本生命体征,可用于判断ROSC是否恢复。目前使用较多的是PET CO_2,一般ROSC后的CA患者平均$PetCO_2$>25 mmHg,$PetCO_2$<14 mmHg的CA患者无存活;2013年美国心脏协会(AHA)在提高CPR质量专家共识中建议,无过度通气下将$PetCO_2$>20 mmHg作为CPR的目标;2015年建议将$PetCO_2$<10 mmHg作为CPR 20 min插管患者终止CPR的指标之一。COVID-19逝者尸解证实损伤的主要是呼吸系统,导致CPR的基础以低氧血症为主。ROSC后需要依据ABCDE原则进行评估,包括气道(airway,A)、呼吸(breath,B)、循环(circulation, C)、诊断和鉴别诊断(differential diagnosis, D)及评估(evaluation, E),应重点评估患者在血流动力学不稳定甚至因CA出现一过性血供中断后重要器官的受损程度。

2.超生方略 从生命体征平稳的“复生”阶段到器官功能恢复的“超级生命支持”的“超生”阶段, CA患者复苏后脑损伤、心功能障碍、全身缺血/再灌注损伤(多器官功能损伤)及原发病的严重程度与其预后密切相关,积极处理复苏后器官功能障碍和原发病可提高CA患者的出院存活率及减轻神经系统后遗症,因此超级生命支持对CA患者的最终预后至关重要。对于COVID-19相关CA复苏后患者,应注意以下内容。

(1)细胞因子风暴综合征

1)发病机制:CSS是指机体免疫系统被某些因素异常激活,产生大量炎症介质,致机体出现全身炎症反应综合征(SIRS)、MOF和高铁蛋白血症等。SARS-CoV-2侵入机体时可异常激活多种免疫细胞,释放大量细胞因子,其中炎症细胞因子可趋化更多免疫细胞形成正反馈循环,当体内的细胞因子到达某一阈值 即可引起细胞因子风暴,产生一系列器官功能损害,患者轻则表现为发热、头痛、乏力等,重则出现DIC、休克、MOF甚至死亡。COVID-19患者病情由轻向重的转变可能由细胞因子风暴所致。T淋巴细胞及单核细胞释放IL-6和粒-巨噬系集落刺激因子(GM-CSF)可能是SARS-CoV-2诱发细胞因子风暴的关键环节,而单核细胞是非特异性免疫细胞,提示SARS-CoV-2引发细胞因子风暴的机制可能与机体特异性和非特异性免疫平衡被破坏密切相关。在抵抗病毒感染的过程中,特异性和非特异性免疫反应相互影响、密切配合产生免疫保护作用。但特异性免疫反应是完成病毒清除的关键因素,COVID-19重症患者多为有基础疾病的高龄患者,因机体免疫功能退化,无法完成或需要长时间才能诱导出有效的特异性免疫反应。因此,感染后较长时间内只能依靠不断加强的非特异性炎症反应来抵抗病毒侵袭和扩散,导致引发细胞因子风暴的风险增加,重症出现早、病死率高。COVID-19患者CA后的缺血再灌注损伤亦是CSS的重要诱发因素。因此,有效控制CSS是早期救治和复苏后超生治疗中的重要策略。

2)免疫治疗:提高特异性免疫反应的主要方法是疫苗和回输治愈者血浆。由于研发周期限制,目前尚无批准用于 SARS-CoV-2 或任何冠状病毒的疫苗。直接输注含 SARS-CoV-2 特异性抗体的治愈者血浆可获得人工被动免疫。《新型冠状病毒肺炎诊疗方案》已将该疗法列入重症、危重患者诊疗方案,但因恢复期血浆的获取存在一定困难,且该方法疗效可能与提取的血清中中和抗体的滴度高低有关,临床应用受到一定限制。此外,托珠单克隆抗体(Tocilizumab)是一种 IL-6 拮抗剂,可抑制免疫系统功能,主要用于自身免疫性疾病,已有研究证实其对感染引起的细胞因子风暴有治疗作用,目前正在积极探索将其应用于临床。糖皮质激素在 SARS 的临床救治中被证实有效。有研究报道,中低剂量糖皮质激素治疗 COVID-19 重症和危重患者具有潜在益处,但临床应用仍存争议,推荐谨慎应用于重症和危重患者。

(2)连续性肾脏替代治疗　除肺之外,肾脏也是 COVID-19 患者常被累及的器官之一,尤其重症患者更易出现肾脏损伤。ICU 重症及危重症 COVID-19 患者需行连续性肾脏替代治疗的比例为 5.6%~23.0%。CRRT 主要应用于合并符合 KDIGO 标准 2 级及以上的急性肾损伤(AKI)患者,模式以连续性静-静脉血液滤过(CVVH)或连续性静-静脉血液透析滤过(CVVHDF)为主。但鉴于细胞因子风暴是引起 COVID-19 患者器官受损的主要因素,应强调全方位血液净化在 COVID-19 治疗中的作用。对于未合并 AKI 的 COVID-19 重症患者,当出现严重的细胞因子风暴及 MODS 时,应尽早行 CRRT。当以清除炎症介质为目的时,建议优先选择具有吸附性能的滤器,如 AN69ST 膜、oXiris 膜均对细胞因子具有吸附能力;亦可选择高截留分子量滤器(膜孔径为 8~10 nm,为普通高通量膜孔径的 2~3 倍),但需注意的是,高截留分子量滤器会增加白蛋白等大分子的清除,应注意监测,及时予以补充。对于合并脓毒症、ARDS 的 COVID-19 重症患者,常规药物疗效不佳,应考虑新的体外脏器支持疗法,如血浆置换、血液/血浆灌流或吸附、ECMO 等。

(3)营养治疗　营养治疗为基础治疗手段,是新冠肺炎患者综合治疗措施的核心内容之一。营养治疗应该基于营养诊断,按照五阶梯方法实施,即膳食+营养教育、口服营养补充(ONS)、管饲、补充性肠外营养(SPN)及全胃肠外营养(TPN)。根据疾病危重程度不同,推荐按 84~126 J/(kg · d)供给(1 kcal=4.186 8 J)。因患者蛋白质需求增加,推荐按 1.0~2.0 g/(kg · d)供给,增加支链氨基酸(BCAA)供给量。优先使用中长链脂肪酸,提高 N-3 脂肪酸、N-9 脂肪酸比例。糖/脂比为(50~70)/(50~30);非蛋白热卡/氮比为(100~150)/1。常规补充多种维生素、矿物质。

3.延生方略　生命危急时,经过积极救治未成功,或经过一系列生命支持也无生还可能而注定即将死亡,在死亡之后适当时间内将尚有足够活力的器官(心脏)"嫁接到"其他人的身上,则死亡者的生命将会借助别人的身体得到不同程度的延续,即器官捐献与器官移植,亦可称之为生命接力,可谓 CA 后期"延生"的内涵。对于 COVID-19 相关 CA 患者,通过自身血浆抗体捐献、干细胞移植,以及他人为其捐献的心肺器官,丰厚拓展了"延生"的内涵。

(1)恢复期血浆捐献　恢复期血浆治疗在重症禽流感患者中被证实是一种有效、及时和广泛可用的治疗方法。研究表明,恢复期血浆治疗可降低患者呼吸道病毒载量,减轻细胞因子反应,降低病死率。2015 年一篇纳入 32 个有关恢复期血浆治疗 SARS 或流感研究的 Meta 分析结果显示,恢复期血浆可能降低病死率并且是安全的。但有研究发现,恢复期血浆治疗效果不佳,可能与免疫血浆内的抗体滴度有关。尽管仍存在部分争议,但在目前尚无绝对安全的特效抗病毒药物的情况下,COVID-19 治愈患者的恢复期血浆可作为危重患者抗病毒治疗安全、有效的策略,目前亦是我国危重患者救治的推荐方案。因此,对于 COVID-19 相关 CA 后治愈患者,通过捐献血浆用于其他危重患者的救治,既是生命大爱的表现,也是"延生"的发展。

恢复期血浆供者需满足的条件:①患者已经彻底康复,经分子生物学技术检测证明无病毒残留;②康复者身体条件符合采浆标准,经严格检测后证实体内乙肝表面抗原、丙肝抗体、艾滋病抗体、梅毒螺旋体抗体阴性;③康复供者需签署知情同意书并自愿捐献血浆;④供者体内应该有足够高的抗体滴度,有条件的机构可以进行抗体效价测定或富集以制备出更加有效的免疫血清制品

(2)干细胞移植　研发研究表明,COVID-19 重症患者外周血 CD4+T 和 CD8+T 细胞的数量常显著减少。部分患者免疫异常激活,出现 CSS,是导致肺脏等器官严重损害和死亡的重要原因之一。积极研发干细胞移植,适时抑制过激免疫反应,保护肺泡功能,减轻 COVID-19 患者肺脏和全身脏器损伤,是由器官移植向细胞移植的重大进步。干细胞可从骨髓、脐带和子宫内膜等组织分离或从人胚干细胞分化获得,能与靶细胞直接接触或通过分泌细胞因子发挥调控效应,抑制 T 细胞活化增殖、NK 细胞杀伤功能及促进调节性 T 细胞增殖等,发挥免疫调节和抗炎功能。目前的临床研究初步显示,部分干细胞产品和技术在治疗 COVID-19 中表现出一定的疗效,可在一定程度上提升 COVID-19 重症救治水平,降低病死率。

(3)规范尸体解剖　尸体检验对于阐明 COVID-19 的病理变化、致病机制和死亡原因具有重要意义,可为更加科学精准地防控肺炎疫情提供理论依据。COVID-19 是新发急性传染性疾病,由于一直缺乏系统尸体解剖提供的完整病理学资料,对其发病机制、器官损害等无法进行确切判断,不利于临床开展针对性治疗和相关研究,也无法对一线法医开展相关尸体解剖工作提供有价值的指导,因此有条件和资质的医疗机构应该在相关指南的指导下开展 COVID-19 死亡病例的尸体解剖工作,为该病的研究提供科学的依据。医务人员应劝说患者家属同意开展相关工作,鼓励通过尸体解剖为医学科学发展做出贡献。省级以上卫生健康行政部门指定的检验机构在尸体检验前应按照国家相关法律法规进行委托和受理工作,包括与委托方签订委托协议,告知死者家属,由家属签署知情同意书等。尸体解剖应由具有相关资质的人员在充分防护的基础上,在符合生物安全规范的场地按照法医学尸体解剖的一般操作规程和相关行业检验规范、标准进行全面、系统的解剖检验,解剖完毕后应安全、规范地处理后续工作。

在人类与传染病的斗争史中,COVID-19 相关 CA 已成为威胁生命健康的元凶,在面

临疫情全球暴发及新型冠状病毒变异的今天,与这一元凶博弈、与生命赛跑将是一场长期的持久战。在抗击肺炎疫情的决战时刻,中国心肺复苏专家集智攻关制定本共识,筑起防、治、救 COVID-19 相关 CA“心”长城。本共识着重强调 COVID-19 相关 CA 前期预防原发、继发、诱发高危因素的“三预”方针,贯穿了 COVID-19 相关心搏骤停 CPR 系统观这一主线;着重把握 COVID-19 相关 CA 中期的标准化、多元化、个体化的“三化”方法,铸造了 COVID-19 相关心搏骤停 CPR 整体观这一主体;着重关注 COVID-19 相关 CA 后期的复生、超生、延生的“三 生”方略(图 11-3),凸显了 COVID-19 相关心搏骤停 CPR 发展观这一主题,全方位、全过程、立体地诠释了中国特色 CPR 方案的内涵与外延。本共识代表了战“疫”前方、后方 CPR 学者及相关研究团队的学术观点,对于最大限度降低 COVID-19 病死率,乃至今后对传染性疾病相关 CA 的理论研究与临床实践具有现实与长远指导意义。

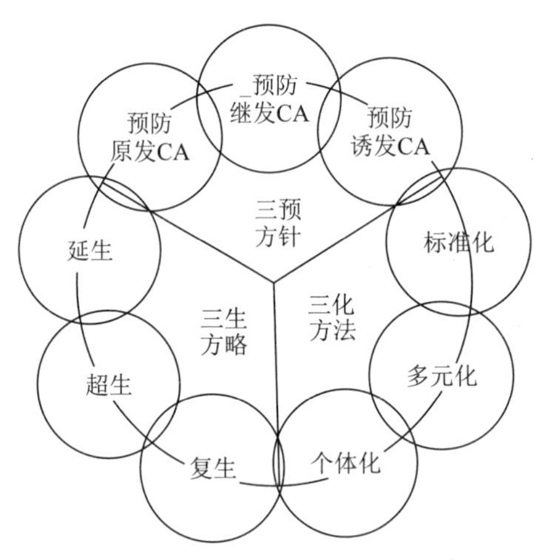

图 11-3 COVID-19 相关心搏骤停 CPR 生存环

附录

腹部心肺复苏研究成果集锦

附录一　国际医学期刊发表的文章

After 50 years of effort, although the rate of restoration of spontaneous circulation(ROSC) has increased, but discharged rate still is unsatisfactory. The reasons are the following. First, patients with chest compressions taboo, such as thoracic deformity, chest trauma, chest or rib fractures, hemopneumothorax at all, can't accept effective treatment. Second, in traditional cardiopulmonary resuscitation, early ventilation support and compression alone cannot achieve adequate ventilation, which affects ventilation/perfusion (V/Q) and lower the rate of hospital discharge. To make up the inadequacy of traditional cardiopulmonary resuscitation, active abdominal compression - decompression cardiopulmonary resuscitation (AACD - CPR) comes into the world. AACD - CPR generates artificial circulation and ventilation via the thoracic, abdominal, and lung pump mechanisms. During abdominal lifting, pressure within the abdominal cavity decreases causing the femoral vein to open allowing venous blood from the legs to enter the internal organs. At the same time, decreased pressure within the abdominal cavity causes the diaphragm to fall back, the volume of the thoracic cavity increases and the pressure drops, and the heart enters a diastolic state with subsequent blood flow into the heart which prepares the heart for the next compression. At the same time, lungs expand and air enters into lungs(Attached figure 1-1).

A model CPR-LW1000 abdominal lifting/compression device. Is used to perform AACD-CPR. The device is composed of three components: a display panel, pressure application handles, and a negative pressure device(Attached figure 1-2).

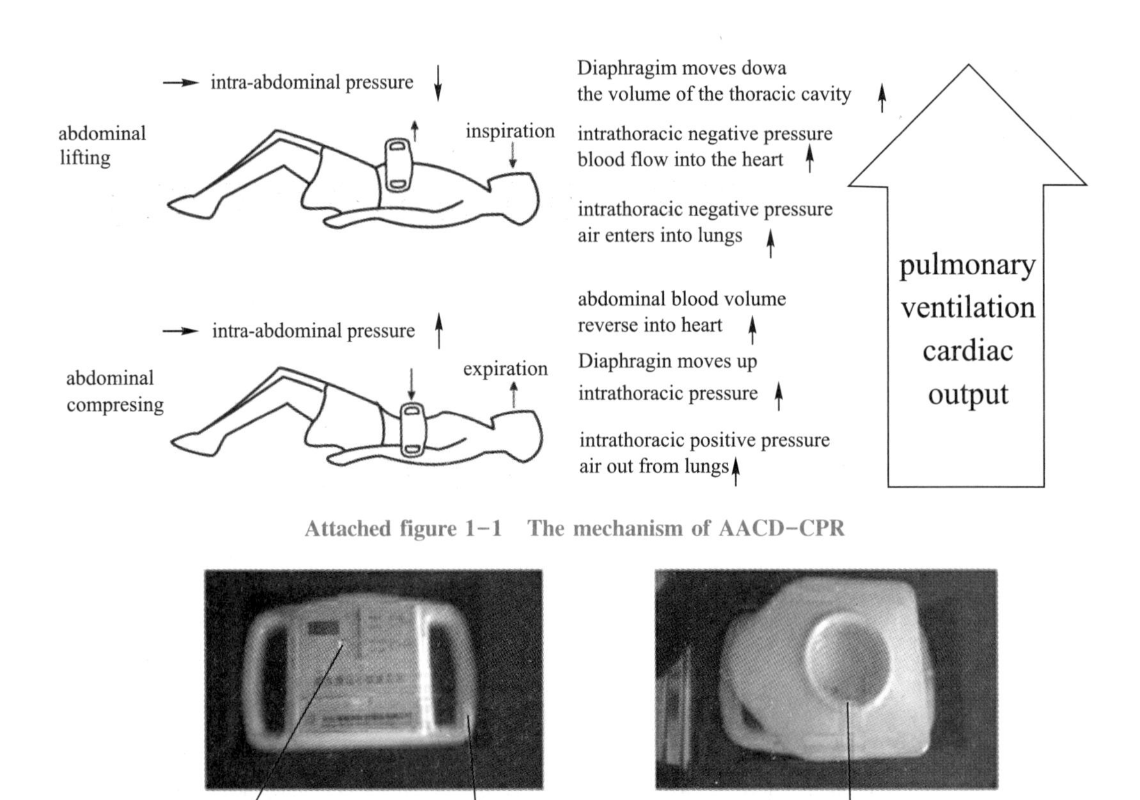

Attached figure 1-1 The mechanism of AACD-CPR

Attached figure 1-2 abdominal lifting/compression device

The usage of device: The instrument is operated holding the pressure application handles and placing the compression plate on the patient's abdomen. After turning on the device, negative pressure is generated which causes a tight bond between these pressure plates and the patient's abdomen. The operator then presses an indicator light prompted by an audio signal with a frequency of 100 times/minute, and the instrument performs alternate vertical downward compressions and upward lifting actions. The duration of compression and lifting was performed in a 1:1 ratio, the pressure was approximately 186 mmHg when the indicator light was on, and lifting force was approximately 112 mmHg.

A number of experimental studies have indicated that AACD-CPR can produce effective circulating blood ventilation. on the basis of experimental studies, we had done some clinical researches. Next, we will show our results.

Since 2014, we have began to apply abdominal lifting/compression device and done clinical research. Our research indicated that AACD-CPR is associated with a higher survival rate after ROSC than standard CPR. We recommended AACD-CPR can be used in the lifesaving treatment of cardiac arrest patients who have contraindications against standard chest compression. We published a article in medical 2 area as follows.

AACD-CPR combines ventilation with circulation perfectly, which improves ventilation/perfusion (V/Q) mismatch. Our research indicated that AACD-CPR is similar to STD-CPR in improving hemodynamics of CA patients, but has advantage in the blood oxygen supply of tissues and organs.

一、Standard Versus Abdominal Lifting and Compression CPR

Background: This study compared outcomes of abdominal lifting and compression cardiopulmonary resuscitation (ALP-CPR) with standard CPR (STD-CPR). Materials and Methods. Patients with cardiac arrest seen from April to December 2014 were randomized to receive standard CPR or ALP-CPR performed with a novel abdominal lifting/compression device. The primary outcome was return of spontaneous circulation (ROSC). Patients were randomized to receive ALP-CPR ($n = 40$) and STD-CPR ($n = 43$), and the groups had similar baseline characteristics. After CPR, 9 (22.5%) and 7 (16.3%) patients in the ALP-CPR and STD-CPR groups, respectively, obtained ROSC. At 60 minutes after ROSC, 7 (77.8%) and 2 (28.6%) patients, respectively, in the ALP-CPR and STD-CPR groups survived ($P = 0.049$). Patients in the ALP-CPR group had a significantly higher heart rate and lower mean arterial pressure (MAP) than those in the STD-CPR group (heart rate: 106.8 versus 79.0, $P < 0.001$; MAP: 60.0 versus 67.3 mmHg, $P = 0.003$). The posttreatment PCO_2 was significantly lower in ALP-CPR group than in STD-CPR group (52.33 versus 58.81, $P = 0.009$). PO_2 was significantly increased after ALP-CPR (45.15 to 60.68, $P < 0.001$), but it was not changed after STD-CPR. PO_2 after CPR was significantly higher in the ALP-CPR group (60.68 versus 44.47, $P < 0.001$). There were no differences between genders and for patients who are >65 or ≤65 years of age. The abdominal lifting and compression cardiopulmonary resuscitation device used in this study is associated with a higher survival rate after ROSC than standard CPR.

1. Introduction

Even when immediate cardiopulmonary resuscitation (CPR) is administered after cardiac arrest, the restoration of sponta-neous circulation (ROSC) success rate has remained relatively low. As a result, research has been devoted to developing alternatives to conventional CPR to improve the resuscita-tion success rate. Tang et al. reported that phased chest and abdominal compression-decompression substan-tially increased hemodynamic efficacy of CPR and outcome in terms of successful resuscitation, 48-hour survival, and cerebral recovery. Aliverti et al. suggested on the basis of their research that the abdomen functions as the body's "second heart" during cardiac arrest. And Sack et al. studied that, in 135 resuscitation attempts in 103 patients experiencing in-hospital cardiac arrest during a 6-month period, the results provided clear mechanism for the abdominal resuscitation. Nevertheless, the foregoing studies all focused on the abdominal compression process and ignored the effect of abdominal lifting.

Abdominal lifting and compression cardiac resuscitation devices can perform active compression and lifting based on the "thoracic pump" "abdominal pump", and "heart pump" mechanisms. The idea of three pumps and the thoracic, abdominal, and cardiac pump mechanisms is classically known in the literature from the decade of the 1980s. The devices employ abdominal lifting and compression to induce pressure changes in the abdominal cavity, which activates the "abdominal pump". The piston effect of the diaphragm in the thoracic and abdominal cavities then transmits pressure changes in the abdominal cavity to the thoracic cavity, inducing thoracic pressure changes which indirectly activate the "thoracic pump". The anatomical relationship of the heart and diaphragm then activates the "heart pump", which results in blood flow. And an advantage of abdominal pumping on the chest is that it would promote some ventilation. Animal experiments using this method have demonstrated significant effectiveness.

The purpose of this study was to compare the outcomes of an abdominal lifting and compression device with those of conventional CPR in patients with cardiopulmonary arrest.

2.Materials and methods

(1) Ethical approval　The effectiveness, safety, and stability of the abdominal lifting and compression device used in this study have been verified in animal and human experiments. This study was approved by the Ethical Review Commit-tee of Zhengzhou People's Hospital. All patient relatives and legal guardians received a detailed explanation of the study's possible risks and benefits and were permitted to request discontinuation of the study at any time. The requirements of the Declaration of Helsinki were strictly upheld throughout the research process.

(2) Patients　This was a prospective study conducted at Zhengzhou People's Hospital from April to December 2014. Adults of both genders with a body weight of 40-150 kg meeting American Heart Association (AHA) guidelines for cardiopulmonary arrest seen in the emergency department were eligible for inclusion. The criteria include loss of consciousness、loss of heart sound and pulse in the carotid and femoral artery, sighing respiration, and pupil dilation and weakening, or disappearance of response to light. In addition, it was required that a close relative or legal guardian of the patient provide written informed consent to participate in the study. Exclusion criteria were: ①no indication for resuscitation or a do not resuscitate order; ②contraindication to the use of abdominal lifting the abdominal cavity or internal organs, abdominal aortic techniques and the use of the abdominal lifting/compression device. the abdomen, rupture of the diaphragm, bleeding in aneurysm, and large tumor in the abdominal cavity or injury to the abdominal cavity or internal organs during abdominal compression; ③dis-

ease that might significantly affect assess-ment of effectiveness (e.g., chronic wasting diseases such as malignancy or severe tuberculosis); ④ informed consent not obtained.

(3) Interventions Abdominal lifting and compression CPR (ALP-CPR) and standard CPR (STD-CPR) were used to treat patients in accordance with a random number table generated using SPSS 20.0 software. Numbers from the random number table were assigned on a unified basis by the hospital's emergency center dispatching department. All patients received orotracheal intubation, respiration with the aid of a rebreathing bag, and electrocardiograph monitoring. Two intravenous lines were established and rapid infusion of 250 mL×2 of 0.9% sodium chloride solution was given. Defibrillation was administered as needed. All personnel providing care were trained in advanced CPR techniques and the use of the abdominal lifting/compression device.

A model CPR-LW1000 abdominal lifting/compression device invented by Professor Wang Lixiang of the General Hospital of Armed Police Forces' Emergency Medical Center and produced by the Beijing Germari Medical Equipment Co., Ltd., was used to perform ALP-CPR. The device is composed of three components: a display panel, pressure application handles, and a negative pressure device.The instrument is operated holding the pressure application handles and placing the compression plate on the patient's abdomen. After turning on the device, negative pressure is generated which causes a tight bond between these pressure plates and the patient's abdomen. The operator then presses an indicator light prompted by an audio signal with a frequency of 100 times/minute, and the instrument performs alternate vertical downward compressions and upward lifting actions. The duration of compression and lifting was performed in a 1:1 ratio, the pressure was approximately 186 mmHg when the indicator light was on, and lifting force was approximately 112 mmHg. Images of the device are shown in Attached figure 1-3.

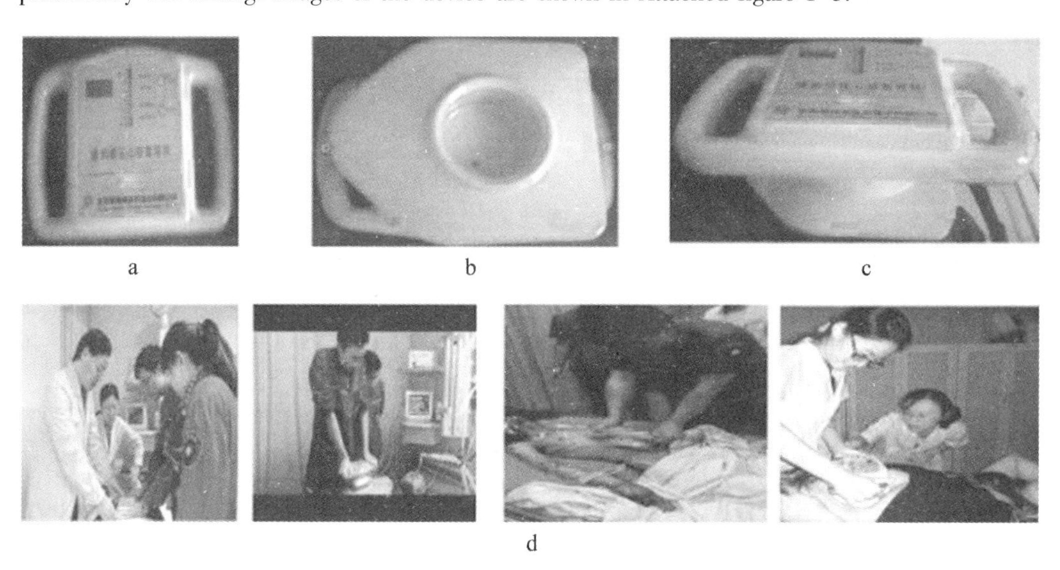

Attached figure 1-3 CPR-LW1000 abdomlinal lifting and compression device (a-c), Device in use (d)

(4) Termination of lifesaving treatment In compliance with AHA guidelines, lifesaving treatment was considered successful and terminated with the appearance of an autonomous aortic pulse, moist facial complexion, the appearance of autonomous respiration, and shrinking pupils and reappearance of a light reflex, or the appearance of eyeball motion and limb spasms. If after continued routine lifesaving efforts for at least 30 minutes no pulse or autonomous breathing was noted, lifesaving treatment was terminated after obtaining informed consent from family members.

(5) Outcome measures The primary outcome measure was ROSC rate (restoration of sinus or supraventricular rhythm, mean arterial pressure (MAP) ≥50-60 mmHg, maintained during, and after patient resuscitation. Viability at 30 and 60 and compression (contraindications include external injury for 20 minutes). Secondary outcome measures were blood to pressure, heart rate, blood gas parameters, and MAP before minutes after ROSC was also recorded.

(6) Statistical analysis The primary endpoint, ROSC, was presented by number and percentage, and the difference of ROSC rate between the two CPR groups was tested with the two - proportion Z - test. Continuous variables were presented bymean and standard deviation, and differences between the two groups were tested with the independent two - sample t-test, and changes from baseline to after CPR within groups were tested with the paired t-test. Sex of the two groups was presented by number and percentage, and differences were tested with Fisher's exact test. Values of $P<0.05$ were considered to indicate statistical significance. All analyses were performed using SPSS 22 statistical software (IBM Corp., Armonk, NY, USA).

(7) Sample size According to the equation below, at least 45 subjects were required in each group to detect a difference of ROSC rate between the ALP-CPR and STD-CPR groups with the power of 0.8 ($1-\beta$) and a significance level of 0.05(α).

Equation:

$$n_1 = n_2 = (z_{\alpha/2+z_\beta})^2 [p_1(1-p_1) + p_2(1-p_2)] / (p_1 - p_2)^2$$

where p_1 and p_2 were set at 0.21 [14] and 0.48 [15].

3. Results

(1) Patients A flow diagram of patient selection and disposition is shown in Figure 2. Of 101 patients initially screened, 90 were randomized to the two groups and ultimately data of 40 and 43 patients in the ALP-CPR and STD-CPR groups, respectively, were available for analysis. Patients in the two groups had comparable baseline characteristics (Attached table 1-1, Attached table 1-2).

Attached table 1-1　Patient baseline characteristics

	ALP-CPR(n=40)	STD-CPR (n=43)	P-value
Sex	—	—	—
Female	23 (57.5%)	22 (51.2%)	0.148
Male	17 (42.5%)	21 (48.8%)	—
Age (y)	64.9 (14.9)	62.5 (13.7)	0.450
Cardiac arrest time (min)	8.0 (3.1)	8.8 (8.0)	0.574
Weight (kg)	65.1 (9.9)	64.1 (10.2)	0.634
Height (cm)	163.3 (10.4)	161.0 (9.3)	0.293
BMI (kg/m^2)	24.5 (3.2)	24.8 (4.0)	0.700

Data are presented as mean (standard deviation) or number and percentage. ALP-CPR, abdominal lifting and compression cardiopulmonary resuscitation; BMI, body mass index; STD-CPR, standard CPR.

Attached table 1-2　Blood gas and electrolyte measurements before and after CPR

		ALP-CPR(n=40)	STD-CPR (n=43)	P-value
pH	Baseline	7.22 (0.19)	7.25 (0.16)	0.397
	After CPR	7.06 (0.18)†	7.17 (0.17)†	0.005*
	Change from baseline	-0.16 (0.18)	-0.09 (0.15)	0.037*
SPO_2	Baseline	33.25 (28.03)	39.65 (22.02)	0.249
	After CPR	44.00 (34.15)	54.21 (34.76)†	0.181
	Change from baseline	10.75 (48.58)	14.56 (35.55)	0.687
PCO_2	Baseline	57.20 (7.42)	57.63 (11.26)	0.838
	After CPR	52.33 (9.07)†	58.81 (12.57)	0.009*
	Change from baseline	-4.88 (11.74)	1.19 (17.83)	0.070
PO_2	Baseline	45.15 (7.76)	45.33 (18.36)	0.954
	After CPR	60.68 (12.96)†	44.47 (23.94)	<0.001*
	Change from baseline	15.53 (15.10)	-0.86 (29.76)	0.002*
K^+	Baseline	5.02 (0.91)	3.99 (0.77)	<0.001*
	After CPR	4.90 (1.04)	3.98 (0.81)	<0.001*
	Change from baseline	-0.11 (1.20)	-0.02 (1.00)	0.694
Ca^{2+}	Baseline	1.32 (0.44)	2.01 (0.22)	<0.001*
	After CPR	1.65 (1.13)	1.99 (0.29)	0.080
	Change from baseline	0.34 (1.06)	-0.03 (0.31)	0.044*

Attached table 1-2

		ALP-CPR(n=40)	STD-CPR (n=43)	P-value
LAC	Baseline	5.91 (1.63)	5.79 (1.47)	0.711
	After CPR	5.49 (1.40)†	4.47 (0.98)†	<0.001*
	Change from baseline	-0.43 (0.54)	-1.32 (1.11)	<0.001*

Data are presented as mean (standard deviation).

* $P<0.05$ indicates a significant difference between ALP-CPR and STD-CPR groups.

$P<0.05$ indicates a significant change from baseline within group.

(2) ROSC　After CPR, 9 (22.5%) and 7 (16.3%) patients in the ALP-CPR and STD-CPR groups, respectively, obtained ROSC. At 30 minutes after ROSC, 7 (77.8%) and 4 (57.1%) patients, respectively, in ALP-CPR and STD-CPR groups survived and the difference did not reach statistical significance. At 60 minutes after ROSC, 7 (77.8%) and 2 (28.6%) patients, respectively, in the ALP-CPR and STD-CPR groups survived, and the survival rate was significantly higher in the ALP-CPR group (P=0.049) (Attached table 1-3).

(3) Vital signs　After CPR, nearly all patients obtained heart rate and MAP recovery, but only 13 in the ALP-CPR and 12 in the STD-CPR obtained recovery of respiration. Patients in the ALP-CPR group had a significantly higher heart rate and lower MAP than those in the STD-CPR group (heart rate: 106.8 versus 79.0, $PP<0.001$; MAP: 60.0 versus 67.3 mmHg, P=0.003). The respiration rate of the two groups after CPR was not significantly different. At 30 minutes after ROSC, the 7 patients in ALP-CPR group had a significantly higher heart rate than the 4 patients in STD-CPR group (Attached table 1-3).

Attached table 1-3　ROSC rate and vital signs

		ALP-CPR (n=40)	STD-CPR (n=43)	P-value
ROSC	After CPR	9/40 (22.5%)	7/43 (16.3%)	0.473
Survived 30 minutes after ROSC	7/9 (77.8%)	4/7 (57.1%)	0.377	—
Survived 60 minutes after ROSC	7/9 (77.8%)	2/7 (28.6%)	0.049*	—

Attached table 1-3

		ALP-CPR (n=40)	STD-CPR (n=43)	P-value
Heart rate (beats/min)	After CPR	106.8 (9.3), n=39	79.0 (21.0), n=43	<0.001 *
	30 minutes after ROSC	128.0 (15.2), n=7	99.5 (14.2), n=4	0.013 *
	60 minutes after ROSC	121.9 (12.5), n=7	107.0 (NA), n=2	NA
MAP (mmHg)	After CPR	60.0 (11.2), n=39	67.3 (9.9), n=43	0.003 *
	30 minutes after ROSC	51.8 (14.4), n=7	60.0 (9.1), n=4	0.338
	60 minutes after ROSC	53.8 (8.3), n=7	65.0 (19.8), n=2	0.567
Respiration rate (breaths/min)	After CPR	18.7 (10.6), n=13	20.3 (5.6), n=12	0.631
	30 minutes after ROSC	21.3 (0.5), n=4	20.7 (1.5), n=3	0.582
	60 minutes after ROSC	26.5 (3.1), n=4	21.0 (NA), n=2	0.078

Data are presented as mean (standard deviation) or number and percentage.

* $P<0.05$ indicates a significant difference between ALP-CPR and STD-CPR groups.

(4) Change of blood gas measurements The blood pH levels of the two groups were comparable at baseline and then decreased after CPR (all, $P<0.001$), and the pH in the CPR group was reduced to a greater degree than in the STDCPR group (−0.16 versus −0.09, P=0.037) (Attached table 1-2). The pH after CPR of the ALP-CPR group was significantly lower than that of the STD-CPR group (7.06 versus 7.17, P=0.005). SPO_2 showed no significant change after ALP-CPR, but it was significantly increased after STD-CPR (39.65 to 54.21, P=0.010). PCO_2 was significantly decreased after ALP-CPR (57.20 to 52.33, P=0.012), but it was not changed after STD-CPR.The post treatment PCO_2 was significantly lower in the ALP-CPR than in STD-CPR group (52.33 versus 58.81, P=0.009). PO_2 was significantly increased after ALP-CPR (45.15 to 60.68, $P<0.001$) but was not changed after STD-CPR. PO_2 after CPR was significantly higher in the ALP-CPR group than in the STD-CPR group (60.68 versus 44.47, $P<0.001$). The ALP-CPR group had a higher K^+ and lower Ca^{2+} level compared to the STD-CPR group at baseline, but compared to baseline levels no significant change of K^+ and Ca^{2+} was observed after CPR. The LAC levels of the two groups were comparable at baseline, and then both decreased after CPR (both, $P<0.001$), but the reduction was less in the ALP-CPR than in the STD-CPR group (−0.43 versus −1.32, $P<0.001$) (Attached table 1-2).

(5) Associations of sex and age with vital signs and changes of blood gas measurements There was no significant difference between males and females with respect to vital signs and changes of blood gas measurements after ALP-CPR. For STD-CPR, there was also no significant difference between males and females, except for respiration rate: males had a significantly lower respiration rate than females after STD-CPR (15.33 versus 25.33, $P<0.001$) (Attached table 1-4).

Attached table 1-4 Associations of sex and changes of vital signs and blood gas measurements after ALP-CPR and STD-CPR

	ALP-CPR		*P*-value	STD-CPR		*P*-value
	Male ($n=23$)	Female ($n=17$)		Male ($n=22$)	Female ($n=21$)	
pH	-0.17 (0.18)	-0.16 (0.18)	0.824	-0.08 (0.20)	-0.10 (0.07)	0.666
SPO_2	21.59 (51.12)	2.74 (46.10)	0.230	12.95 (44.57)	16.09 (25.12)	0.779
PCO_2	-3.65 (11.67)	-5.78 (11.97)	0.576	6.43 (16.51)	-3.82 (17.95)	0.059
PO_2	13.18 (16.70)	17.26 (13.93)	0.405	-6.57 (33.04)	4.59 (25.85)	0.223
K^+	-0.27 (1.51)	0.00 (0.92)	0.477	-0.07 (0.84)	0.03 (1.15)	0.750
Ca^{2+}	0.45 (1.02)	0.25 (1.11)	0.556	0.06 (0.24)	-0.11 (0.35)	0.083
LAC	-0.52 (0.68)	-0.35 (0.41)	0.365	-1.29 (1.03)	-1.34 (1.21)	0.884
Heart rate	106.65 (9.27)	106.86 (9.60)	0.944	77.05 (24.62)	80.86 (17.23)	0.558
Respiration rate	19.33 (10.88)	18.14 (11.22)	0.850	15.33 (1.86)	25.33 (2.34)	<0.001*
MAP	60.98 (11.63)	59.22 (11.08)	0.633	69.97 (7.77)	64.68 (11.15)	0.080

* $P<0.05$ indicates a significant difference between groups.

For patients who received ALP-CPR, there were no significant differences of vital signs and changes of blood gas measurements between those who are >65 years and ≤65 years of age, except for K^+ (change frombaseline: −0.52 versus 0.29, $P=0.031$). For the STD-CPR patients, there were no significant differences of vital signs and changes of blood gas measurements between those who are >65 years and ≤65 years of age, except for Ca^{2+} (change from baseline: −012 versus 0.06, $P=0.049$) (Attached table 1-5).

Attached table 1-5　Associations of age and changes of vital signs and blood gas measurements after ALP-CPR and STD-CPR

	ALP-CPR		*P*-value	STD-CPR		*P*-value
	Age>65 years (*n*=20)	Age≤65 years (*n*=20)		Age>65 years (*n*=22)	Age≤65 years (*n*=21)	
pH	-0.20 (0.13)	-0.13 (0.21)	0.209	-0.06 (0.19)	-0.11 (0.10)	0.351
SPO_2	7.80 (53.17)	13.70 (44.71)	0.706	12.71 (35.01)	16.32 (36.80)	0.744
PCO_2	-1.50 (10.28)	-8.25 (12.39)	0.068	1.14 (17.09)	1.23 (18.91)	0.988
PO_2	12.15 (18.17)	18.90 (10.67)	0.162	-3.38 (26.84)	1.55 (32.75)	0.593
K^+	-0.52 (1.09)	0.29 (1.19)	0.031*	0.11 (1.10)	-0.14 (0.90)	0.414
Ca^{2+}	0.50 (1.34)	0.17 (0.69)	0.333	-0.12 (0.35)	0.06 (0.24)	0.049*
LAC	-0.44 (0.50)	-0.41 (0.59)	0.863	-1.38 (1.03)	-1.26 (1.20)	0.734
Heart rate	107.95 (9.76)	105.53 (8.95)	0.425	76.76 (18.93)	81.14 (23.03)	0.501
Respiration rate	23.86 (7.73)	12.67 (10.84)	0.053	18.43 (5.56)	23.00 (4.95)	0.173
MAP	59.19 (11.28)	60.83 (11.38)	0.654	68.76 (10.41)	65.84 (9.42)	0.339

* $P<0.05$ indicates a significant difference between groups.

4.Discussion

The results of this study showed that while ROSC was comparable between the two groups, survival after ROSC was significantly better in the ALP-CPR than the STD-CPR group (77.8% versus 28.6%). Significant changes in blood gas measurements were observed, and outcomes were not affected by sex or age. After more than 50 years of investigation and practice, although the ROSC rate has increased, the resuscitation success rate of CPR remains inadequate. Chest compressions are contraindicated in some situations, rib fractures may occur in 1/3 of cases, and increasing compression depth increases the complication rates.

Abdominal lifting and compression CPR is a new technology that generates artificial circulation and ventilation via the thoracic, abdominal, and heart pump mechanisms. The instrument used in this study has an abdominal contact area of approximately 200 cm^2. After negative pressure results in abdominal suction, the user operates the instrument in accordance with the display screen and the audio signals. The compression force is 40-50 kg, which is equivalent to pressure of 1.96-2.45 kgf/cm^2 on the abdominal wall (1.90-2.37 atmospheres). Each instance of compression causes approximately 300 mL of blood to enter the effective circulation. During abdominal lifting, pressure within the abdominal cavity decreases causing the femoral vein to open allowing venous blood from the legs to enter the internal organs. At the same time, decreased pressure within the abdominal cavity causes the diaphragm to fall back, the volume of the thoracic cavity increases and the pressure drops, and the heart enters a diastolic state with subsequent blood flow into the heart which prepares the heart for the next compression. In addition, adequate coronary perfusion pressure (CPP) is important for successful CPR, and abdominal compression can significantly increase CPP.

In most cases of primary cardiopulmonary arrest, blood still contains some oxygen duringthe early period. As a result, the reduction in oxygen to the myocardium and brain is chiefly due to reduced circulation and not to reduced ventilation or a drop in blood oxygen, which is why the restoration of circulation is emphasized during the early stage of resuscitation. However, the prognosis after CPR is still not ideal. In cases of cardiac arrest and subsequent lifesaving treatment at general hospitals in the United States, 61.5% of patients die before hospital discharge and, of these, 46.0% die of injuries to the nervous system and over 20% of surviving patients suffer permanent functional impairment of the nervous system. This suggests that conventional chest compression is not able to provide optimal brain perfusion. Subdiaphragmatic cardiac compressionwill cause blood in the abdominal aorta to flow in reverse, which increases perfusion pressure in the heart, brain, and other important organs. Furthermore, when pressure is directly applied to the abdominal aorta, the pressure difference between the central arteries and veins reaches a maximum which can significantly increase perfusion of the heart and brain.

Large-scale study has reported that compression-only CPR or STD-CPR are equivalent with respect to prognosis and ROSC rate. However, other research has indicated that the vast majority of cardiac arrest cases result from choking, and improvement of ventilation is necessary for ROSC.While the 2010 AHA guidelines stress the importance of chest compression, the emphasis on the continuity of circulation does not imply that we should ignore the need of early ventilation support and compression alone cannot achieve adequate ventilation. However, abdominal lifting and compression results in upward and downward motion of the diaphragm and pressure changes in the thorax. The downward motion of the diaphragm increases the negative pressure in the thorax at which time air enters the lungs, and the downward motion of the diaphragm facilitates discharge of air fromthe lungs. Pargett et al. showed that rhythmic abdominal compression CPR ventilates without supplemental breaths and provides effective blood circulation.

While there were some statistically significant differences in baseline K^+ and Ca^{2+} levels between the groups, this was not of clinical significance to this study; as for both groups, the K^+ and Ca^{2+} levels were not excessive to have impacted heart resuscitation.

There are limitations to this study that should be considered.The study was performed at a single center, and the number of patients was limited. Due to the limited sample and the fact that most cases of cardiac arrest occur among older patients, age groups younger than 65 years were not examined. Autopsies were not performed in nonsurvivors and thus we were not able to determine if abdominal lifting and compression resulted in abdominal injuries

5.Conclusions

The abdominal lifting and compression cardiopulmonary resuscitation device used in this study is associated with a higher survival rate after ROSC than standard CPR. The device is recommended for use in the lifesaving treatment of cardiac arrest patients who have contraindications against standard chest compression. However, we also have some limitations that no autopsy data on abdominal damage are available. There might has been damage with peak pressure of over 760 mmHg.

Remark: The article was published in Evidence-Based Complementary and Alternative Medicine, 2016, 2016 (1-2) : 1-8.

二、Effect of Active Abdominal Compression-Decompression Cardiopulmonary Resuscitation on Oxygen Metabolism an Prognosis in Patients with Cardiac Arrest

Objective: To analysis effect of active abdominal compression-decompression cardiopulmonary resuscitation (AACD-CPR) and standard cardiopulmonary resuscitation (STD-CPR) on oxygen metabolism prognostic of cardiac arrest (CA), to evaluate treatment effect of AACD-CPR.

Methods: Breathing, cardiac arrest patients without STD-CPR and AACD-CPR contraindications was collected from October 1, 2015 to May 31, 2017 in Zhengzhou people's Hospital, CA time less than 30 minutes, and all the patients were randomly divided into STD-CPR group and AACD-CPR group. All patients were given the same rescue measures, if required to give defibrillation defibrillation. STD-CPR group in accordance with the guidelines for CPR operation (2015 Edition), AACD-CPR group recovered using abdominal lifting and compression cardiopulmonary resuscitation instrument. Recording oxygen metabolism, hemodynamics and prognosis of two-group patients in the recovery process.

Results: A total of 69 cases, STD-CPR group of 34 cases, AACD-CPR group of 35 cases. ①The oxygen metabolism: during the recovery, AACD-CPR group compared with STD-CPR group were significantly increased in arterial blood oxygen content (CaO_2) 15.6±1.5 to 14.2±1.9 mL/L, arteriovenous oxygen content difference ($avDO_2$) 8.3±1.4 to 7.3±1.3 mL/L, the oxygen carrying capacity (DO_2) 248±51 to 208±54 mL/min, oxygen consumption (VO_2) 134±29 to 118±32 mL/min, but no significant differences in cardiac output (CO) and mixed venous oxygen content (CvO_2). ②Hemodynamics: Two groups' base value in the heart rate (HR), mean arterial pressure (MAP), pH value, pulse oxygen saturation Degree (SpO_2), arterial oxygen pressure (PaO_2), arterial partial pressure of carbon dioxide ($PaCO_2$), lactate (Lac) were no significant differences. In the recovery process, MAP, pH, SpO_2, PaO_2 of two groups increased, but $PaCO_2$ and Lac decreased. Except MAP of STD-CPR group is slightly higher than AACD-CPR group, the change tendency of AACD-CPR group was more obvious in each index obviously [pH value 0.10±0.15 to 0.02±0.13, SpO_2 difference 0.311±0.255 to 0.159±0.232, the difference in PaO_2 (mmHg, 1 mmHg=0.133 kPa): 12.96±21.84 to 3.01±13.56, the difference in $PaCO_2$ (mmHg) -9.91±11.17 to -3.52±13.87, Lac value (mmol/L) -0.64±0.61 to -0.31±0.58]. The prognosis: compared with STD-CPR group, the restoration of spontaneous circulation (ROSC) rate of AACD-CPR group was no increased slightly (22.9% vs 8.8%), but the ROSC time of AACD-CPR group was shortened (min: 9.59±2.67 to 11.83±3.05). Score of nerve function defect (NDS) in week 1, 2 decreased significantly (26.45±6.42 to 30.73±7.38; 19.25±6.27 to 22.64±5.63, respectively), and the two-week survival rate increased slightly (17.1% &5.9%).

Conclusions: AACD-CPR is similar to STD-CPR in improving hemodynamics of CA patients, but has advantage in the blood oxygen supply of tissues and organs, and in the prognosis of patients with neurological function is better.

1.Introduce

Cardiopulmonary resuscitation (CPR) is an important measure in the treatment of patients with cardiac arrest (CA). Since the promotion of application in the 1950s, CPR has already gone more than 60 years of clinical practice. Although the rate of spontaneous circulatory recovery (ROSC) has been increased during the years, servival discharge rate, survival rate and quality of life were no significant improvement. It has been reported that after patients with successful CA recovery discharging, the one-year survival rate was only 20%. Abdominal lifting and compressure cardiopulmonary resuscitation device achieves the cardiopulmonary resuscitation effect by increasing or reducing abdomen pressure of patients, which can be used for patients with chest compressions contraindications such as thoracodontal stab, Large blood vessel rupture. At present, most studies focus on the change of hemodynamic indexes of abdomen CPR, but few studies on oxygen metabolism. Oxygen metabolism monitoring can observe the arterial and venous blood oxygen content, calculate the oxygen carrying capacity (DO_2) and oxygen consumption (VO_2), which reflect the metabolic status of the body, which can be used as an index to evaluate the effect of CPR. The purpose of this study was to compare the effects of CPR on the oxygen metabolism and recovery in CA patients.

2.Material and methods

Ethical Approval. The significance, safety, and constancy of the abdominal lifting and compression device used in this study have already been confirmed in animal and human experiments. This study was approved by the Ethical Review Committee of Zhengzhou People's Hospital. All patients' relatives and legal guardians all received a detailed interpretation on possible risks and benefits of the study and were permitted to request discontinuation of the study at any time. The requirements of theDeclaration of Helsinki were strictly upheld throughout the research process.

(1) Patients From October 2015 to May 2017, 69 patients with respiratory and cardiac arrest who were treated in Zhengzhou people's Hospital. All patients were included in the following criteria: ①loss of arterial pulsation, respiration, and consciousness, electrocardiogram showing ventricular fibrillation or straight line; ② standard cardiopulmonary resuscitation (STD-CPR) and AACD-CPR were used; ③the adult patients with a weight of 40-120 kg, sex unlimited; ④CA time less than 30 min. Exclusion criteria: STD-CPR contraindications (such as rib fractures, malignant tumor); AACD-CPR contraindications (such as abdominal trauma, massive ascites).

(2) Interventions The patients were divided into STD-CPR group and AACD-CPR group according to the random digital table method. All patients were placed in tracheal intubation and Swan-Ganz catheter, artificial assisted ventilation, monitoring of vital signs, establishment of venous access, defibrillation by those who need defibrillate. Medical and nursing personnel involved in rescue and observation are strictly trained. STD-CPR group: operate according to the 2015 American Heart Association (AHA) CPR guide, press the frequency 100-120 times /min, press the depth of 5~6 cm. AACD-CPR group: resuscitation was performed with Abdominal lifting and compressure cardiopulmonary resuscitation device (CPR-LW1000).

(3) Termination rescue standard according to the AHA guidelines, meet the following requirements to terminate the rescue: ①touching neck artery pulse; ②the ruddy complexion; ③visible thoracic fluctuation; ④ the great bulk of the pupil light reflex recovery. Rescue 30 min, if the patient breathing, circulation has not been restored, communication and family members of patients, to the consent of their families after the termination of treatment.

(4) Outcome measurement

1) Oxygen metabolism recording blood volume (CO), arterial oxygen content (CaO_2), mixed venous blood oxygen content (CvO_2), dynamic -venous blood oxygen content difference ($avDO_2$), DO_2, and VO_2 in the center of resuscitation.

2) Blood flow dynamics Recording resuscitation 1 min arterial blood gas as basic data, record blood pressure (BP), heart rate (HR) and arterial blood pressure every 5 minutes, and calculate mean arterial pressure (MAP).

3) Clinical prognosis recording the ROSC rate, the time of ROSC, the clinical neurological impairment score at 1 week and 2 weeks and the 2 week survival rate.

(5) Statistical analysis

Value were expressed as mean ±standard deviation ($x \pm s$). T test was used to compare the data between groups and within groups, X^2 test used to rate comparison. The null-hypothesis was rejected for $P<0.05$.

3. Result

(1) General conditions of patients (Attached table 1-6) 69 CA patients, 35 males, 34 females, 18~69 years old, average (44.8±8.7) years old, AACD-CPR 35 cases, STD-CPR 34 cases. AACD-CPR group and STD-CPR group had no statistical significance ($P>0.05$).

Attached table 1-6 Comparison of baseline data of CAA patients with cardiac arrest with different resuscitation methods

Group	N	Gender(n)		Age (year, $x\pm s$)	BMI(kg/m^2, $x\pm s$)	CA time (min, $x\pm s$)
		Male	Female			
STD-CPR group	34	17	17	42.4±9.3	62.16±15.49	17.29±5.73
AACD-CPR group	35	18	17	45.1±9.0	65.72±12.91	19.84±6.51
t /X^2 value	—	0.014	-1.226	-1.038	-1.725	—
P value	—	0.906	0.225	0.302	0.089	—

(2) The oxygen metabolism index During CPR, the levels of CaO_2, $avDO_2$, DO_2 and VO_2 in AACD-CPR group were significantly higher than those in STD-CPR group ($P<0.05$), while there was no significant difference between CO and CvO_2 in both groups ($P>0.05$) (Attached table 1-7).

Attached table 1-7 Comparison of oxygen Metabolism Indexes during resuscitation between two groups of patients with Cardiac arrest and Cardiac arrest with different resuscitation methods ($x\pm s$)

Group	N	CO(L/min)	CaO_2(mL/L)	CvO_2(mL/L)
STD-CPR Group	34	2.15±0.45	142±19	69±23
AACD-CPR Group	35	1.98±0.56	156±15	73±16

Attached table 1-7

Group	N	CO(L/min)	CaO_2(mL/L)	CvO_2(mL/L)
t value	—	1.388	-3.402	-0.841
P value	—	0.170	0.001	0.404
Group	N	$avDO_2$(mL/L)	DO_2(mL/min)	VO_2(mL/min)
STD-CPR group	34	73±13	208±54	118±32
AACD-CPR group	35	83±14	248±51	134±29
t value	—	-3.072	-3.164	-2.178
P value	—	0.003	0.002	0.033

(3) Hemodynamic indicators (Attached figure1-4, Attached table 1-8) before resuscitation, the two groups in HR, MAP, pH value, SpO_2, PaO_2, $PaCO_2$, Lac were no significant difference (all $P>0.05$). During the process of resuscitation, HR gradually recovered, the pH value, MAP, SPO_2 and PaO_2 showed an increasing trend, but $PaCO_2$ and Lac showed an decreasing trend. The pH value, SPO_2 and PaO_2 of AACD-CPR group increased more rapidly and $PaCO_2$ and Lac decreased more rapidly ($P<0.05$). The MAP of STD-CPR group was higher, but the difference was not statistically significant ($P>0.05$).

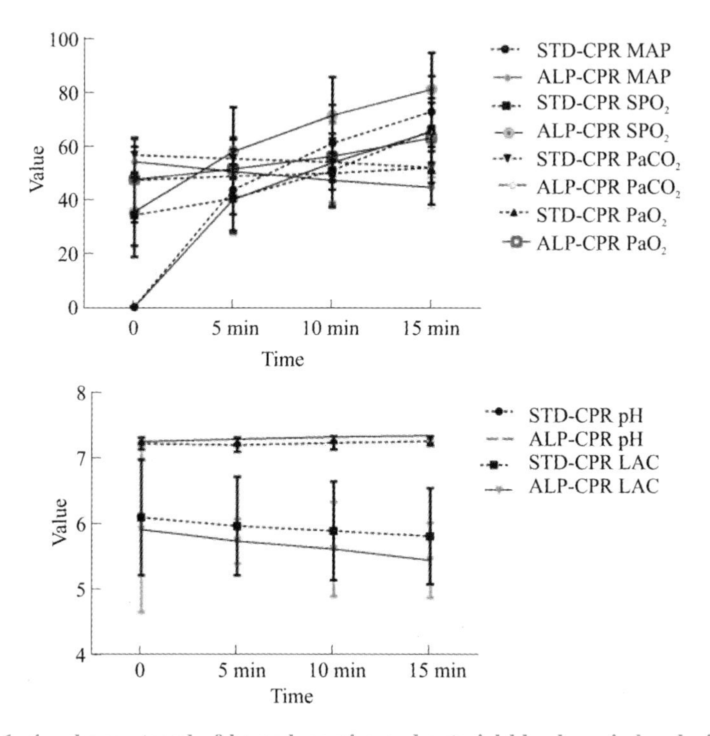

Attached figure 1-4　change trend of hemodynamics and arterial blood gas index during resuscitation in two groups of patients with cardiac arrest and CA with different resuscitation methods

Attached table 1-8 Comparison of hemodynamic and arterial blood gas index difference before and after resuscitation in two groups of cardiac arrest (CA) patients with different resuscitation methods ($x±s$)

Group	N	HR difference (次/min)	MAP difference (mmHg)	pH value difference	SpO_2 difference	PaO_2 difference (mmHg)	$PaCO_2$ difference (mmHg)	LAC difference (mmol/L)
STD-CPR group	34	58.28±14.26	67.56±15.43	0.02±0.13	0.159±0.232	3.01±13.56	-3.52±13.87	-0.31±0.58
AACD-CPR group	35	64.58±15.61	59.27±19.23	0.10±0.15	0.311±0.255	12.96±21.84	-9.91±11.17	-0.64±0.61
t value		-1.749	1.972	-2.364	-2.584	-2.266	2.111	2.302
P value		0.085	0.053	0.021	0.012	0.027	0.038	0.024

(4) Clinical prognostic indicators (Attached table 1-9) compared with STD-CPR group, ROSC time in AACD-CPR group was significantly earlier than that in ROSC1 group. The NDS decreased significantly at 1-week and 2-week (P <0.05). And ROSC rate and the 2-week survival rate increased, but the difference was not statistically significant (P>0.05).

Attached table 1-9　Comparison of clinical outcomes between two groups of cardiac arrest (CA) patients with different resuscitation methods ($x±s$)

Group	N	ROSC rate [%(n)]	ROSC time (min, $x±s$)	two-week survival rate [%(n)]
STD-CPR group	34	8.8(3)	11.83±3.05	5.9(2)
AACD-CPR group	35	22.9(8)	9.59±2.67	17.1(6)
X^2/t value	—	2.535	3.249	2.133
P value	—	0.188	0.002	0.259

Group	N	NDS (score, $x±s$)	
		one-week	two-week
STD-CPR group	34	30.73±7.38	22.64±5.63
AACD-CPRgroup	35	26.45±6.42	19.25±6.27
X^2/t value	—	2.572	2.361
P value	—	0.012	0.021

4. Discussion

The survival rate of patients with outhospital cardiac arrest (OHCA) from 2006 to 2010 was 8.2 % -10.4 %. According to the epidemiological investigation in developed countries, the incidence of CA was still high, but the limitation of external pressure, facial defects, one-sidedness, lack of accurate and effective operation of rescue personnel resulted in a very low ROSC rate. Chest in STD-CPR can not fully rebound, and not give sufficiently play to the effect of heart lung and lung pump and CPR success rate is limited. Wang Lixiang' s team based on abdominal CPR, proposes the ALC-CPR new technique for restoring body size by pulling and pressing abdomen; so as to achieve the effect of saving treatment.

Lee Sooman et al' s showed that the AACD-CPR group ROSC rate and the survival rate at sufficient was significantly higher than that of STD-CPR group. Liu Qing et al. sreported AACD-CPR ROSC rate was 20%, and no abdominal organ injury, regurgitation and aspiration during the CPR; Zhu Jiang and Yang Guihua et al' s reported STD-CPR rate of ROSC 11%, and the results of Zhang Zhenyu and Yu Xiaofang et al' s of ROSC 10.7%. Several research results showed that AACD-CPR recovery effect is good, but more concentrated in the hemodynamics. The premise of successful rescue of CA patients is to restore blood supply and correct abnormal oxygen metabolism. Therefore, the oxygen supply of the body and the oxygenation of tissues should not be ignored. Wu et al. evaluated the effect of hypothermia on cerebral microcirculation after CPR in Lac difference and CO_2 difference of Internal jugular vein and its conclusion was that the high oxygen uptake rate indicated the microcirculation of the brain and the prognosis of the patients were good. Solevg et al. showed the tissue oxygen saturation, pH and Lac as indicators of anaerobic metabolism may reflect the oxygenation and results of important organs. Oxygen metabolism monitoring reflected tissue hypoperfusion and tissue oxygenation function, and Li JW et al. used oxygen metabolism index to reflect tissue oxygen supply, thereby to evaluate the effect of ECMO in treating ARDS, so it can be used as a method of evaluating the effect of resuscitation.

The results of this study show that STD-CPR CO is slightly higher than those of AACD-CPR, suggesting that pressing the thoracic cardiac ejection effect may be better. Previous studies have shown that compared with AACD-CPR, STD-CPR can provide higher MAP. In this study, although MAP of STD-CPR group was slightly higher, but the AACD-CPR group in CaO_2, DO_2, pH value. SpO_2, PaO_2 was significantly higher than that of the STD-CPR, $PaCO_2$, Lac decreased significantly, suggesting that AACD-CPR can provide better oxygen supply, which may be related to AACD-CPR's "four pump". The diaphragm moves up and down, the heart flexes and shrinks, reflecting the second pump of the heart and chest; at the same time, the changes of thoracic pressure, both breathing and blood circulation, reflect the lung and abdomen pump. Wang LX et al's showed that AACD-CPR can provide higher tidal volumeand the effect of auxiliary ventilation was better. Under pathological conditions, the oxygen demand of the body is increased greatly, and AACD-CPR can provide higher CaO_2、DO_2、$avDO_2$. The results suggest that the utilization rate of oxygen in AACD-CPR group is higher than that in STD-CPR group, so AACD-CPR may be superior to STD-CPR in improving microcirculation. Liu Q et al. also found that AACD-CPR can provide good hemodynamic and oxygen supply support. Spronk et al. proposed the concept of "oxygen resuscitation in shock cells", emphasized the improvement of body microcirculation and oxygen uptake, so AACD-CPR may be a new method of treating traumatic shock.

This study showed that AACD-CPR group ROSC earlier than in STD-CPR group, but no difference in the rate of ROSC, suggesting that recovery effect of the two way is quite similar to Wang Guotao et al. research results. In addition, the AACD-CPR group's NDS score at one-week and two-week was significantly lower in group STD-CPR, indicating AACD-CPR on the prognosis of patients with neurological injury may be more excellent STD-CPR.

5. Conclusion

In summary, this study shows that AACD-CPR can achieve uninterrupted blood circulation and respiratory support both in hemodynamics and restoration of spontaneous circulation and the effect of STD-CPR is. AACD-CPR, to make up for the defects of STD-CPR can not take into account the breath, the tissue microcirculation oxygen supply and clinical prognosis has more advantages. But due to the limited number of cases collected less that part may be affected as a result, we need a multicenter clinical study further confirmed.

6.The application of $PetCO_2$ in AACD-CPR

Although we can evaluate the success of restoration by autonomous aortic pulse, moist facial complexion, the appearance of autonomous respiration, and shrinking pupils and reappearance of a light reflex, or the appearance of eyeballmotion and limb spasms, but they are not accurate. A research indicated capnometry potentially represents a useful clinical indicator of death that could guide decisions to terminate resuscitative efforts. Investigators have suggested that there is a close correlation between $PetCO_2$ and cardiac output, stroke volume, and coronary and cerebral perfusion pressure during CPR. By the research, we suggested the variation of $PetCO_2$ value can be used as a clinical index to evaluate and predict the effect of ALP-CPR, and $PetCO_2$ levels of more than 2.67 kPa (20 mmHg) after 20 minutes may be used to predict ROSC.

三、Clinical Analysis of $PetCO_2$ in Predicting Abdominal Lifting and Compression CPR

Objective: To analyze clinical effect of partial pressure of end-tidal carbon dioxide ($PetCO_2$) in evaluating and predicting abdominal lifting and compression CPR(ALP-CPR).

Methods: 92 patients of cardiac arrest were intubated and received ALP-CPR performed with abdominal lifting/compression device monitoring the variation of HR, PaO_2, $PaCO_2$ and $PetCO_2$. Patients were divided into success group and failure group based on the results. The number of patients with 30 min and 60 min survival and the time of ROSC were recorded in success group, and success rate of recovery was also calculated. Data according to the Utstein criteria, demographic information, medical data. we hypothesized that an $PetCO_2$ level of 2.67 kPa (20 mmHg) or more after 20 min of standard advanced cardiac life support would predict ROSC.

Results: In the beginning, the ALP-CPR and $PetCO_2$ of both groups were about 9-10 mmHg. The difference between the two groups has no statistic significance($P>0.05$). While $PetCO_2$ gradually rose in success group during ALP-CPR process, the failure group increased slightly at 2~5 min, then progressively decreased during ALP-CPR process ($P<0.05$). $PetCO_2$ values of 2.67 kPa (20 mmHg) or less discriminated between 37 patients with ROSC and 55 patients without($P<0.05$), but the successful recovery rate at 30 min and 60 min after ROSC was 17.4% (16/92) in successful group. The difference of MAP, PaO_2 and $PaCO_2$ after ROSC 20min compared with abdominal lifting and compression CPR process was statistically significant ($P<0.05$), area under the receiver operating characteristic curve (95% *CI*) is

0.845, the sensitivity and specificity were respectively 0.80,0.83.

Conclusions: The variation of $PetCO_2$ value can be used as a clinical index to evaluate and predict the effect of ALP-CPR.

1.Introduction

Cardiopulmonary resuscitation (CPR) is the only effective first-aid measure to treat CA patients and improve their survival rate according to the current American Heart Association and European Resuscitation Council (ERC) CPR Guidelines. Consistent and discouraging low survival rates mandate a reassessment of current resuscitative strategies and techniques.We have invented a new device that could enhance abdominal wall lifting and compression, which made up for the lack of chest compressions(chest wall trauma or rib fracture, et al.). Clinical tests on this device show that it could reach a higher survival rate compared to chest compression in patients with cardiac arrests. More studies are required to fully evaluate this abdominal lifting and compression boosting device before it can be recommended for widespread clinical use, and the most common of all decisions after initiation of CPR remains the decision of when to stop. Various clinical indicators have been used to determine when CPR efforts should be terminated. Capnography potentially represents a useful clinical indicator of death that could guide decisions to terminate resuscitative efforts. We sought to evaluate the hypothesis that partial pressure of $PetCO_2$ can evaluate and predict nonsurvival in an independent cohort of patients suffering cardiac arrest.In the current study, we aim to seek a high sensitivity and specificity, predictive value and efficient method to evaluate and predict the CA patients be treated by ALP-CPR. We report our results here.

2.Materials and methods

(1)Patients This was a prospective study conducted in the emergency medical center and 120 first aid station of Zhengzhou People's Hospital and Hainan province People's Hospital from September 2014 to October 2016. A total of 92 patients who suffered a sudden cardiac arrest and were treated by a mobile emergency team were included in the present prospective study. the effectiveness, safety, and stability of the abdominal lifting and compression device used in this study have been verified in animal and human experiments.This study was also approved by the Ethical Review Committee of Zhengzhou People's Hospital and Hainan province People's Hospital. All patient relatives or legal guardians received a detailed explanation of the study's possible risks and benefits and were permitted to request discontinuation of the study at any time. The requirements of the Declaration of Helsinki were strictly upheld throughout the research process. It was required that a close relative or legal guardian of the patient provided written informed consent to participate in the study.

The criteria include: ①conform to the ALP-CPR indications and have no contraindications. indications includec hest trauma causes cardiac arrest, respiratory muscle well weakness, respiratory suppression of general anesthesia, especially the situations of thoracic deformity, chest fracture (including chest rib fractures appeared in the process of recovery, etc.), hemopneumothorax and chest compression indication. ②Contraindications include: external injury to the abdomen, rupture of the diaphragm, bleeding in the abdominal cavity or internal organs, abdominal aortic aneurysm, and large tumor in the abdominal cavity, injury to the abdominal cavity or internal organs during abdominal compression, massive abdominal mass (such as pregnancy, intestinal obstruction, abdominal organ tumors, a large amount of ascites, giant ovarian cysts), etc.

Exclusion criteria: ①contraindication to the use of ALP-CPR, no indication for resuscitation or abdominal organ injury during abdominal compression. ② Disease that might significantly affect assessment of effectiveness (e.g., chronic wasting diseases such as malignancy or severe tuberculosis), and obtain no informed consent.

Adults of both genders with a body weight of 40-150 kg meeting American Heart Association (AHA) guidelines for cardiopulmonary arrest seen in the emergency department were eligible for inclusion.

(2) 5 Study design In compliance with 2016 expert consensus on ALP-CPR and the 2010 American heart association (AHA) guidelines, model CPR-LW1000 abdominal lifting/compression device (patent number: ZL 2009 2 0164343.6, ZL 2009 2 0160376.3, ZL 2014 3 0044027.1) invented by Professor Lixiang Wang of the General Hospital of Armed Police Forces' Emergency Medical Center and produced by the Beijing Germari Medical Equipment Co., Ltd., was used to perform ALP-CPR (details of the study are reported in the Appendix). The introduction to detailed operation method : a display panel, pressure application handles, and a negative pressure device made up of the device. Operators hold the pressure application handles and place the compression plate on the patient's abdomen. After turning on the device, negative pressure is generated which causes a tight bond between these pressure plates and the patient's abdomen. The operator then presses an indicator light prompted by an audio signal with a frequency of 100 times/minute, and the instrument performs alternate vertical downward compressions and upward lifting actions. The duration of compression and lifting was performed in a 1 : 1 ratio, the pressure was approximately 186 mmHg when the indicator light was on, and lifting force was approximately 112 mmHg. All patients were intubated and an endotracheal tube was immediately connected to the capnometer, multi-function cardiograph monitor was dynamically monitored. We monitored $PetCO_2$ continuously and recorded it during ALP-CPR; Measurements of $PetCO_2$ were taken using the sidestream method with the infrared capnometer integrated into the LIFEPACK 12 defibrillator monitor or with BCI Capnocheck Model 20600A1.

(3) Obvervational index Multi-function cardio monitor, CO_2 detector and other equipment monitoring evaluate ALP-CPR effect; the commissioner collects and records the information before, during and after resuscitation, and the professional statisticians analyze the

parameters of ROSC.

We defined return of spontaneous circulation (ROSC) in accordance with the Utstein style (any ROSC - palpable pulse on carotid artery, regardless of duration, and ROSC with admission to hospital).

Termination of lifesaving treatment: lifesaving treatment was considered successful and terminated with the appearance of an autonomous aortic pulse, moist facial complexion, the appearance of autonomous respiration, and shrinking pupils and reappearance of a light reflex, or the appearance of eyeball motion and limb spasms. If continuing routine lifesaving efforts for at least 30 minutes, no pulse or autonomous breathing of the patients was noted, lifesaving treatment was terminated after obtaining informed consent from family members.

(4) Monitoring index Heart rate (HR), MAP, PaO_2, $PaCO_2$ were measured during pre-CPR, CPR, and post-CPR periods, and $PetCO_2$ was also monitored at different time, Life at 30 and 60 minutes after ROSC was also recorded dynamically.

(5) Statistical analysis Descriptive statistics are presented as mean ±standard deviation for continuous variables. Analysis for caterogical variables were performed using χ^2 test and exact Fisher test. Comparisons between groups were performed by using t-test (normal distribution) and shapiro - Franciafa test (normality test failed). For $PetCO_2$, Sensitivity and specificity were calculated using standard formulae, multivariate analysis of repeated measurements with $PetCO_2$ at different time, receiver operating characteristic (ROC) curves were obtained. The greater the area under the ROC curve (AUROC), the better the predictive value of $PetCO_2$, All statistical tests were two-sided with significance, the null hypothesis was considered to be rejected at P values less than 0.05 in all tests. All analyses were performed by using SPSS 19 statistical software (IBM Corp., Armonk, NY, USA).

(6) Results The general situation and the cardiac arrest reason of successful and failure recovery patients were showed in Attached table 1-10.

During the period of ALP-CPR, 92 patients without any signs of circulation at the start of intervention in our study. Ultimately, 37 patients were resuscitated with ROSC (40.2%), yet, 60 min after ROSC overall survival to hospital admission occurred in 17.4% (16 patients), which has no statistically significant difference with 17.5% (7/40) in pre-experiment ($P>0.05$) (Attached figure 1-5)

patients' HR, MAP, PaO_2 and $PaCO_2$ were significantly improved during ALP-CPR ($P<0.05$). 20min after ROSC MAP, PaO_2 and $PaCO_2$ were all higher than those in the ALP-CPR process ($P<0.05$) (Attached table 1-11)

At beginning of ALP-CPR, $PetCO_2$ of both groups were about 9~10 mmHg ($P>0.05$). $PetCO_2$ was gradually rising in success group during ALP-CPR process and increased slightly at 2-5 min after ALP-CPR, then progressively decreased in failure group ($P<0.05$). $PetCO_2$ values of 2.67 kPa (20 mmHg) or less discriminated between the 37 patients with ROSC and

55 patients without($P<0.05$), but the success recovery rate at 60 min after ROSC was 17.4% (16/92) in successful group(Attached figure Attached figure 1-6, Attached figure 1-7). The difference of MAP, PaO_2 and $PaCO_2$ after ROSC 20min compared with abdominal lifting and compression CPR process was statistically significant ($P<0.05$) (Attached table 12-11). When a 20minute $PetCO_2$ value of 2.67 kPa (20 mmHg) or less was used as a screening test to predict ROSC, area under the receiver operating characteristic curve(95% *CI*) is 0.845, the sensitivity and specificity were respectively 0.80,0.83 (Attached figure 1-8).

Attached table 1-10　Effect of different factors on ALP-CPR

Factor		Successful group(n=37)	Failure group(n=55)
Age (y)		59.78 ±16.56	66.35 ±13.42
Sex	male	21	27
	Female	16	28
Cardiogenic (%)		15(16.30)	8(8.70)
Brain-derived (%)		7(7.61)	23(25.00)
Pulmonary (%)		3(3.26)	2(2.17)
Traumatic (%)		5(5.43)	15(16.30)
Other (%)		7(7.61)	7(7.61)

Attached table 1-11　Indexes were compared of ALP-CPR at different time

Time	n	HR(counts/min)	MAP(mmHg)	PaO_2(mmHg)	$PaCO_2$(mmHg)
pre-CPR①	92	Can't measure	Can't measure	53.5 ±11.5	60.6 ±6.5
ALP-CPR②	92	27.7 ±44.8	72.4 ±7.5	63.7 ±13.3	55.1 ±12.1
20 min post-CPR③	37	32.2 ±46.3	76.8 ±9.2	75.8 ±14.2	35.3 ±10.7
②:① t	—	—	—	5.564	-3.841
P	—	—	—	<0.05	<0.05
③:① t	—	—	—	9.294	-16.409
P	—	—	—	<0.05	<0.05
③:② t	—	0.511	2.819	4.583	-8.678
P	—	>0.05	<0.05	<0.05	<0.05

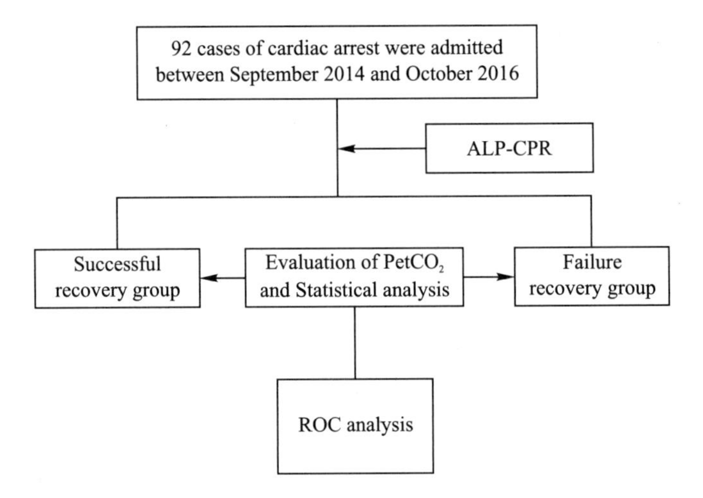

Attached figure 1-5 Flow chart of 92 case

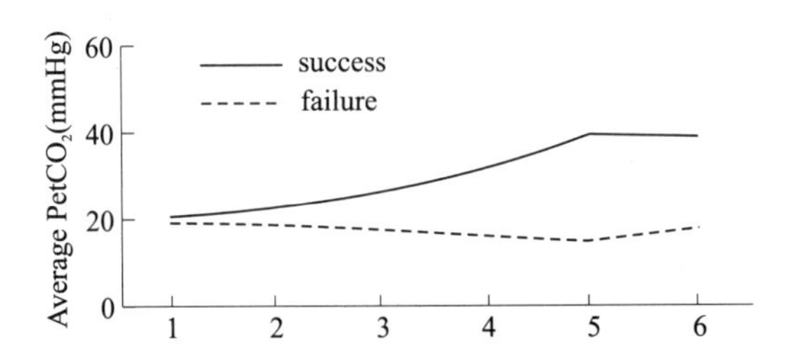

Attached figure 1-6 Changes of $PetCO_2$ in the process of abdominal lifting and compression CPR

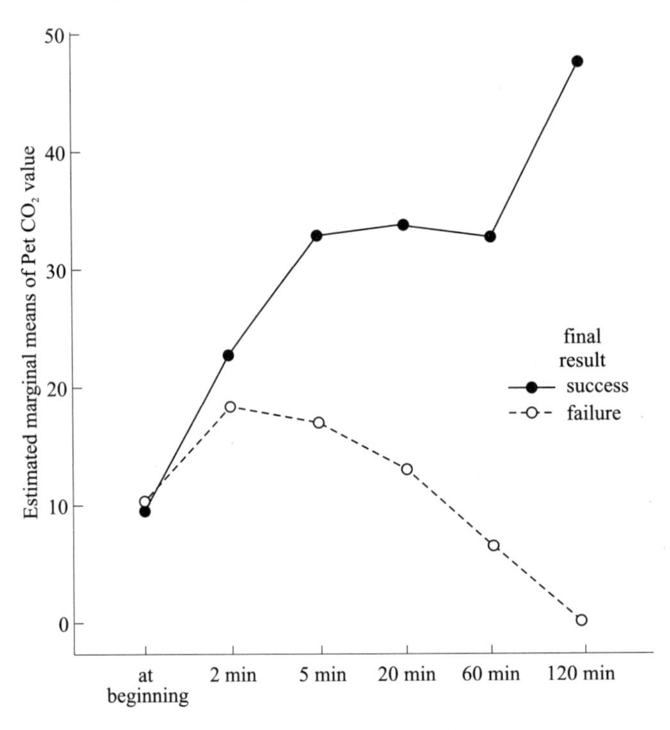

Attached figure 1-7 The es of Pet CO_2

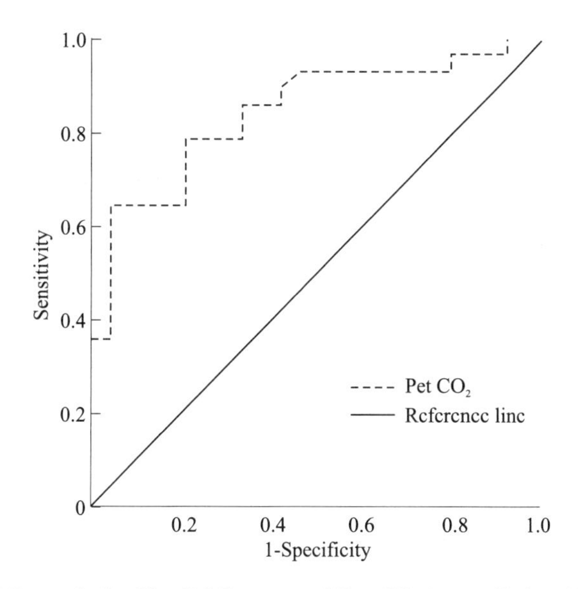

Attached figure 1-8　The ROC carves of Pet CO_2 in predicting ALP-CPR

3.**Discussion**

In 2015 CPR guidelines of American Heart Association recommend that the primary goals of patients with CA is ROSC, and then restoring ventilation, reducing complication, so as to realize the ultimate goal of the hospital survival. Due to complex etiology, medical conditions, rescue time and other restrictions, resulting in different hospitals CA rescue level is uneven. Therefore, finding a rapid, accurate and effective method of resuscitation is a challenge for medical workers.

Investigators have suggested that there is a close correlation between $PetCO_2$ and cardiac output, stroke volume, and coronary and cerebral perfusion pressure during CPR.Kalenda. first reported a decrease in $PetCO_2$ in patients who could not be resuscitated, and a significant rise in $PetCO_2$ in those patients in whom ROSC could be achieved. Falk and coworkers found that $PetCO_2$ decreased from mean of 1.4% before arrest to 0.4% after the onset of cardiac arrest. It then increased with CPR and ROSC. Kern and his colleagues found that $PetCO_2$ level predicted successful resuscitation after in hospital and out of hospital cardiac arrest. In our study we found that $PetCO_2$ was gradually rising in success group during ALP-CPR process and increased slightly at 2-5 min after ALP-CPR, then progressively decreased in failure group($P<0.05$). $PetCO_2$ values of 2.67 kPa (20 mmHg) or less discriminated between the 37 patients with ROSC and 55 patients without($P<0.05$), and when a 20 minute $PetCO_2$ value of 2.67 kPa (20 mmHg) or less was used as a screening test to predict ROSC, the sensitivity, specificity were all high. we also found that $PetCO_2$ values under 1.9 kPa (14.3 mmHg) after 20 minutes of ALP-CPR are incompatible with ROSC. This is time of the end of haemodynamic phase of ALP-CPR. These values may represented irreversible hemodynamic collapse, with inadequate coronary or myocardial perfusion pressure, or may represent perfusion pressures supplied too late (after the haemodynamic phase), with consequent irreversible tissue damage.

Our study data, combined with the findings of other investigators, provide strong support for a resuscitation thresholds 2.67 kPa (20 mmHg) after 20 minutes of ALP-CPR. Values at 20 minutes reflect the patient's response to resuscitation efforts. We recommend 20-minute (final $PetCO_2$) to be ranked in Utstein-style reports. the results of the study confirm that $PetCO_2$ can play a pivotal role in the multifactorial decision-making process of whether to discontinue resuscitative efforts.

Application of our findings could improve clinical prediction rules in the field and reduce the number of patients with cardiac arrest who undergo prolonged, futile resuscitation efforts; furthermore, there is less cost involved in the transfer of the patient to the hospital.

4. Conclusion

$PetCO_2$ levels should be monitored during ALP-CPR and could be regarded as having prognostic value for determining the outcome of resuscitative efforts. $PetCO_2$ levels should be monitored during CPR and considered as a useful prognostic value for determining the outcome of resuscitative efforts and when to cease CPR in the field. Based on our study findings, we believe that $PetCO_2$ monitoring should be included in advanced cardiac life support and ranked in Utstein-style reports to provide insight into the condition of patients suffering cardiac arrest.

Remark: The article was published in J Complement Med Alt Healthcare J, 2017, 3(3): 1-6.

附录二　中华系列杂志发表的文章

一、腹部提压心肺复苏临床应用研究:附40例报告

心搏骤停是最常见的临床急症之一,常因不能得到及时有效救治而死亡或留下严重后遗症。据美国、欧洲以及日本等地流行病学调查发现,其发生率仍然较高,即使得到及时有效心肺复苏(CPR),但因非专业人员训练程度不够,手法不够有效,其自助循环恢复(ROSC)成功率也会非常低。尤其是CA不仅仅发生在具有基础病(如心血管疾病、肿瘤、内分泌疾病等)患者身上,一些无基础病之老年人、儿童均有可能发生。研究发现,年龄越小,ROSC的成功率越高,越早实施有效CPR,越有可能挽救生命。面对亟待提高的CPR成功率,仅依靠传统CPR,不能满足所有临床需求,国内外学者从基本原理,实施方法及改善预后上进行了一系列的探究,并提出了很多新方法,在此基础上,还探索并提出了个体化CPR方案,借以弥补传统胸外按压的缺陷,改善目前并不乐观的复苏成功率。而腹部提压心肺复苏(ALP-CPR),作为利用腹部提压装置对患者腹部实施加压和提拉

进行心肺复苏的一种新技术,在动物实验中已取得了明显的应用效果,作为国家临床药物实验基地和全国腹部心肺复苏新技术临床应用转化基地,课题组利用解放军总医院第三医学中心急救医学中心主任王立祥教授设计发明,由解放军总医院第三医学中心与北京德美瑞医疗设备有限公司研发的型号为CPR-LW1000型腹部提压心肺复苏装置,在国家课题基金支持下,对临床应用效果与传统CPR进行对比研究,现报道如下。

1.资料与方法

(1)入组条件　美国心脏协会(AHA)指南标准:神志丧失,心音、颈动脉、股动脉搏动消失,叹息样呼吸,瞳孔散大,对光反射减弱或消失。对符合以上标准的患者立即启动心肺复苏。实施上诉两种复苏方式,均得到患者家属充分知情并同意。

(2)临床干预措施　将患者按照随机数表分别采用ALP-CPR、标准CPR(STD-CPR)救治,随机数表由医院急救中心调度部统一分配。所有患者均行经口气管插管(驼人医疗器械公司,中国)、呼吸气囊辅助呼吸(驼人医疗器械公司,中国)、心电监测(飞利浦,荷兰)、0.9%氯化钠注射液(石家庄四药有限公司,中国)建立两路静脉通路,需要除颤者给予除颤(飞利浦,荷兰),参与抢救及观察的医院急救中心及3个急救站医护人员均采用同样标准进行严格培训。

(3)腹部提压心肺复苏装置及操作方法　腹部提压心肺复苏仪(北京德美瑞医疗设备有限公司,中国),采用北京德美瑞医疗设备有限公司研发并生产的型号为CPR-LW1000型,仪器由参数显示屏、提压手柄和负压装置等三部分组成。操作者全部经腹部提压装置操作标准化培训达标。操作方法为双手紧握提压装置手柄将提压板平放于患者中上腹部,开机后腹部提压装置产生负压使患者腹壁和提压板紧密结合,然后以100次/min的音频提示频率按指示灯指示连续交替垂直向下按压和向上提拉,按压和提拉时间1:1,指示灯亮则按压力度约50 kg,提拉力度约30 kg。

(4)终止抢救标准　符合AHA指南标准:①出现自主大动脉搏动;②面色转润;③出现自主呼吸;④瞳孔由大变小并有对光反射,或出现眼球活动及四肢抽动。经持续规范抢救30 min以上,患者仍无心搏和自主呼吸,在得到患者家属充分知情并同意后终止抢救。

(5)观察指标　分别记录患者复苏前、复苏中和复苏后不同时间段的血压(BP)、心率(HR)、动脉血气,并计算平均动脉压(MAP)。记录ROSC率、ROSC后30 min及60 min存活率。入院后的进一步救治均按照AHA心肺复苏指南执行。

(6)统计学方法　所有数据均采用SPSS 20.0统计软件进行统计分析,计量资料采用均数±标准差($x \pm s$)表示,符合正态分布并方差齐性两组间及组内比较采用独立样本t检验,不符合正态分布两组间及组内比较采用非参数检验,率的比较采用Fisher's精确检验,以$P<0.05$为差异有统计学意义。

2.结果　两组患者的年龄、性别、体质量、身高及开始心肺复苏之急救时间均差异无统计学意义($P>0.05$),其基础血流动力学指标及血气结果(附表2-1)。两组患者在实施CPR过程中MAP较基础值明显增高,复苏过程中MAP与基础血压比较差异均有统计学意义,两组间MAP变化差异有统计学意义($Z=1.974$,$P=0.001$),采用STD-CPR可提供更高的MAP。复苏前及复苏过程中血气结果提示ALP-CPR组pH值、PCO_2水平上升，PO_2 水平下降，而 STD-CPR 组则出现相反的趋势，LAC 水平两组均出现下降的趋势，LAC 水平及除 SpO_2 外的血气结果两组比较差异均具有统计学意义(附表 2-3)。且在整个复苏过程中及 ROSC 后患者血气变化情况，ALP-CPR 组均优于 STD-CPR（附图 2-1)，而 ALP-CPR 组 LAC 变化较 STD-CPR 组明显，且 STD-CPR 组趋势不明显；ROSC 后，两组 LAC 均出现明显变化，而 K^+ 及 Ca^{2+} 在整个过程中的变化均不明显(附图 2-2)。两组的 ROSC 率、ROSC 后 30 min 和 60 min 均差异无统计学意义(附表 2-2)，但 ALP-CPR 组的 ROSC 率及 ROSC 后 30 min 和 60 min 的存活率均高于 STD-CPR 组，且 ALP-CPR 组 ROSC 后及 ROSC 后 30 min 和 60 min 较 STD-CPR 组优势比越来越明显。

附表 2-1　两组患者基础血流动力学指标、血气分析结果比较

组别	*n*	*P*	MAP (mmHg)	pH	SpO_2 (%)	PO_2 (mmHg)	PCO_2 (mmHg)	LAC (mmol/L)
ALP-CPR 组	40	0	0	7.22+0.19	33.25+28.03	45.15 ± 7.76	57.20 ± 7.42	5.91+1.63
STD-CPR 组	43	0	0	7.25+0.16	39.65+22.02	45.33 ± 18.36	57.63 +11.26	5.78 +1.47
Z 值		0	0	-1.550	-1.488	-0.057	-0. 607	-0.401
P 值 1.000	1.000	0.121	0.137	0.954	0.544	0.688		

ALP-CPR 腹部提压心肺复苏；STD-CPR 标准心肺复苏；*P* 呼吸；MAP 平均动脉压；pH 血液酸碱度；SpO_2 经皮动脉血氧饱和度；PO_2 氧分压；PCO_2 二氧化碳分压；LAC 乳酸；1 mmHg=0.133 kPa。

附表 2-2　两组患者复苏前及复苏过程中血流动力学指标及血气结果变化值的比较（$\bar{x}\pm s$）

指标	ALP-CPR（T1～T0）	STD-CPR（T1～T0）	*Z* 值	*P* 值
例数	40	—	—	—
MAP(mmHg)	58.49±14.57	67.27±9.91	1.974	0.001
pH	0.04±0.18	-0.09±0.15	2.030	0.001
SpO_2(%)	10.75±48.58	-1.60±40.50	1.262	0.211
PO_2(mmHg)	-2.83±13.20	13.49±22.63	2.599	0.000
PCO_2(mmHg)	3.48±14.96	-13.16+24.89	2.477	0.000
LAC(mmol/L)	-0.43±0.54-0.32±1.11	1.419	0.036	

附表 2-3　两组患者 ROSC 率及优势比比较

CPR 结果	ALP-CPR	STD-CPR	Fisher's 精确检验	*OR*
ROSC	22.5%(9/40)	16.3%(7/43)	0.581	1.493
ROSC 30 min	17.5%(7/40)	9.3%(4/43)	0.340	2.068
ROSC 60 min	17.5%(7/40)	4.7%(2/43)	0.081	4.348

ROSC 自主循环恢复率。

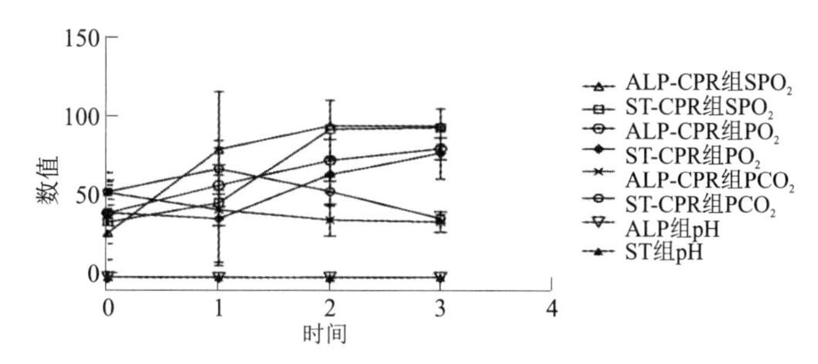

附图 2-1　两组患者的 pH、SPO_2、PO_2、PCO_2 变化趋势

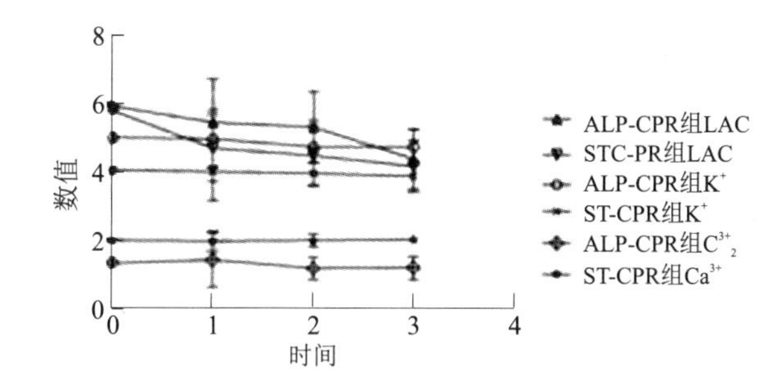

附图 2-2　两组患者 LAC、K^+、Ca^{2+}变化趋势

3.讨论　心肺复苏是指对心跳呼吸骤停患者所采取的恢复其生命活动及意识的一系列及时、规范有效的抢救措施，经过 50 余年的探索与实践，虽然自主循环复苏率有所提升，但复苏成功率及生存率并不理想，传统心肺复苏应用也受到很多限制：首先，受其胸外按压禁忌证制约而缩窄了其临床应用的范围；其次，传统胸外按压中约有 1/3 以上被救者发生胸肋骨骨折，这直接影响了 CPR 的效果，在指南不断强调按压深度要加大的情况下，势必会导致此类并发症的出现会越来越多；再次，胸外按压还存在着仅注重循环复苏而不能兼顾到呼吸复苏的片面性。

腹部提压 CPR 是利用腹部提压装置经腹实施心肺复苏的新技术，是对传统心肺复苏（STD-CPR）的继承与发展。目前认为其可能作用机制是通过胸泵、腹泵、肺泵及心泵机制产生人工循环和通气功能。进行腹部按压时，腹腔内压力增大，使膈肌受压上移，胸腔内容积减小，压力增大，负压变小，心脏受压容积减小，血液流出心脏，产生前向血流，同时腹部器官及容量血管受压，利于血液流回心脏，从而形成连续不间断的前进血流循环；进行腹部提拉时，腹腔内压力减小，膈肌下移，胸腔内容积增大，压力减小，负压加大，心脏舒张，血液回流入心，为下次按压心脏泵血做准备。作为观察心脏灌流情况的 CPP，是 CPR 成功与否的重要标志，研究表明 CPP 升高能提高 CA 的转归，有文献报道采用腹部按压法可明显增加 CPP 灌注压，为心脏复跳提供了保障。当然，在心肺复苏过程中，除了要关注心脏的灌注情况外，对脑灌注的改善也是不容忽视的一个方面。多数心跳呼吸骤停患者为原发性，早期血液中尚含有部分氧，心肌及脑的氧供减少主要是血流减少，而不是减少的通气或氧气导致血氧下降，所以复苏救治的早期则更强调循环的重要性。可是，在如今不断强调人工循环支持重要性的情况下，患者的预后仍然不理想。有研究表明，在美国综合医院救治的心搏骤停患者中，61.5%的患者于出院前死亡，其中46.0%的患者最终死于神经系统损伤，20%以上的幸存患者遗留永久性神经系统功能障碍。这说明传统胸外按压并不能很好地改善脑灌注情况。而采用插入式及持续腹主动脉按压则是通过按压腹主动脉，驱动腹主动脉内血流反向流动，从而提高了心、脑等重要器官的灌注压，且当压力直接作用于腹主动脉时中心动静脉压力差最大，可明显增加心脑灌注血流，腹部提压复苏仪也正是应用这样的机制对患者实施心肺复苏。本研究显示，采用腹部提压心肺复苏的患者，其MAP值与传统心肺复苏法产生的MAP接近，这充分说明腹部提压心肺复苏可以提供足够的MAP。

心肺复苏中的通气问题，虽然目前一些大样本量的研究表明，标准心肺复苏和只进行胸部按压的心肺复苏在ROSC率及预后上差异无统计学意义，甚至在一定程度上标准心肺复苏并不优于只进行胸外按压。但也有研究认为，大多数心搏骤停源于窒息，所以改善CA患者的通气功能，仍然是使患者ROSC的必要支持。而2010年AHA指南所强调的胸外按压重要性，也只是在强调循环的不容间断性，这也并不否认CRP患者需要早期的通气支持，而是因为使用标准心肺复苏无法同时兼顾通气及按压，且仅仅依靠按压产生的潮气量均为死腔量，不能形成有效通气，且按压与通气之间的交替，也会导致通气/血流比例异常，影响肺内气体交换，不能保证CPR时的氧合。实际上，在长时间的心肺复苏过程中，如果不给予及时的通气，机体将处于严重的氧债状态，脑细胞的缺氧性凋亡，外周血管张力丧失，心肌线粒体等细胞器发生不可逆性损伤，所以对CA患者，通气仍然是个不容忽视的问题。而腹部提压心肺复苏，其通气机制是在腹部提压时，使膈肌上下移动，胸腔压力随之变化，膈肌下移时胸腔负压增大，空气进入肺部，膈肌上移时利于肺部气体排出，起到了腹式呼吸的作用，这种方式所获得的通气量明显大于标准CPR所获得的通气量，且随着按压力度的增加，通气量也随之增大，从而避免了死腔通气的出现。本试验研究结果中，可以很明显发现患者通气功能的改善，并且在同类研究中也显示腹部按压比较传统复苏通气功能明显改善。同时，使用这种方法，也可以避免一些目击者或者救护人员，因不愿意进行口对口人工呼吸而放弃对患者的通气支持，从而造成一些不良预后。

本研究仍有其局限性：①仅进行了单中心的实验，且样本数仍不足，可能会影响部分结论，多中心、大样本的研究有待进一步观察。②尽管本研究表明心搏骤停患者使用ALP-CPR取得不劣于STD-CPR的ROSC率，且ROSC后30 min及60 min生存率较STD-CPR优势比呈扩大趋势，其具体原因仍需进一步的研究与探讨。③ALP-CPR是按压与提拉双向主动的实施过程，对体力及耐力要求高，使用该种操作方式需考虑操作者的素质条件，否则仍提倡使用仅按压主动的STD-CPR，以避免操作者因素降低复苏效率。

注：该论文发表在《中华急诊医学杂志》2015年11月第24卷第11期。

二、腹部提压心肺复苏多中心临床实验报告

【摘要】目的：探讨腹部提压法抢救心搏骤停患者的复苏效果。方法：根据腹部提压法病例纳入标准及排除标准，筛选2014年1月至2015年6月海口市人民医院及郑州市人民医院72例心搏骤停患者为实验组，采集患者基本信息，并记录进行腹部提压心肺复苏前后呼吸循环相关指标，计算自主循环恢复率及复苏成功率，进行单组设计一元定量与定性资料差异性分析。结果：最终临床入选共计72例，使用腹部提压仪进行腹部心肺复苏病例的自主循环恢复成功率为15.3%(11/72)，与预试验的自主循环恢复率13.0%之间的差异无统计学意义(P=0.566)；将腹部提压心肺复苏有效率15.3%与0.1%(即不采用此方法或采用胸部按压法的复苏率)比较(P<0.01)，采用腹部提压心肺复苏的自主循环恢复率较不采用此法有了明显提高。结论：腹部提压心肺复苏仪具有较高的稳定性、便捷性和安全性。腹部提压心肺复苏方法在呼吸心搏骤停患者的抢救中作用也比较突出，弥补了传统心肺复苏方法的不足。

【关键词】心肺复苏；腹部提压；自主循环恢复成功率；腹部提压仪。

心肺复苏是在心搏骤停后采取的一系列救治措施，目前对CA常采用的复苏方法是传统胸外按压心肺复苏法，虽经50年的实践，但患者的复苏成功率并不理想。究其原因，一是胸外按压的局限性(比如胸外按压禁忌的病例)，二是胸外按压的缺陷性(比如胸外按压中并发胸肋骨骨折)，三是胸外按压的片面性(比如胸外按压不能兼顾呼吸)；诸如种种，均影响了心肺复苏的复苏成功率。2009年王立祥等提出了单纯腹部提压心肺复苏法，并且进行了相应的一系列实验研究；2013年《中华急诊医学杂志》首次颁布《腹部提压心肺复苏专家共识》，为腹部提压心肺复苏仪的临床试验奠定了良好的基础。本临床试验正是基于在规避传统胸外按压不足的基础上，开辟了利用腹部提拉与按压进行心肺复苏的新方法，通过研发腹部提压心肺复苏仪，借以实现应用腹部提压进行心肺复苏的新技术。

1.资料与方法

(1)一般资料　2014年1月至2015年6月海口市人民医院及郑州市人民医院72例心搏骤停患者。

纳入标准：①符合应用腹部提压心肺复苏仪的适应证(胸部创伤性心跳呼吸骤停，尤其是存在胸廓畸形、胸部外伤、胸肋骨骨折、血气胸等胸外按压禁忌者)，无应用腹部提压的禁忌证；②体重40~150 kg的成年人(>18岁)，性别不限；③患者近亲属及其法定代理人同意使用腹部提压心肺复苏装置对患者进行救治并签署知情同意书。

排除标准：①无应用腹部提压的适应证；②有应用腹部提压的禁忌证(腹部外伤、膈肌破裂、腹腔脏器出血、腹主动脉瘤、腹腔巨大肿物)或在腹部按压中出现腹腔脏器损伤；③患者近亲属不同意使用腹部提压心肺复苏装置进行救治者；④患者有明显的可能会影响到疗效评价的其他疾病者(慢性消耗性疾病如恶性肿瘤、严重的结核性疾病等)。

(2)病例分组　本研究针对存在胸外按压禁忌证且不具备开胸心脏按压条件的心跳呼吸骤停患者采用单组设计一元定量差异性检验的试验设计方案,并在心搏骤停时、复苏时及 ROSC 30 min 时采集主要指标和次要指标。

(3)试验用仪器　腹部提压心肺复苏仪(北京德美瑞医疗设备有限公司),规格型号:CPR-LW1000。

(4)疗效评价指标

1)主要疗效评价指标:心搏骤停后复苏成功率,自主循环恢复 ROSC≥30 min 及以上。自主循环恢复(ROSC),恢复窦性或室上性心律,平均动脉压(MAP)≥60 mmHg,维持 20 min 以上。

2)次要疗效评价指标:①血流动力学指标(心率、心律、平均动脉压);②呼吸氧合相关指标[经皮动脉血氧饱和度(SpO_2)、动脉血气酸碱度(pH)、动脉血氧分压(PaO_2)、动脉血二氧化碳分压($PaCO_2$)]。

(5)统计学方法　统计分析所采用的软件为 SPSS 16.0,试验结果统计分析选用符合方案数据集,即所有符合试验方案要求的受试者数据进行统计分析。计量资料用均数±标准差($x±s$)表示,采用自身配对设计定量资料 t 检验或符号秩和检验;定性资料组间比较采用卡方检验或精确概率法;自主循环恢复率的差异性分析基于二项分布原理进行计算。所有的统计假设检验均采用双侧检验,以 $P<0.05$ 为差异有统计学意义。

2.结果　本次临床试验入选共计 72 例,病例取自每家临床试验中的急诊科、EICU 的心搏骤停患者,经临床体征、心电监护或心电图诊断。其中海南省人民医院入选 35 例,18 例(51.4%)为男性,17 例(48.6%)为女性,年龄(63.5±20.0)岁。郑州人民医院入选 37 例,23 例为男性,14 例为女性,年龄(61.19±16.39)岁。

通过对纳入的 72 例病例进行分析,总的自主循环恢复成功率为 15.3%(11/72)。在复苏过程中 3 个时间节点上分别对相关的参数进行采集,并对采集的资料进行统计学分析。

(1)基线指标的基本统计量　本试验采用同一受试者在呼吸心搏骤停时和腹部提压心肺复苏过程中各观测指标比较的方法,不存在分组的误差。

(2)主要有效性评价指标的取值和假设检验结果　复苏成功 11 例,有效率为15.3%。通过前期预试验,已知腹部提压心肺复苏的自主循环恢复率为 13.0%(设其为理论值),利用二项分布原理,将本次临床试验的自主循环恢复率15.3%与预试验的自主循环恢复率 13.0%进行比较,得 $Z=0.575$,$P=0.566$,可认为本次临床试验自主循环恢复率与理论值之间的差异无统计学意义;再将腹部提压心肺复苏有效率 15.3%与 0.1%(即不采用此方法或采用胸部按压法的复苏率)比较,基于二项分布原理进行计算,得 $Z=40.747$,$P<0.01$,说明采用腹部提压心肺复苏的自主循环恢复率较不采用此法有了明显提高。

(3)次要有效性评价指标的取值和假设检验结果　呼吸心搏骤停时与腹部提压过程中,在心率、平均动脉压、SpO_2、PaO_2和 $PaCO_2$ 5 项次要疗效评价指标上,心搏骤停时与复苏时之间的差异均有统计学意义,且从数值上可知,复苏时指标的数值均得到明显的改善(附表 2-4)。

附表 2-4 例入选受试者呼吸心搏骤停时与腹部提压过程中出现心肺复苏时次要观测指标差异性统计分析结果

指标	心率（次/min）	平均动脉压（mmHg）	SpO_2（%）	pH 值	PaO_2（mmHg）	$PaCO_2$（mmHg）
心搏骤停时	0(0,0)	0(0,0)	30(0,56)	7.14 ± 0.18	55.0(51.0,59.0)	56.0(45.0,61.0)
例数	72	72	68	47	47	17
复苏时	100.0(37.5,116.5)	47.7(25.0,58.0)	45.0(0.0,75.0)	7.18+0.17	64.0(62.0,70.0)	52.0(45.0,58.0)
例数	72	72	50	50		
统计值	S=758.5	S=700.0	S=326.5	t=1.826	t=2.694	S=−183.0
P 值	<0. 01	<0.01	0.002	0.075	0.010	0.012

当差量服从正态分布，采用配对设计一元定量资料 t 检验，其检验统计量为 t；否则，采用配对设计一元定量资料秩和检验，其检验统计量为 S。

心搏骤停时与自主循环恢复(ROSC)0.5 h 内，在心率、平均动脉压、SPO_2 和 pH4 项次要疗效评价指标上，心搏骤停时与自主循环恢复(ROSC)时之间的差异均有统计学意义，且从数值上可知，自主循环恢复(ROSC)时，以上提及的 4 项指标的数值均得到明显的改善，见附表 2-5。腹部提压心肺复苏仪的安全性、便携性和稳定性的评价见附表 2-6。

附表 2-5 心搏骤停时与腹部提压心肺复苏 ROSC 30 min 内有关参数差异性统计分析结果

指标	心率（次/min）	平均动脉压（mmHg）	SpO_2（%）	pH 值	PaO_2（mmHg）	$PaCO_2$（mmHg）
心搏骤停时	0 (0,0)	0 (0,0)	30 (0,56)	7.0 (6.9,7.1)	54.24+7.91	58.0(55.0,61.0)
例数	7	71	68	38	3	38
复苏时	79.9+24.3	55.3±14.7	93.5 (52.5, 97.0)	7.14+0.07	62.43+14.36	50.43+10.15
例数	11	10	7	7	7	
统计值	t=−7.09	t=−7.19	S=−26.00	t=−4.48	t=−1.80	t=1.64
P 值	<0.01	<0.01	0.006	0.004	0.122	0.151

当差量服从正态分布，采用配对设计一元定量资料 t 检验，其检验统计量为 t；否则，采用配对设计一元定量资料秩和检验，其检验统计量为 S。

附表 2-6 腹部提压心肺复苏仪的安全性、稳定性及便携性评价结果

评价指标	很好(例)	较好(例)	不好(例)
安全性	68	4	0
稳定性	64	8	0
便携性	68	3	

操作者对试验仪器和标准对照仪器使用操作的方便性及其工作稳定性评价良好。

3.讨论　心肺复苏是指对心搏骤停所采取的旨在恢复生命活动和智能的一系列及时、规范有效的抢救措施。传统胸外按压心肺复苏术是临床最常采用的在心搏骤停后的救治措施,有节律、连续、及时有效的胸外心脏按压是复苏成功的关键。但在临床抢救中,传统徒手胸外按压时,由于操作者连续按压体力消耗大,容易疲劳,效果不稳定,容易导致按压中断,直接影响复苏效果。同时在急诊中常遇到伴有多发胸肋骨骨折或存在“连枷胸”的患者发生心搏骤停时,传统心肺复苏的胸外按压因可能导致骨折断端伤及胸膜、肺脏造成二次伤害而属于禁忌。而且,此时胸廓复张受限,均使心泵和胸泵机制不能得到理想发挥,影响了复苏效果。开胸直视下心脏按压也因所需时间长且创伤大、实施受环境条件限制而不能常规应用。因此,此类患者往往无法得到有效的复苏救治。为弥补传统胸外按压心肺复苏的上述缺陷,2009 年王立祥等提出了单纯腹部提压心肺复苏法,进行了相应的一系列实验研究,并基于这些研究,研发出了腹部提压心肺复苏仪,是利用吸盘吸附于患者腹部,经主动提拉与按压相结合进行的复苏方法。腹部提压心肺复苏时,将腹部提压心肺复苏仪的吸盘置于患者肋缘与剑突下方腹部正中的腹壁吸附固定,操作者的提拉力度控制在 20~30 kg,按压力度控制在 40~50 kg,以 100 次/min 的频率进行腹部提压心肺复苏。腹部提压法主要是通过“腹泵”增加有效循环血量、“胸泵”促进血液循环和“肺泵”协助呼吸运动的机制来实现优效复苏。本实验研究中,患者复苏时腹部提压,有“肺泵”促进呼吸的作用,故复苏时和骤停时的 PaO_2 和 $PaCO_2$ 差异有统计学意义($P<0.05$)。自主循环恢复后,不再行腹部提压心肺复苏,故复苏后和 ROSC 后比差异无统计学意义。

根据本研究结果显示,使用腹部提压心肺复苏仪复苏有以下独特优势:第一,约有1/3患者在传统心肺复苏时发生了肋骨骨折,影响了复苏效果,尤其合并有胸廓畸形、胸部外伤、肋骨骨折等疾病是传统胸外按压心肺复苏的禁忌证,腹部提压心肺复苏能有效避免心肺复苏过程中造成严重的二次损伤;第二,另辟蹊径地提高了患者的自主循环恢复率,在本研究中,总的自主循环恢复成功率能达到 15.3%,同时患者的心率、平均动脉压、血氧饱和度、pH 值、PaO_2、$PaCO_2$ 等指标亦有明显改善;第三,腹部提压心肺复苏仪在实施复苏过程中有指示灯和音频辅助,压力和按压频率有保证,使心肺复苏操作更加标准化、规范化,复苏效果更确切,本研究也表明使用腹部提压心肺复苏仪具有较高的稳定性、便捷性和安全性。本研究在患者预后及并发症方面尚未有详细科学的资料证明,有待于进一步的临床研究。

总之,腹部提压心肺复苏仪具有较高的稳定性、便捷性和安全性。腹部提压心肺复苏方法在心跳呼吸骤停患者的抢救中作用也比较突出,弥补了传统心肺复苏方法的不足,值得临床推广使用。

注:该论文发表在《中华急诊医学杂志》2017 年 3 月第 26 卷第 3 期。

三、胸部按压CPR与腹部提压CPR

【摘要】腹部提压心肺复苏法(AACD-CPR)是对胸部按压禁忌证患者心肺复苏(CPR)的有效补充和延伸,是强化《2015美国心脏协会心肺复苏与心血管急救更新指南》所强调的高质量CPR的有力保障,将二者互为补充相向而行,是落实《2016中国心肺复苏专家共识》的具体行动,可谓是中国CPR智慧方案的重要部分。通过对以胸部按压为主的标准CPR(STD-CPR)与AACD-CPR的产生缘由、作用机制、操作方法、环节应用等方面进行比较分析,为准确领悟CPR中胸部按压与腹部提压技术的精髓提供重要参考。

【关键词】心搏骤停;心肺复苏;腹部提压;胸部按压。

半个多世纪以来,以胸部按压为主的心肺复苏一直延续至今,成为心搏骤停患者"起死回生"的主角。源于实施传统的标准心肺复苏STD-CPR时受到胸外按压禁忌证限制,同时在实施STD-CPR过程中30%~80%并发肋骨或胸骨骨折,骨软骨交界分离导致肺、胸膜及心脏损伤,从而限制了对CA患者高质量STD-CPR的实施,影响了CPR的成功率,如此种种,AACD-CPR应运而生。随着近年来不断深入的临床研究与实践,对AACD-CPR和STD-CPR的缘由、机制、方法、应用等诸多方面进行深度解析与梳理,以期能够更加准确、辨证、全面地把握二者的"精髓",互为补充相向而行提升临床CPR存活率。

1. STD-CPR与AACD-CPR的缘由 关于CPR胸外按压的起源最早可以追溯到1 800多年前,我国东汉名医张仲景在《金匮要略》中就提到对自缢者进行胸外连续按压的解救办法。国外最早记载是在1874年,德国学者Moritz Schiff通过动物实验注意到用手挤压犬心脏时颈动脉会出现搏动现象;1901年挪威学者Kristian Igelsrud通过开胸心脏按压成功复苏了CA患者。胸外按压法由Marshall Hall于1857年提出,1861年又经Silvester改为胸外按压胳膊抬举法。1878年,德国学者Boehm通过动物实验证实胸外按压可能为体循环提供足够的血液,提示它是一种较开放性心脏按压更好的方法。1958年美国约翰·霍普金斯大学的Knickerbocker与他的合作伙伴Kouwenhoven等发现,当电极紧贴犬胸部时动脉压会升高,即对该动物进行了胸外人工挤压法并获得成功。Kouwenhoven等发表论文阐述胸外人工挤压可以维持生命所必需的血液循环原理。至此,胸部按压成为STD-CPR的重要组成部分,与口对口呼吸法和体外电击除颤共同开启了现代CPR理论体系的新纪元。

在STD-CPR挽救生命的同时,我们不得不认清一个事实,那就是CA患者的复苏成功率依然很低,尤其是存活率更低。全球OHCA患者的体存活率仍然不高,美国的神经功能良好率为10.8%,中国北京仅为1.0%。究其原因,我们发现主要是患者在发生开放性胸伤或心脏贯通伤、胸部挤压伤、胸部重度烧伤严重剥脱性皮炎、食管破裂、气管破裂、主动脉缩窄、主动脉夹层、主动脉瘤破裂、张力性及交通性气胸、重肺大疱和重度肺实变、复杂先天性心脏病严重心包积液、心脏压塞、某些人工瓣膜置换术、大量胸腔积液等情况时无法实施胸外按压。此外,在实施胸外按压时需要足够的力度(45~55 kg)和幅度(5~6 cm),在此按压条件下被救者极易发生肋骨骨折,折后继续按压则易导致骨折端伤及肺脏和胸膜,同时使胸廓复张受限,难以保证标准的按压力度和幅度,从而影响 CPR 的效果。卢布尔雅纳法医研究所的研究人员通过尸检分析 2 148 例非创伤性 CA 患者复苏后胸部骨折的发生情况,结果显示,在胸外心脏按压后,男性和女性患者胸部骨折的发生率分别为 86%和 91%,其中胸骨骨折发生率分别为 59%和 79%,肋骨骨折发生率分别为 77% 和 85%。面对如此之多的禁忌证和高骨折率, STD-CPR 的临床应用范围大大缩窄。为挽救越来越多的 CA 患者我们不得不另辟蹊径,再寻良方。

STD-CPR 存在局限性,单一的胸外按压方法不能满足临床需求。我们的研究团队从临床实际问题出发,仔细研读典籍《金匮要略》,从“若已僵,但渐渐强屈之,并按其腹,如此一炊顷,气从口出,呼吸眼开,而犹引按莫置,亦勿苦劳之”中得到启示,结合人体的生理解剖基础,创造性地提出 AACD-CPR。“胸路不通走腹路”的 AACD-CPR 新途径应运而生,目的是弥补胸外按压在 STD-CPR 中的不足,让存在胸外按压禁忌证的 CA 患者有更多的被复苏机会。

2. STD-CPR 与 AACD-CPR 的机制　最初,以胸外按压为基础的 STD-CPR 被认为是“心泵”机制发挥作用,即通过按压胸廓使位于胸骨和脊柱之间的心脏直接受到挤压,导致心腔容积缩小而产生动力泵的作用,推动血液进入循环,从而维持机体功能。然而之后有学者发现,对于心脏极易受压的连枷胸患者,无论怎样挤压胸骨,均无法测出动脉血压,但通过胸部约束带挤压胸骨时,可测得动脉血压;对于肺气肿患者的研究发现,其胸骨和脊柱的距离较大,按压时无法挤压到心脏,但 CPR 同样有效。至此,完全用“心泵”机制来解释复苏机制的理论受到质疑。到了 20 世纪 80 年代,有研究表明:①加大胸腔内压力或腹部加压时,可增加胸内泵血流量;②食管超声心电图显示,胸外按压时二尖瓣、三尖瓣并未关闭;③胸外按压时,主动脉压与中心静脉压同时升高,从而研究者认为在胸外按压时心脏没有起到“心泵”的作用。继而,Rudikoff 等表明,当胸外按压胸骨中下部时,胸腔内压力上升,形成胸腔内外压力梯度而将血液从胸腔内推向胸腔外血管,使主动脉、左心室、上下腔静脉压力同时增高;胸外按压放松时,胸腔内压力下降,形成胸外与胸内的静脉压差,静脉管腔开放,驱动血液从外周静脉返回心脏。这就是胸外按压的“胸泵”机制。

胸外按压时,“胸泵”机制发挥作用主要是基于按压胸骨时,由膈肌和胸廓组成的闭合胸腔内压力升高,压力均衡地传至胸内大血管,血液出现向前流动。对于有胸部外伤、胸肋骨骨折、血气胸、胸廓畸形、主动脉瘤等胸外按压禁忌证的 CA 患者,正常闭合的胸腔环境被打破,无法通过按压胸骨使胸腔形成足够的压力, STD-CPR 的“胸泵”机制便无法正常实现。在胸外按压过程中若发生骨折,在极易刺破脏器的同时胸廓也难以充分回弹,胸腔内外压力梯度就很难建立。“胸泵”作用无法形成时,以胸外按压为基础的 STD-CPR 便无法发挥有效的复苏作用。我们的研究团队通过膈肌下抬挤心脏发现,上移的膈肌可以直接挤压心脏增加心排血量的同时,还可使胸腔压力升高,形成胸腔内外压力梯度,维持有效循环。从挤压膈肌可以改变胸腔内压力得到启示,结合人体的生理及解剖学基础，我们认为“腹泵”机制同样可以发挥促进循环的作用，AACD-CPR 即被认为主要发挥“腹泵”机制。

AACD-CPR 的“腹泵”机制即为人体的胸腔与腹腔被胸腹之间的横膈分隔开，当提拉与按压腹部使腹腔内压力发生变化时，带动了胸腹之间的膈肌上下移动，继而改变胸腔内容积产生胸腔内外压力梯度，进而产生人工循环作用。腹部内脏器官容纳了 1/4 占比的全身循环血容量，在按压腹部过程中，下腔静脉回心血量增多；提拉时，冠状动脉（冠脉）灌注压增加。膈肌的上下移动可直接挤压心脏，增加心排血量发挥“心泵”作用；亦可使胸腔压力发生改变，膈肌下移时胸腔负压增大，利于空气进入肺部，膈肌上移时则利于肺部气体排出，起到人工呼吸功效的同时发挥“胸泵”作用。腹部提压通过膈肌产生胸腹联动，即“腹泵”带动“胸泵”，并通过改变回心血量及膈肌抬挤心脏，即“腹泵”带动“心泵”，通过一系列联动作用，充分利用机体的结构功能达到维持机体的有效循环灌注，发挥心肺脑立体 CPR 救治，间接发挥了“胸泵”“心泵”机制，从而达到与 STD-CPR 异曲同工的效应。

3. STD-CPR 与 AACD-CPR 的方法　从 1966 年全美复苏会议上诞生的 STD-CPR，建议胸外按压/通气比为 5∶1，而后《2000 国际心肺复苏及心血管急救指南》推荐为 15∶2，《2005 国际心肺复苏及心血管急救指南》调整为 30∶2。在按压频率上，最早的胸外按压频率为 60～80 次/min，在《2005 国际心肺复苏及心血管急救指南》中明确为约 100 次/min，《2010 美国心脏协会心肺复苏及心血管急救指南》中推荐为至少 100 次 min，《2015 美国心脏协会心肺复苏及心血管急救指南更新》推荐为 100～120 次/min。按压深度最初为使胸骨下陷 3～4 cm，1988 年美国心脏协会提出改为 3.8～5.0 cm，在《2005 国际心肺复苏及心血管急救指南》中明确为 4～5 cm，《2010 美国心脏协会心肺复苏及心血管急救指南》推荐为至少 5 cm，《2015 美国心脏协会心肺复苏及心血管急救指南更新》推荐为 5～6 cm。多次调整的胸外按压/通气比、胸外按压频率以及按压深度，目的就是充分增加胸腔内外压力差，为重要脏器提供有效的循环血容量。《2010 美国心脏协会心肺复苏 ey 心血管急救指南》将以往的 A— B— C—D 抢救顺序调整为 C— A— B— D，更是体现了这一目的。最新的《2015 美国心脏协会心肺复苏及心血管急救指南更新》中明确高质量 CPR 胸外心脏按压方法为：胸骨中下 1/3 处，用左手掌跟紧贴患者的胸部，两手重叠，左手五指翘起，双臂伸直，用上身力量连续用力按压 30 次（按压频率为 100～120 次/min，按压深度为胸骨下陷 5～6 cm，按压后保证胸骨完全回弹，胸外按压时最大限度地减少中断）。即便是高质量的 CPR，依然存在只能单一建立循环而不能兼顾呼吸的缺陷，胸外按压人工循环终止后再给予人工通气，易导致通气与血流相脱节，通气/血流比例（V/Q）异常，影响肺内气体交换，不能保证 CPR 时的氧合；在临床实际中继发性 CA 多因窒息缺氧引发（如溺水、窒息、呼吸衰竭等），CA 时氧储备可能已经耗尽，故更强调呼吸支持的重要性，单纯的 STD-CPR 无法满足患者的实际需求。同时，100～120 次/min 的按压频率和 5～6 cm 的按压深度极易导致患者胸肋骨骨折，影响整体复苏效果。面对如此之多的问题，AACD-CPR 或许可为我们提供解决方法。

根据《腹部提压心肺复苏专家共识》，AACD-CPR 方法为：施救者采用由北京德美瑞医疗器械有限公司开发转化的具有自主知识产权的腹部提压心肺复苏仪(CPR-LW 1000),双手紧握腹部提压心肺复苏仪的提压手柄将提压板平放在被救者的中上腹部,提压板上方的三角形顶角放在肋缘和剑突下方,负压装置的开口与被救者的皮肤紧密接触,快速启动负压装置,使患者的腹部和提压板紧密贴合。施救者于患者侧方通过提压手柄以100次/min的频率连续交替向下按压与向上提拉,按压与提拉的时间比为1:1,向下按压时垂直用力,勿左右摆动,提拉时垂直向上均衡用力,按压力度控制在50 kg左右,提拉力度控制在30 kg左右。AACD-CPR借助腹部提压心肺复苏仪进行CPR,可突破STD-CPR禁忌证及造成肋骨骨折的局限性,可协助呼吸肌运动保持良好的V/Q而弥补STD-CPR的缺陷。

4. STD-CPR与AACD-CPR的应用 《2015美国心脏协会心肺复苏及心血管急救指南更新》中STD-CPR强调的高质量CPR包括快速、有力的按压;尽量减少按压中断;胸廓充分回弹;避免过度通气。其中胸外按压是CPR的关键,决定了整个CPR的质量。由于STD-CPR过程中胸肋骨骨折的发生率之高,施救者遇到此类CA患者时,将不能保证胸外按压的频率(100~120次/min)、胸外按压的深度(成人5~6 cm)及胸廓充分回弹,故无法产生最佳的冠脉灌注压(CPP),从而降低了STD-CPR的质量。如何化解干扰临床实施高质量STD-CPR这一瓶颈,在相应的环境与条件下,AACD-CPR就成为人们的选择。

AACD-CPR更加巧妙地强化了STD-CPR的每一个环节,为实现高质量CPR奠定了基础开放气道(A):STD-CPR只清除了呼吸道口腔的异物,忽视了下呼吸道中痰液、血块等异物的阻塞。用AACD-CPR为患者开放气道时,按压腹部使腹腔内压力上升致膈肌上移,增大胸腔内压力的同时,使气道压力瞬间增大,迅速产生较高的呼出流速排出气道和肺内潴留的异物,帮助患者开通下呼吸道,配合清除口腔异物,畅通上下呼吸道。人工呼吸(B):STD-CPR在单人进行CPR操作时,需按照更新的胸外按压/通气比30:2进行操作,吹气时,停止按压将导致血流量骤减,无法兼顾血液充分氧合。用AACD-CPR进行人工呼吸时,提拉与按压腹部促使膈肌上下移动,通过改变腹、胸腔内压力,促肺部完成吸气与呼气动作,达到体外腹式呼吸的效应,以利于协助患者建立人工呼吸支持,充分提供氧合。同时,AACD-CPR规避了过度通气(CA患者V/Q所决定),亦可为继发性CA患者(呼吸肌麻痹)提供体外腹式呼吸支持。人工循环(C):STD-CPR高质量的胸外按压强调按压深度,易导致胸肋骨骨折,不能保证胸部按压时胸廓的充分回弹以及快速有力的按压,无法产生最佳的CPP,使CPR质量大打折扣。另外,STD-CPR直接按压胸部时无法进行锁骨下动静脉穿刺、气管插管等相关操作,由于实施时需要暂停胸外按压而影响CPR的质量。用AACD-CPR进行人工循环时,胸腹联合提压进行复苏,提拉与按压腹部可驱使动静脉血液回流增加,尤其是增加腹主动脉压的同时,提高了CPP(约60%),增加了心排血量,建立更有效的人工循环,配合传统CPR中的人工循环支持,腹部操作对上身的穿刺、气管插管等其他相关操作影响较小,充分提供血容量并提高了协同配合效率。体外除颤(D):STD-CPR需停止按压才能实施体外电除颤。用AACD-CPR进行体外电除颤时则不需要停止按压,不影响腹部提压操作,充分为复苏赢得了宝贵时间。

当CA患者无胸外按压禁忌证时,可协同运用AACD-CPR和STD-CPR技术。

AACD-CPR 在 STD-CPR 的抢救环节上逐一进行了加强,最大限度地提高了 CPR 的效率和效果。当 CA 患者存在胸道、协助呼吸、建立循环、放置电极贴片除颤而不需要停止按压,均能在与“死神”抗争、与时间赛跑上发挥作用。

现代 CPR 经过 50 余年的探索与发展,院内 CPR 患者的自主循环恢复率虽有提高,但出院存活率仍不理想。究其原因:一是胸外按压的局限性(如胸外按压禁忌情况);二是胸外按压的缺陷性(如胸外按压并发胸肋骨骨折);三是胸外按压的片面性(如胸外按压不能兼顾循环和呼吸)。从最新的《2015 美国心脏协会心肺复苏及心血管急救指南更新》证据评价来看,其所使用的建议级别和证据水平中仅 1% 基于最高证据水平支持,最低证据水平支持占 69%。AACD-CPR 方法汲取了中华民族五千年文明的精华,立足于现实,结合我们团队数十载的临床知识积累,从具体实践中而来,突破了 STD-CPR 的局限性、弥补了 STD-CPR 的缺陷性,为 CA 患者开拓出了更多的 CPR 新途径,以期联合胸外 CPR 更大程度上提高患者出院存活率。AACD-CPR 是一种新的 CPR 方法,与胸外按压 CPR 相比,凸显了心脏与肺脏复苏并举,“腹泵”与“胸泵”并兼,无创与有创并行,共性与个性并融的特色。通过对 CA 患者腹部实施直接与间接的干预,促使胸腹腔内压力变化而产生循环与呼吸同步化复苏,实现经腹途径构建心肺脑复苏并重的理论与实践体系,提高 CA 患者出院存活率,同时改善患者预后。实则无论“胸部”还是“腹部”,能够有益于患者就是“好部”,愿我们以临床 CPR 中的问题为导向,满足临床 CPR 中的实际需求,创新 STD-CPR 与 AACD-CPR 等临床新技术,共铸中国特色的 CPR 之路。

注:该论文发表在《中华危重病急救医学》2017 年 12 月第 29 卷第 12 期。

四、腹部提压法急救复苏效果临床观察

心肺复苏是救治心搏骤停患者的重要措施,而 CPR 成功率是评估院前急救水平的重要指标之一。但目前传统胸外心脏按压抢救 CA 患者的存活出院率并不理想。如果 CA 患者伴有血气胸、多发肋骨骨折、胸廓畸形或其他传统胸外按压禁忌的情况,或传统胸外按压后出现肋骨骨折,可以采用腹部提压心肺复苏法(ALC-CPR)抢救。ALC-CPR 是利用腹部提压装置通过对 CA 患者腹部实施加压和提拉进行 CPR,另辟腹路为创伤后呼吸、心搏骤停的救治发掘出了 CPR 的新方法。郑州人民医院急救中心采用立祥腹部提压心肺复苏仪(型号为 CPR-LW 1000),于 2014 年 4 月至 12 月抢救 15 例 CA 患者,现总结报道如下。

1.资料与方法

(1)一般资料　15 例 CA 患者均符合腹部 CPR 的适应证,其中男性 12 例,女性 3 例;多发伤 3 例(无胸、腹部外伤),多发伤合并胸部外伤 3 例(无腹部外伤),胸廓畸形合并休克 2 例,急性脑血管意外 3 例,恶性心律失常 2 例,急性冠脉综合征 2 例。患者入院时及 CA 时基本情况见附表 2-7。所有患者出现 CA 时均行经口气管插管,呼吸气囊辅助呼吸,心电监测,使用 0.9%氯化钠注射液 250 mL 分别建立两组静脉通路,利用腹部提压装置行 ALC-CPR,根据病情静脉应用相关药物。复苏成功后 30 min 根据心电监测和查体结果记录生命体征,行动脉血气分析。

附表 2-7　15 心搏骤停患者入院时及心搏骤停时的基本生命体征

倒序	年龄（岁）	性别	腹部提压适应证	入院时								心搏骤停时			
				心率（次/min）	心律	SO_2	血压（mmHg）	光反射	瞳孔直径（mm）	挣扎活动	意识	SO_2	光反射	瞳孔直径（mm）	意识
例 1	41	男	多发伤伴胸部外伤	104	窦性	0.90	101/76	存在	2.5	有	清醒	0.35	消失	5.0	丧失
例 2	50	男	急性脑血管意外	85	窦性	0.92	142/86	迟钝	4.0	有	昏迷	0.48	迟钝	4.0	昏迷
例 3	67	男	多发伤	84	窦性	0.98	102/69	存在	3.0	有	清醒	0.50	消失	4.5	丧失
例 4	56	男	急性冠脉综合征	130	房颤	0.88	101/ 86	存在	2.5	有	清醒	0.36	迟钝	2.5	昏迷
例 5	61	男	多发伤伴肋骨骨折	106	窦性	0.91	131/75	存在	2.5	有	清醒	0.68	迟钝	2.5	昏迷
例 6	47	女	恶性心律失常	134	室上速	0.90	104/85	存在	3.0	有	清醒	0.45	迟钝	3.0	昏迷
例 7	86	女	胸廓畸形合并休克	119	偶发室早	0.92	86/58	存在	3.0	有	嗜睡	0.61	迟钝	3.0	昏迷
例 8	79	女	多发伤	110	窦性	0.87	108/70	存在	3.0	有	清醒	0.36	消失	4.0	丧失
例 9	78	男	急性脑血管意外	86	窦性	0.98	128/80	迟钝	2.0	有	昏迷	0.44	消失	2.0	丧失
例 10	58	男	急性脑血管意外	78	窦性	0.95	146/100	存在	4.0	有	昏迷	0.34	消失	4.0	丧失
例 11	89	男	多发伤	90	窦性	0.90	150/91	存在	3.0	有	模糊	0.29	消失	5.0	丧失
例 12	32	男	多发伤伴肋骨骨折	100	窦性	0.89	100/74	存在	2.5	有	模糊	0.62	迟钝	2.5	昏迷
例 13	53	男	恶性心律失常	134	频发室早	0.88	105/65	存在	3.0	有	清醒	0.55	消失	5.0	昏迷
例 14	83	男	急性冠脉综合征	76	窦性	0.84	121/83	存在	2.5	有	清醒	0.33	迟钝	3.5	昏迷
例 15	58	男	胸廓畸形合并休克	118	窦性	0.87	90/49	存在	3.0	有	嗜睡	0.40	迟钝	4.0	昏迷

SO_2 为血氧饱和度；所有患者心搏骤停时均无心率、心律，血压测不出，无挣扎活动；1 mmHg=0.133 kPa。

(2)ALC-CPR 操作方法　施术者全部经过腹部提压装置操作标准化培训达标。施术者双手紧握提压装置手柄,将提压板平放于患者中上腹部,开机后腹部提压装置产生负压,使患者腹壁和提压板紧密结合,然后以 100 次/min 的频率连续交替垂直向下按压和向上提拉,按压和提拉时间比为 1:1,向下按压与向上提拉时均垂直均衡用力,使按压力度控制在 50 kg 左右,提拉力度控制在 30 kg 左右。

(3)伦理学方法　本研究符合医学伦理学标准,经郑州人民医院药物临床试验伦理委员会批准,家属签署知情同意书。

2.结果　15 例患者复苏 30 min 后动脉血气分析结果均趋于正常(附表 2-8),其中 3 例恢复自主循环。除患者腹壁皮肤有压痕或瘀斑外,超声检查均无腹腔器官损伤,无反流误吸情况出现。

附表 2-8　15 心搏骤停患者行腹部提压心肺复苏后 30 min 动脉血气主要指标

例序	pH 值	PaO_2 (mmHg)	$PaCO_2$ (mmHg)	HCO_3^- (mmHg)	例序	pH 值	PaO_2 (mmHg)	$PaCO_2$ (mmHg)	HCO_3^- (mmHg)
例 1	7.10	50	52	20.2	例 9	7.20	63	60	21.6
例 2	7.03	70	58	20.5	例 10	7.05	54	30	21.4
例 3	7.20	64	55	19.6	例 11	7.34	80	40	23.5
例 4	7.20	69	58	20.1	例 12	7.31	82	34	25.1
例 5	7.10	72	55	17.8	例 13	7.12	58	20	20.6
例 6	7.13	59	50	20.2	例 14	7.17	72	52	18.6
例 7	7.19	65	59	20.9	例 15	7.00	66	35	20.7
例 8	7.30	75	49	21.8					

PaO_2 为动脉血氧分压,$PaCO_2$ 为动脉血二氧化碳分压;1 mmHg=0.133 kPa。

3.讨论　对 CA 患者给予快速准确有效的胸外心脏按压和人工呼吸是抢救成功的关键。临床遵循胸外按压/通气比进行 CPR 时,因人工通气占据了部分胸外按压的有效时间,影响了 CA 患者的“黄金救治时限”(4~6 min)。多数 CA 患者为原发性,早期血液中尚含有部分氧,心肌及脑的氧供减少主要是因血流减少,而不是通气或氧气的减少导致血氧下降,对其复苏救治早期更强调循环的重要性。因此,正确有效的胸外按压在一定时间内能够让 CA 患者的血液在大血管、心脏内部循环流动,为下一步抢救提供了极其重要的保证。

传统 CPR 的机制主要基于“心泵”“胸泵”“左房泵”3 种学说。2003 年 Babbs 提出了腹泵学说。王立祥经研究提出了肺泵学说,并进行了一系列研究,还发明了腹部提压装置。ALC-CPR 通过胸泵、肺泵、腹泵机制产生人工循环和人工呼吸。用腹部提压装置按压腹部时,腹腔内压力增大,膈肌上抬,胸腔内压增高,心脏因受压容积变小,产生前向血流,使心排血量提高,促使腹部器官及血管内约25%的人体血液流回心脏,同时肺脏受压回缩使肺泡内气体排出,完成呼气动作;提拉腹部时,腹腔内压随之下降,膈肌下移,胸腔内压减小,心脏舒张,为再次按压泵血做准备,同时肺脏完成吸气动作,发挥肺泵功能。不间断的提压过程实现了人工循环和人工呼吸,使循环与呼吸同步复苏,避免了传统CPR过程中人工通气和胸外按压的分离、通气与血流脱节,弥补了胸外按压时没有通气的缺陷。Pargett等研究显示,腹部按压较传统CPR可明显改善通气功能。

ALC-CPR还有以下独特优势:①ALC-CPR使用腹部提拉装置在施术过程中有指示灯和音频辅助,力度和频率都有参考,使CPR操作质量更加标准、规范,复苏效果更加确切。②研究显示,进行传统CPR时有1/3的患者会发生肋骨骨折,影响了复苏效果。尤其合并肋骨骨折、胸廓畸形、胸部外伤等疾病更是传统CPR的禁忌证。ALC-CPR能很好地避免传统CPR过程中造成严重的二次损伤,另辟蹊径,提高了患者的自主循环恢复率。③ALC-CPR是经腹部施行CPR的方法,通气量较传统CPR明显提高,即不中断按压,又不必再进行辅助通气,不须口对口人工呼吸,使抢救更加有效。

注:该文章发表在《中华危重病急救医学》2015年12月第27卷第12期。

五、腹部提压心肺复苏法救治心搏骤停临床疗效观察:附57例病例报告

STD-CPR因受按压禁忌证及按压局限性的制约,临床应用范围有一定的限制,有引发胸肋骨骨折等风险。如果CA患者合并胸部外伤、胸肋骨骨折,STD-CPR可使骨折加重,或者使骨折断端刺伤肺脏及胸膜。且胸部外伤时胸廓的复张受到限制,按压的频率和幅度不能得到保证,降低了CPR效果。因此,对于一些具有传统按压禁忌证的CA患者,单一的胸部按压是不能满足抢救需求的。腹部提压CPR是对患者腹部实施提拉与按压进行CPR的一种新方法。在遇有传统胸外按压禁忌证的情况下,腹部提压CPR可发挥较大优势。我们使用腹部提压CPR救治的CA患者得到较好效果,现报告如下。

1.资料与方法

(1)临床资料　入选2014年4月至2016年4月郑州人民医院急救站、急诊重症加强治疗病房的CA患者。

1)纳入标准:①符合腹部提压CPR适应证,无腹部提压禁忌证者。适应证包括胸部创伤性呼吸心搏骤停、呼吸肌无力及呼吸抑制的全身麻醉患者,尤其是存在有胸廓畸形、胸部外伤、胸肋骨骨折、血气胸等胸部按压相关禁忌者。禁忌证包括腹外伤、膈肌破裂、腹腔内器官出血、腹腔巨大肿物、腹主动脉瘤。②体重40~150 kg的成年人,性别不限。③患者近亲属同意使用腹部提压心肺复苏仪对患者进行救治并签署知情同意书。

2)排除标准:①无腹部提压适应证。②存在腹部提压禁忌证或在腹部提压过程中出现腹腔器官损伤。③有明显的可能会影响到疗效评价的其他疾病者(慢性消耗性疾病如恶性肿瘤、严重的结核性疾病等)。

(2)伦理学　本研究符合医学伦理学要求,经医院伦理委员会批准,患者家属及法定代理人均签署知情同意书。

(3)研究方法　患者出现CA时全部行经口气管插管、呼吸气囊辅助呼吸、心电监测、建立两路静脉通路(0.9%氯化钠注射液250 mL)、利用腹部提压心肺复苏仪(专利号:ZL 2009 2 0164343.6,ZL 2009 2 0160376.3,ZL 2014 3 0044027.1)进行经腹CPR、根据病情静脉应用相关药物。生命体征稳定后均转入EICU进一步治疗。本临床试验为CPR的短期复苏效果评价,无须随访观察。

(4)腹部提压CPR操作方法　操作者全部经腹部提压心肺复苏仪操作标准化培训并达标。操作者双手紧握腹部提压心肺复苏仪手柄将提压板平放于患者中上腹部,开机后腹部提压心肺复苏仪产生负压使患者腹壁和提压板紧密结合,然后以100次/min的频率连续交替垂直向下按压和向上提拉,按压和提拉时间比为1:1,按压力度约50 kg,提拉力度约30 kg。

(5)观察指标　CA及复苏成功后30 min记录心率(HR)、平均动脉压(MAP)、脉搏血氧饱和度(SpO_2)、pH值、HCO_3^-、动脉血氧分压(PaO_2)、动脉血二氧化碳分压($PaCO_2$)。

(6)统计学方法　应用SPSS 16.0统计软件分析数据,采用一元变量单组设计的方法,数据以均数±标准差($x \pm s$)表示,采用t检验,$P<0.05$为差异有统计学意义。

2.结果

(1)患者一般资料　纳入CA患者57例,男性34例,女性23例;年龄(63.67±15.89)岁;身高(166.45±8.31)cm;体重(61.37±11.02)kg。

(2)临床疗效(附表2-9)　采用腹部提压CPR法抢救CA患者时,HR、MAP、SpO_2、pH值、PaO_2、HCO_3^-显著改善(均$P<0.05$),$PaCO_2$也有一定改善($P>0.05$)。

附表2-9　心搏骤停患者用腹部提压心肺复苏法抢救前后各指标变化比较($x \pm s$)

时间	例数(例)	HR(次/min)	MAP(mmHg)	SpO_2	pH值	PaO_2(mmHg)	$PaCO_2$(mmHg)	HCO_3^-(mmol/L)
骤停时	57	0	0	0.351±0.191	6.45±0.32	53.47±11.49	60.63± 6.49	18.12±1.89
腹提中	57	27.60±44.76	28.52±46.75	0.486±0.326	7.38±0.44	63.69±13.31	55.12±12.07	19.91±2.03
t值		−3.68	−3.37	−3.08	−3.52	−4.11	1.02	−2.35
P值		0.002	0.005	0.004	0.007	0.001	0.106	0.024

3.讨论　CPR是指对CA所采取的旨在恢复生命活动和智能的一系列及时、规范有效的抢救措施。学者们多年来对传统CPR机制进行了大量研究,主要基于"心泵""胸泵""左房泵"3种学说。近年来Babbs提出了"腹泵"的相关学说。王立祥团队经过反复研究及多次实验,提出了"肺泵"的相关学说,并且研制发明腹部提压心肺复苏仪。该仪器有提压板、负压装置、提拉手柄3个部分,面板上设计有压力指示灯矫正音频,使用时,负压装置将提压板和患者腹壁紧密贴合,通过"胸泵""肺泵""腹泵"机制产生人工循

环和呼吸。利用该心肺复苏仪按压腹部时,腹腔内压力增大,膈肌受压上抬,胸腔内压力增高,心脏受压容积变小,产生前向血流,可提高心排血量,并促使腹部器官及容积血管内约人体25%的血液流回心脏。肺脏受压回缩使肺泡内气体排出,完成呼气动作。腹部提拉时,腹腔内压力随之下降,膈肌下移,胸腔内压力减小,心脏舒张,为再次按压心脏泵血做准备。同时肺脏完成吸气动作,发挥"肺泵"功能,实现了循环与呼吸同步复苏,避免了STD-CPR过程中人工通气和胸外按压相对独立,通气与血流脱节,弥补了胸外按压时没有通气支持的缺陷。

Pargett等研究显示,腹部提压CPR还具有独特优势:①研究显示,1/3的患者在STD-CPR过程中发生了肋骨骨折,使复苏效果大打折扣,合并有胸部外伤、胸廓畸形、肋骨骨折更是STD-CPR的禁忌证。腹部提压CPR能有效减少抢救过程中的二次损伤,为提高患者的自主循环恢复率开辟一条新的道路。②腹部提压CPR中使用的腹部提拉仪设有指示灯和音频帮助,保证了施术过程中的压力以及按压的频率,使CPR操作更加规范和标准。③腹部提压CPR通气量与STD-CPR相比有一定的提高,在没有气管插管时可暂时不用辅助通气,更不需要人工呼吸,消除了施救者对于口对口人工通气方法的戒备,有更多时间,更投入地参与抢救,因此腹部提压CPR法更容易普及到普通群众中去。

高质量CPR是抢救CA患者的唯一措施,并且能提高CA患者的存活率。但是,由于技术和急救人员体力的限制,人工按压的深度和频率往往不能长时间维持在标准化的水平,基于腹部提压CPR的原理及实验和临床研究结果,腹部提压CPR相关机械装置得以研制,可以在一定程度上提高CPR的质量,获得更高的抢救成功率。

注:该论文发表在《中华危重病急救医学》2016年7月第28卷第7期。

六、腹部提压心肺复苏的临床应用

心肺复苏对心搏骤停患者抢救成功与否至关重要。目前对CA常采用标准胸外按压CPR,但是遇到有胸外按压禁忌证时则可影响CPR的效果。2009年王立祥等提出了单纯腹部提压CPR法,并相应进行了一系列实验研究。2013年"腹部提压心肺复苏专家共识"的颁布,为腹部提压CPR的临床应用奠定了良好的基础。本研究旨在观察应用腹部提压CPR救治CA患者的临床效果。

1.对象与方法

(1)病例的选择　采用单组设计一元定性变量优效性检验的试验设计。入选2014年6月至2015年6月海南省人民医院急诊医学中心收治的CA患者。

1)纳入标准:①符合腹部提压CPR适应证,且无腹部提压禁忌证者。适应证包括胸部创伤性呼吸心搏骤停、呼吸肌无力及呼吸抑制的全麻患者,尤其是有胸廓畸形、胸部外伤、骨折(包括复苏时出现的肋骨骨折等)、血气胸等胸部按压禁忌的情况。禁忌证包括腹部外伤、膈肌破裂、腹腔器官出血、腹主动脉瘤、腹腔巨大肿物(如妊娠、肠梗阻、腹腔器官癌肿、腹水、巨大卵巢囊肿)等状况。②体重40~150 kg的成年人,性别不限。

2)排除标准:①有腹部提压禁忌证或在腹部按压过程中出现腹腔器官损伤者。②有明显的可能会影响疗效评价的其他疾病者(如恶性肿瘤、严重的结核性疾病等)。

(2)伦理学 本研究符合医学伦理学标准,通过海南省人民医院伦理委员会的批准,患者家属均签署了知情同意书。

(3)复苏操作方法 参考《2010 美国心脏协会心肺复苏及心血管急救指南》要求,由专业医生使用腹部提压心肺复苏仪(型号 CPR-LW1000,专利号:ZL 2009 2 0164343.6,ZL 2009 2 0160376.3, ZL 2014 3 0044027.1)进行 CPR,腹部按压节律为 100 次/min,深度为 5~10 cm,通气周期为 30:2。

(4)复苏评价指标 CA 患者在复苏前、中、后均以多功能心电监护仪等设备动态监测以评价复苏效果;由研究人员采集信息,统计分析人员对自主循环恢复相关参数进行分析。主要指标有 ROSC 率;次要指标有心率(HR)、平均动脉压(MAP)、脉搏血氧饱和度(SpO_2)、动脉血 pH 值、动脉血氧分压(PaO_2)、动脉血二氧化碳分压($PaCO_2$)等。指标均取试验记录时间段的最好值。

1)复苏结果判断:ROSC 判定标准为 MAP≥60 mmHg 并维持≥20 min。

2)复苏失败判定标准:复苏 0.5 h 后,患者意识丧失、对外界刺激无反应,颈动脉、股动脉等大动脉搏动消失,测不出血压,呼吸心跳停止,皮肤、黏膜发绀或苍白;瞳孔散大, 对光反射消失。

(5)统计学方法 应用 SPSS 16.0 软件进行数据统计分析, 正态分布的计量资料以均数 ± 标准差($x \pm s$)表示,非正态分布的计量资料以中位数(四分位数)〔M(QL,QU)〕表示。首先对各指标的差量采用 Shapiro-Wilk 法进行正态性检验,当差量服从正态分布时,采用配对设计一元定量资料 t 检验, 否则采用配对设计一元定量资料秩和检验;ROSC 率的差异性分析基于二项分布原理进行计算。采用双侧检验,假设检验水准取 $\alpha=0.05$。

2.结果

(1)基本情况 共 38 例患者入选研究,其中 3 例为呼吸抑制而无心跳停止,仅行呼吸复苏而被剔除,最终纳入统计分析者 35 例。其中男性 18 例,女性 17 例;年龄 15~88 岁, 平均(63.5±20.0)岁;引起 CA 的原因:心脏病因 9 例,非心脏病因 26 例;院内心搏骤停 23 例,院外心搏骤停(含到达医院途中或到达急诊室时)12 例。

(2)主要有效性评价指标(ROSC 率)的取值和假设检验结果 35 例 CA 患者中 ROSC 5 例,成功率为 14.3%,略高于前期预试验设定的理论值 13.0%。依据 2010 年 CPR 指南设定,合并标准 CPR 禁忌证或并发症时未采用腹部提压法或采用胸部按压法的复苏成功率为 0,为统计时计算方便,设定为 0.1%。利用二项分布原理,本次临床试验的 ROSC 率与预试验 ROSC 率比较差异无统计学意义($Z=0.226$, $P=0.821\ 1$),但较未采用腹部提压 CPR 者的 ROSC 率明显提高($Z=26.552$, $P<0.000\ 1$)。

(3)次要指标的取值和假设检验结果 CA 时与复苏过程中各指标比较(附表 2-10):与 CA 时比较, 复苏过程中 HR、MAP 和 SpO_2 明显改善(均 $P<0.01$)。

CA 时与 ROSC 0.5 h 时各指标比较(附表 2-11):与 CA 时比较,ROSC 0.5 h 时 HR 明显改善($P<0.05$)。

附表 2-10　心搏骤停时与腹部提压心肺复苏过程中次要指标比较〔$M(Q_L \cdot Q_U)$〕

时间	HR（次/min）		MAP（mmHg）		SpO_2		pH 值		PaO_2（mmHg）		$PaCO_2$（mmHg）	
	例数	数值	例数	数值	例数	数值	例数	数值	例数	数值	例数	数值
骤停时	35	0.0(0.0,36.0)	34	0.0(0.0,0.0)	32	0.480(0.000,0.700)	8	7.2(7.1,7.3)	8	75.8(33.8,100.5)	8	35.4(24.1,38.5)
腹提中	35	58.0(34.0,90.0)	35	25.0(10.0,47.0)	35	0.680(0.450,0.750)	14	7.2(7.0,7.3)	14	66.0(35.0,95.0)	14	51.3(35.0,59.0)
检验值		$S=-218.00$		$S=-166.00$		$t=-5.74$		$t=0.99$		$S=0.50$		$S=-2.00$
P 值		<0.000 1		<0.000 1		<0.000 1		0.359 8		1.000 0		0.500 0

附表 2-11　心搏骤停时与腹部提压心肺复苏过程中次要指标比较〔$M(Q_L \cdot Q_U)$〕

时间	HR（次/min）		MAP（mmHg）		SpO_2		pH 值		PaO_2（mmHg）		$PaCO_2$（mmHg）	
	例数	数值	例数	数值	例数	数值	例数	数值	例数	数值	例数	数值
骤停时	35	0.0(0.0,36.0)	34	0.0(0.0,0.0)	32	0.480(0.000,0.700)	8	7.2(7.1,7.3)	8	75.8(33.8,100.5)	8	35.4(24.1,38.5)
ROSC 0.5 h	5	121.0(80.0,137.0)	4	54.0(42.0,65.0)	5	0.540(0.510,0.910)	1	7.2	1	41.0	1	35.0
检验值		$t=-4.60$		$t=-2.72$		$t=-1.70$						
P 值		0.010 1		0.072 3		0.165 0						

3.讨论　主要有效性指标讨论:《2010美国心脏协会心肺复苏及心血管急救指南》建议将CPR步骤从“气道—呼吸—按压”更改为“按压— 气道—呼吸”,且按压时胸部下陷大于5 cm,按压频率大于100次/min,尽可能不因外界干扰而减少甚至中断心脏按压,将按压/通气比调整为30:2,强调CPR不间断或减少循环间断的重要性,为重要器官提供有效血液灌流,减少缺血时间。然而,王立祥和于学忠发现,变更按压/通气比并未能带来理想的复苏效果,CPR成功率依旧维持在5%~10%,并无显著提高。这可能因为标准胸外按压CPR存在气胸、肋骨骨折等禁忌证;如果胸外按压时发生肋骨骨折会影响复苏效果;同时在徒手胸外按压时不能兼顾呼吸。有研究表明,1/3的CA患者在以胸外按压法进行CPR时出现肋骨骨折,从而影响了最终的复苏效果。而此时采用其他CPR方式如插入式腹部按压CPR、主动加压减压CPR、开胸CPR、压力分散带CPR、隆德大学心搏骤停CPR系统等可解决上述问题,但各有利弊。

近年有学者将目光重新投向腹部提压CPR,并改进了其操作方式和指导理论,取得了较好的临床效果,完全避免了标准CPR禁忌证或并发症时不能进行胸外按压的困境。与出现禁忌证或并发症时放弃CPR或实施无效的、伦理性、安抚性标准胸部CPR相比,本研究采用腹部提压CPR后ROSC率为14.3%,效果令人满意。腹部提压心肺复苏仪通过负压吸盘吸附于患者腹部皮肤,然后施术者握住复苏仪上的手柄有节律地进行提拉和按压,从而完全避免肋骨骨折等并发症的发生,同时又起到了一定的通气作用,弥补了胸外按压CPR的不足。

次要有效性指标讨论:有研究显示,与标准CPR相比,插入式腹部按压CPR是增加器官灌注安全有效的方法,能明显提高IHCA患者的ROSC率及存活出院率。与胸外按压CPR相比,腹部按压CPR有更高的冠状动脉灌注压(CPP)和分钟肺泡通气量,且短时间内未见腹部器官损伤。Babbs曾针对腹部按压CPR提出“腹泵”机制,原理是对腹部加压时腹腔内压力升高,压迫肝脏后肝内血液很快排空,使肝静脉血流入下腔静脉,导致血压升高。移除腹部压力时,腹腔内压力减小,使下肢血液回流充盈心脏,有效的腹腔脉冲压力可产生约6 L/min的心排血量。此外,腹部按压时腹部其他器官及容量血管受压,可使腹部器官中约人体25%的血液回流入心脏,从而增加动脉血压以及CPP。Geddes等通过CA猪腹部按压实验证实,腹部按压CPR较传统胸外按压可增加60%的CPP。刘亚华等的研究显示,在对呼吸骤停模型猪复苏的2 min内,腹部提压CPR法可以有效通气,使呼吸骤停猪的血流动力学保持基本稳定,且能产生更大的潮气量和分钟通气量。李会清等的研究表明,腹部提压CPR可产生良好的血流动力学及呼吸支持效应。刘青等也观察到腹部提压CPR对改善患者动脉血气分析作用明显。

本研究发现,腹部提压CPR能提高CA患者ROSC率,腹部提压期间能明显提高HR、MAP及SpO_2,复苏成功后HR也有明显提高,与上述国内外研究结论基本一致。

相关动物实验结果表明,腹部提压CPR的作用机制在于利用器械对腹部实施按压和提拉,按压时腹部压力增加,腹腔器官中的血液回流心脏;而提拉时腹腔压力急剧降低,膈肌最大限度下移,胸腔容积明显扩大,胸内负压随之增加,由此也能充分发挥“胸泵”机制,增加心排血量。腹部按压和提拉过程中对腹部血管(包括腹主动脉、下腔静脉等)的作用力可以增加 CPP,使下腔静脉血液加速流回右心房。膈肌大幅度上下移动使得肺通气量明显增加。

4.结论 标准胸外按压 CPR 因受胸外按压禁忌证、并发症的限制,不能完全满足临床实际情况,需要对其进行补充和完善。本研究表明腹部提压 CPR 在 CA 患者抢救中的作用较突出,弥补了标准胸外按压 CPR 的不足,值得在临床应用和推广。

注:该论文发表在《中华危重病急救医学》2016 年 7 月第 28 卷第 7 期。

七、腹部提压心肺复苏对心搏骤停患者氧代谢及预后的影响

【摘要】目的:分析腹部提压心肺复苏(AACD-CPR)与标准心肺复苏(STD-CPR)对心搏骤停(CA)患者氧代谢和预后的影响,以评估 AACD-CPR 的救治效果。方法:选择 2015 年 10 月 1 日至 2017 年 5 月 31 日郑州人民医院收治的 CA 时间<30 min、无 STD-CPR 和 AACD-CPR 禁忌证的呼吸心搏骤停患者,并按随机数字表法分为 STD-CPR 组和 AACD-CPR 组。所有患者入院后均给予相同抢救措施,需要电除颤者给予除颤;STD-CPR 组按照 2015 美国心脏协会(AHA)CPR 指南进行操作;AACD-CPR 组使用腹部提压心肺复苏仪进行复苏。记录两组患者复苏过程中氧代谢、血流动力学、动脉血气及预后指标。结果:共收入 69 例患者, STD-CPR 组 34 例,AACD-CPR 组 35 例。①氧代谢:与 STD-CPR 组比较,AACD-CPR 组复苏过程中动脉血氧含量(CaO_2)、动-静脉血氧含量差($Ca-C\bar{v}O_2$)、氧载量(DO_2)、氧耗量(VO_2)均显著升高[CaO_2(mL/L):156±15 比 142±19,$Ca-C\bar{v}O_2$(mL/L):83±14 比 73±13,DO_2(mL/min):248±51 比 208±54,VO_2(mL/min):134±29 比 118±32,均 $P<0.05$],而心排血量(CO)、混合静脉血氧含量($C\bar{v}O_2$)差异均无统计学意义。②血流动力学和动脉血气:两组心率(HR)、平均动脉压(MAP)、pH 值、脉搏血氧饱和度(SpO_2)、动脉血氧分压(PaO_2)、动脉血二氧化碳分压($PaCO_2$)、血乳酸(LAc)基础值差异均无统计学意义。复苏过程中,两组 MAP、pH 值、SpO_2、PaO_2均呈上升趋势,$PaCO_2$、LAc 呈下降趋势;除 STD-CPR 组 MAP 略高于 AACD-CPR 组外,AACD-CPR 组各指标变化趋势较明显[pH 值差值:0.10±0.15 比 0.02±0.13,SpO_2差值:0.311±0.255 比 0.159±0.232,PaO_2差值(mmHg):12.96±21.84 比 3.01±13.56,$PaCO_2$差值(mmHg):-9.91±11.17 比-3.52±13.87,LAc 差值(mmol/L):-0.64±0.61 比-0.31±0.58,均 $P<0.05$]。③预后:与 STD-CPR 组比较,AACD-CPR 组自主循环恢复率略有升高(22.9%比 8.8%,$P>0.05$),但 ROSC 时间(min)明显缩短(9.59±2.67 比 11.83±3.05,$P<0.01$),1、2 周神经功能缺损评分(NDS)(分)明显下降(26.45±6.42 比 30.73±7.38,19.25±6.27比 22.64±5.63,均 $P<0.05$),2 周生存率略有升高(17.1%比 5.9%,$P>0.05$)。结论:AACD-CPR 在改善 CA 患者血流动力学方面的作用与 STD-CPR 相当,但在组织器官血氧供应方面具有明显优势,且患者神经功能预后更佳。

【关键词】心肺复苏;腹部提压;心搏骤停;氧代谢;血流动力学。

心肺复苏是救治心搏骤停患者的重要措施，从20世纪50年代应用推广以来，经过60余年的临床实践，自主循环复苏（ROSC）率虽然有所提高，但存活出院率、生存率及生存质量无明显改善。有报道称，CA复苏成功患者出院后1年的生存率只有20%。腹部提压心肺复苏（AACD-CPR）是利用心肺复苏仪对CA患者腹部进行主动增减压来达到复苏效果的救治方法，其可用于存在胸外按压禁忌证的患者，如胸部刀刺伤、大血管破裂等。目前大多数研究多聚焦在腹部CPR对血流动力学指标的变化上，对氧代谢方面的研究较少。而氧代谢监测可以观察机体动、静脉血氧含量，计算反映机体代谢情况的氧载量与氧耗量，可作为评价CPR效果的指标。本研究旨在比较胸路和腹路CPR对CA患者氧代谢的影响及复苏效果。

1.研究对象和方法

（1）研究对象　采用前瞻性随机对照研究方法，选择2015年10月1日至2017年5月31日在郑州人民医院救治的呼吸、心搏骤停患者。

1）纳入标准：①动脉搏动、呼吸、意识丧失，心电图示心室纤颤或呈直线；②可采用标准心肺复苏（STD-CPR）或AACD-CPR者；③体重40～120 kg的成年患者，性别不限。④CA时间<30 min。

2）排除标准：①存在STD-CPR禁忌证，如肋骨骨折、恶性肿瘤等；②存在AACD-CPR禁忌证，如腹部外伤、大量腹水等。

3）伦理学：本研究按医学伦理学标准执行，经医院伦理委员会审核（审批号：2015912），并告知患者亲属获得知情同意。

（2）分组及临床干预措施　按随机数字表法将患者分为STD-CPR组和AACD-CPR组。随机数字表由郑州人民医院急救中心调度部统一分配。所有患者均置入气管插管及Swan-Ganz导管，人工辅助通气，监测生命体征，建立静脉通路，需要除颤者给予除颤。参与抢救及观察的医护人员均经过严格培训。

1）STD-CPR组：按照2015美国心脏协会CPR指南进行操作，按压频率100～120次/min，按压深度5～6 cm。

2）AACD-CPR组：使用腹部提压心肺复苏仪（CPR-LW1000型）进行复苏。

（3）终止抢救标准　按照AHA指南标准，符合以下各项即可终止抢救：①触及颈部大动脉搏动；②面色转为红润；③可见胸廓起伏；④散大的瞳孔缩小，对光反射恢复。抢救30 min时，若患者呼吸、循环仍未恢复，与患者家属沟通，待家属同意后终止抢救。

（4）观察指标

1）氧代谢：记录复苏过程中心排血量、动脉血氧含量、混合静脉血氧含量、动-静脉血氧含量差、DO_2、VO_2。

2）血流动力学：记录复苏1 min动脉血气为基础数据，以后每隔5 min记录1次血压、心率、动脉血气，并计算平均动脉压。

3）临床预后：记录ROSC率、ROSC时间；1周及2周时进行临床神经功能缺损评分；记录2周生存率。

（5）统计学方法　使用SPSS 19.0软件对数据进行统计分析，计量资料以均数±标准差（$\bar{x}\pm s$）表示，组间及组内比较采用t检验；率的比较采用χ^2检验。$P<0.05$为差异有统计学意义。

2.结果

(1)患者的一般情况(附表2-12) 共收入69例CA患者,男性35例,女性34例;年龄18~69岁,平均(44.8±8.7)岁;行AACD-CPR 35例, STD-CPR 34例。AACD-CPR组与STD-CPR组患者性别、年龄等一般情况比较差异均无统计学意义(均 $P>0.05$),说明两组基线资料均衡,有可比性。

附表2-12 不同复苏方法两组心搏骤停患者基线资料比较

组别	例数(例)	性别(例)		年龄(岁,$\bar{x}\pm s$)	BMI(kg/m^2,$\bar{x}\pm s$)	CA时间(min,$\bar{x}\pm s$)
		男性	女性			
STD-CPR组	34	17	17	42.4±9.3	62.16±15.49	17.29±5.73
AACD-CPR组	35	18	17	45.1±9.0	65.72±12.91	19.84±6.51
t/χ^2值		0.014	-1.226	-1.038	-1.725	—
P值		0.906	0.225	0.302	0.089	—

BMI为体重指数。

(2)氧代谢指标(附表2-13) CPR过程中,AACD-CPR组 CaO_2、$Ca-C\bar{v}O_2$、DO_2、VO_2 均显著高于STD-CPR组(均 $P<0.05$),而两组CO、$C\bar{v}O_2$差异均无统计学意义(均 $P>0.05$)。

附表2-13 不同复苏方法两组心搏骤停患者复苏过程中氧代谢指标比较($\bar{x}\pm s$)

组别	例数(例)	CO(L/min)	CaO_2(mL/L)	$C\bar{v}O_2$(mL/L)
STD-CPR组	34	2.15±0.45	142±19	69±23
AACD-CPR组	35	1.98±0.56	156±15	73±16
t值		1.388	-3.402	-0.841
P值		0.170	0.001	0.404

组别	例数(例)	$Ca-C\bar{v}O_2$(mL/L)	DO_2(mL/min)	VO_2(mL/min)
STD-CPR组	34	73±13	208±54	118±32
AACD-CPR组	35	83±14	248±51	134±29
t值		-3.072	-3.164	-2.178
P值		0.003	0.002	0.033

(3)血流动力学指标(附图 2-3,附表 2-14)　复苏前,两组患者 HR、MAP、pH 值、SpO_2、PaO_2、$PaCO_2$、LAc 差异均无统计学意义(均 $P>0.05$)。复苏过程中,两组 HR 逐渐恢复,MAP、pH 值、SpO_2、PaO_2均呈上升趋势,$PaCO_2$、LAc 均呈下降趋势。AACD-CPR 组较 STD-CPR 组 pH 值、SpO_2、PaO_2升高更快,$PaCO_2$、LAc 下降更早(均 $P<0.05$);STD-CPR 组 MAP 虽较 AACD-CPR 组高,但差异无统计学意义($P>0.05$)。

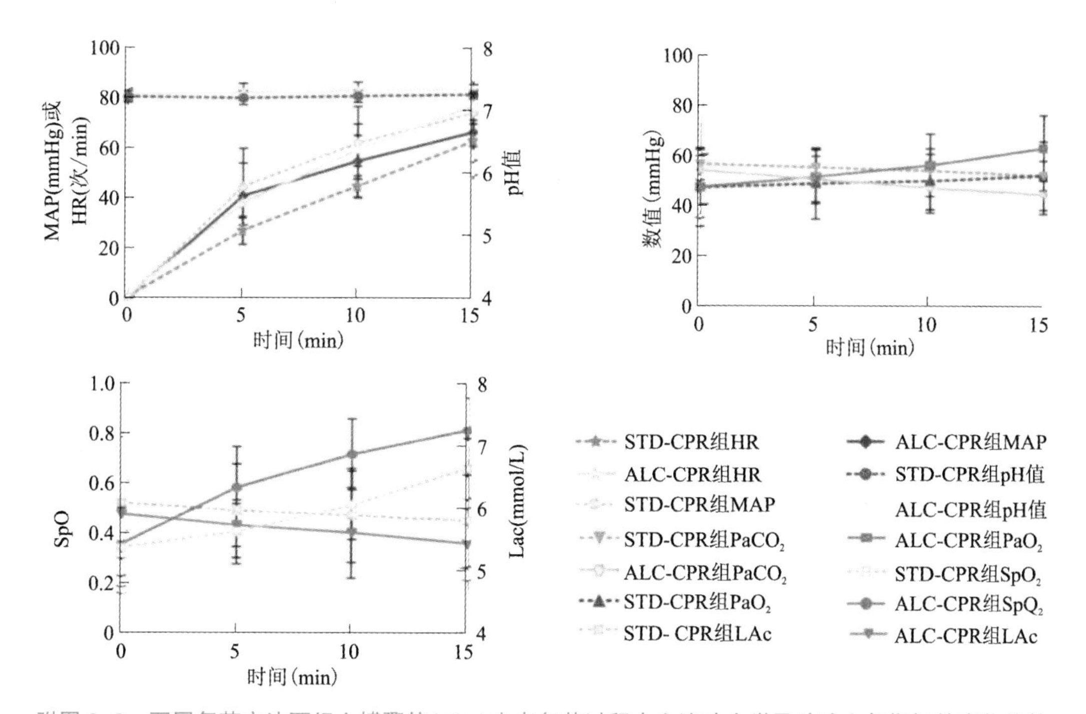

附图 2-3　不同复苏方法两组心搏骤停(CA)患者复苏过程中血流动力学及动脉血气指标的变化趋势

注:STD-CPR 为标准心肺复苏,ALP-CPR 为腹部提压心肺复苏,HR 为心率,MAP 为平均动脉压,SpO_2为脉搏血氧饱和度,PaO_2为动脉血氧分压,$PaCO_2$为动脉血二氧化碳分压,Lac 为动脉血乳酸;1 mmHg=0.133 kPa

(4)临床预后指标(附表 2-15)　与 STD-CPR 组比较,AACD-CPR 组 ROSC 时间明显提前,ROSC 1、2 周时 NDS 明显下降(均 $P<0.05$),ROSC 率和 2 周生存率虽有所升高,但差异无统计学意义(均 $P>0.05$)。

3.讨论　北美复苏预后联盟(ROC)报道 2006—2010 年院外心搏骤停患者存活率为 8.2%~10.4%。据发达国家流行病学调查显示,CA 发生率目前仍较高,但因胸外按压的局限性(如胸廓刀刺伤)、缺陷性(如肋骨骨折发生率高)、片面性(如不能同时兼顾循环及呼吸),以及抢救人员操作手法不够准确有效,致使 ROSC 率非常低。STD-CPR 者胸廓无法充分回弹,不能充分发挥心胸二泵作用,CPR 成功率提升有限。王立祥团队以腹部 CPR 为基础,提出了通过提拉及按压腹部恢复机体大小循环,从而达到救治效果的 AACD-CPR 新技术。

附表 2-14 不同复苏方法两组心搏骤停患者复苏前后血流动力学及动脉血气指标差值比较($x±s$)

组别	例数(例)	HR 差值(次/min)	MAP 差值(mmHg)	pH 值差值	SpO_2差值	PaO_2差值(mmHg)	$PaCO_2$差值(mmHg)	LAc 差值(mmol/L)
STD-CPR 组	34	58.28±14.26	67.56±15.43	0.02±0.13	0.159±0.232	3.01±13.56	-3.52±13.87	-0.31±0.58
AACD-CPR 组	35	64.58±15.61	59.27±19.23	0.10±0.15	0.311±0.255	12.96±21.84	-9.91±11.17	-0.64±0.61
t 值		-1.749	1.972	-2.364	-2.584	-2.266	2.111	2.302
P 值		0.085	0.053	0.021	0.012	0.027	0.038	0.024

附表 2-15 不同复苏方法两组心搏骤停患者临床预后指标比较($x±s$)

组别	例数(例)	ROSC 率[%(例)]	ROSC 时间(min,$x±s$)	2 周生存率[%(例)]
STD-CPR 组	34	8.8(3)	11.83±3.05	5.9(2)
AACD-CPR 组	35	22.9(8)	9.59±2.67	17.1(6)
χ^2/t 值		2.535	3.249	2.133
P 值		0.188	0.002	0.259

组别	例数(例)	NDS(分,$x±s$)	
		治疗 1 周	治疗 2 周
STD-CPR 组	34	30.73±7.38	22.64±5.63
AACD-CPR 组	35	26.45±6.42	19.25±6.27
χ^2/t 值		2.572	2.361
P 值		0.012	0.021

李秀满等的试验结果显示，AACD-CPR 组 ROSC 率及 24 h 存活率显著高于 STD-CPR 组。刘青等临床研究报道 AACD-CPR 的 ROSC 率为 20%，且无腹部器官损伤，无反流误吸；而朱江和杨桂华研究报道 STD-CPR 的 ROSC 率为 11%，张振宇和俞孝芳研究结果示 ROSC 率也仅仅 10.7%。多项研究结果显示，AACD-CPR 复苏效果良好，但多集中在血流动力学方面，而成功抢救 CA 患者的前提是先恢复血供及纠正氧代谢异常，故机体的供氧及组织的氧合情况是不可忽视的。Wu 等的研究以颈内静-动脉 LAc 差值和 CO_2 差值作为 CPR 后低体温对脑微循环影响的评价指标，并得出结论：氧摄取率高，表明脑部微循环良好，患者预后较好。Solevåg 等的研究结果显示，组织氧饱和度、pH 值和 LAc 作为衡量无氧代谢的指标，可能反映了重要器官的氧合及结果。而氧代谢监测可反映机体组织低灌注和组织氧合功能，李建伟等的研究采用氧代谢指标来反映组织氧供，从而评价 ECMO 救治 ARDS 的效果，故其可以作为评估复苏效果的方法。

本研究结果显示，STD-CPR 者较 AACD-CPR 者 CO 稍高，提示按压胸廓的心脏射血效果可能更好。前期研究显示，与 AACD-CPR 相比，STD-CPR 可提供较高的 MAP。本研究中虽然 STD-CPR 组 MAP 略高，但 AACD-CPR 组 CaO_2、DO_2、pH 值、SpO_2、PaO_2 较 STD-CPR 明显升高，$PaCO_2$、LAc 明显下降，提示 AACD-CPR 可提供更好的氧供，这可能与 AACD-CPR 的“四泵”原理有关。膈肌上下移动，心脏舒缩，体现心胸二泵；同时胸腔压力变化，兼顾呼吸与血液循环，体现肺腹二泵。王立祥等的临床研究显示，AACD-CPR 可提供更高的潮气量，辅助通气效果更佳。病理情况下机体需氧量大大增加，AACD-CPR 可提供更高的 CaO_2、DO_2、$Ca-C\bar{v}O_2$，提示 AACD-CPR 组患者机体氧利用率较 STD-CPR 组高，故 AACD-CPR 可能在改善微循环方面较 STD-CPR 优势明显。李会清等研究亦发现，AACD-CPR 可提供良好的血流动力学及氧供支持。Spronk 等提出“休克细胞内氧复苏”的治疗理念，强调改善机体微循环和氧摄取，故 AACD-CPR 可能是一种治疗创伤性休克的新方法。

本研究显示，AACD-CPR 组 ROSC 时间较 STD-CPR 组明显提前，而 ROSC 率无差异，提示两种复苏方式效果相当，与王国涛等研究结果相似。此外，AACD-CPR 组 ROSC 1、2 周 NDS 评分明显低于 STD-CPR 组，说明 AACD-CPR 对患者神经系统损伤预后可能较 STD-CPR 优异。

综上，本研究显示，AACD-CPR 在血流动力学及恢复自主循环与 STD-CPR 作用相当。AACD-CPR 可实现不间断血液循环与呼吸支持并举，弥补了 STD-CPR 不能兼顾呼吸的缺陷，故其在组织微循环氧供及临床预后方面更具有优势。但限于本研究收集病例数偏少，部分结果可能会受到影响，故需多中心大样本临床研究进一步证实。

注：该论文发表在《中华危重病急救医学》2017 年 12 月第 29 卷第 12 期。

八、呼气末二氧化碳分压对腹部提压 CPR 救治效果及血清 S100B 蛋白对脑功能预测价值的研究

【摘要】目的:探讨呼气末二氧化碳分压($PetCO_2$)对腹部提压心肺复苏(AACD-CPR)的复苏效果及血清 S100B 蛋白对成功复苏患者脑功能的预测价值。方法:选择 2014 年 9 月至 2017 年 12 月南方医科大学附属郑州人民医院收治的实施 AACD-CPR 的 142 例院内心搏骤停成人患者,根据自主循环恢复(ROSC)与否将患者分为成功组和失败组;再根据复苏成功后 1 个月格拉斯哥 –匹兹堡脑功能(CPC)分级将复苏成功患者分为预后良好组(CPC 1~2 级)和预后不良组(CPC 3~5 级)。分析患者复苏过程中血流动力学、动脉血气指标、$PetCO_2$、血清 S100B 蛋白水平的变化(以 25 例健康者 S100B 蛋白水平作为正常参考值);用受试者工作特征曲线(ROC)分析 $PetCO_2$ 对 AACD-CPR 的复苏效果及血清 S100B 蛋白对成功复苏患者脑功能的预测价值。结果:①根据传统定性指标如触及大动脉搏动、口唇及四肢末梢变红润、可见胸廓自行上下起伏、瞳孔较前缩小、对光反射存在等判断,142 例 IHCA 患者成功复苏 54 例;通过 $PetCO_2$ 指导 CPR,最后成功复苏 57 例,两者对比差异无统计学意义($\chi_2=0.133$,$P=0.715$)。142 例 IHCA 患者随AACD-CPR 的进行,动脉血氧分压(PaO_2)、动脉血二氧化碳分压($PaCO_2$)均有不同程度改善;ROSC 20 min 时心率(HR)、平均动脉压(MAP)、PaO_2、$PaCO_2$ 均较复苏过程中进一步改善。复苏开始时,成功组和失败组 $PetCO_2$ 约为 10 mmHg;成功组 $PetCO_2$ 随 CPR 的进行逐渐上升到 20 mmHg 以上,而失败组则在 2~5 min 内稍升高后逐渐下降至 20 mmHg 以下,两组 CPR 各时间点 $PetCO_2$ 比较差异有统计学意义。用 CPR 20 min $PetCO_2$ 预测复苏结局的 ROC 曲线下面积(AUC)为 0.969, 95%可信区间(95% *CI*)为 0.943~0.995($P=0.000$),最佳临界值为 24.25 mmHg 时,敏感度为 90.7%,特异度为 96.6%。②预后良好组和预后不良组 ROSC 0.5 h 时 S100B 蛋白水平均较健康对照组明显升高,而预后不良组与预后良好组间比较差异无统计学意义。预后不良组 S100B 蛋白于 ROSC 3~6 h 内达峰值,然后逐渐降低,至 ROSC 72 h 时仍显著高于健康对照组;预后良好组 S100B 蛋白则逐渐降低,并于 ROSC 72 h 内恢复至正常范围。用 ROSC 3 h 血清 S100B 蛋白水平预测脑功能预后不良的 AUC 为 0.925, 95% *CI* 为 0.867~0.984($P=0.000$),最佳临界值为 1.215 μg/L 时,敏感度为 85.2%,特异度为 85.5%。结论:$PetCO_2$ 可作为预测 IHCA 患者AACD-CPR 成功与否的客观评判指标,血清 S100B 水平可作为预测复苏成功患者脑功能预后不良的客观指标,两者对临床治疗具有一定的参考和指导意义。

【关键词】腹部提压;心肺复苏;自主循环恢复;呼气末二氧化碳分压;S100B 蛋白。

心搏骤搏是危急重症较为常见的病种,随着心肺复苏指南的更新及技术的发展,虽然自主循环恢复率有了很大提高,但患者出院存活率仍很低。因此,快速实施高质量的 CPR 是抢救 CA 患者、提高其存活率的唯一有效急救措施。目前评价 CPR 效果的传统指标主要为主观判断,如颈动脉搏动、瞳孔对光反射、皮肤颜色等,这些指标受人为因素的影响较大且不够确切,甚至有可能误导 CA 抢救终止的时间点。由于这些指标缺乏针对

性,不够客观、灵敏,而且缺乏对 CPR 术后脑功能的早期评估,导致患者遗留后遗症(心功能不全、构音障碍、偏瘫等神经缺陷症状),严重影响患者后期生活质量。研究显示,腹部提压 CPR(AACD-CPR)复苏效果明显,弥补了存在标准胸外按压禁忌证而不能行胸外按压 CPR、不能同时兼顾人工循环和通气的不足,但仍需寻找客观、敏感、特异性强且快捷的评价方法或指标,以早期评估 AACD-CPR 术后脑功能预后。呼气末二氧化碳分压为评价 CPR 有效性及预后的可靠指标;血清 S100B 蛋白水平变化也被国内外学者认为是早期诊断及评价脑损伤预后最有应用前景的血清生化标志物之一。腹部提压 CPR 仪的成功研制和 2016 AACD-CPR 专家共识的颁布进一步推广了该项新技术在临床中的应用。本研究旨在探讨 $PetCO_2$ 对 AACD-CPR 患者预后复苏效果的预测价值,以及血清 S100B 蛋白对术后脑功能的预测评估价值。

1.资料与方法

(1)研究对象　采用回顾性研究方法,选择南方医科大学附属郑州人民医院 2014 年 9 月至 2017 年 12 月急诊与重症医学科收治的 142 例 CA 患者。另选择 25 例不同年龄段无中枢神经系统疾病的健康者测定 S100B,以得到正常值参考范围。

1)纳入标准:①行 AACD-CPR 救治的院内 CA 患者;②年龄>18 岁,气管插管,带有 CO_2 检测仪者。

2)排除标准:①既往患有严重的呼吸系统疾病(如肺气肿、广泛支气管扩张、肺间质纤维化等)和神经系统疾病(克-雅病、阿尔茨海默症、肌萎缩侧索硬化症及近期有脑卒中等)患者;②CA 时间>10 min。

3)伦理学:本临床试验严格按照医学伦理学标准执行,经医院伦理委员会审核(审批号:2014822),且患者亲属均知情同意。

(2)临床干预措施　参照 2016 年 AACD-CPR 专家共识,由经过培训的专业医师使用北京德美瑞医疗设备有限公司生产的 CPR-LW1000 型腹部提压 CPR 仪对患者进行复苏。

(3)ROSC 判定标准

1)传统指标:①触及大动脉搏动;②口唇及四肢末梢变红润;③可见胸廓自行上下起伏;④瞳孔较前缩小,对光反射存在。

2)$PetCO_2$ 指导复苏:随着 AACD-CPR 的进行,若患者未达复苏标准,而 $PetCO_2$ 值逐渐升高至 20 mmHg,则继续复苏至恢复 ROSC;若 CPR 30 min $PetCO_2$ 值低于 20 mmHg,则与家属商量后放弃抢救。

(4)分组　根据 ROSC 与否将患者分为成功组和失败组;成功组再根据 CPR 成功后 1 个月格拉斯哥-匹兹堡脑功能(CPC)分级将患者分为脑功能预后良好组(CPC 1~2 级)和预后不良组(CPC 3~5 级)。

(5)观察指标　记录患者 CA 时、复苏过程中及 ROSC 20 min 时的血流动力学及动脉血气指标,如 HR、MAP、PaO_2、$PaCO_2$;CPR 0、2、5、20、60、120 min 时的 $PetCO_2$ 值;ROSC 后 0.5、3、6、24、72 h 血清 S100B 蛋白水平;ROSC 成功后 1 个月 CPC 分级。

(6)统计学方法　使用 SPSS 19.0 软件对数据进行统计分析。计量资料以均数±标准差($\bar{x}\pm s$)表示,组间及组内比较采用 t 检验以及重复测量的多因素方差分析;计数资料采用 χ^2 检验;通过受试者工作特征曲线(ROC)分析 $PetCO_2$ 对 AACD-CPR 效果的临床指导价值以及血清 S100B 蛋白对脑功能的预测价值,计算曲线下面积(AUC),以约登指数最大时对应的指标为最佳临界值,分别计算敏感度和特异度等。$P<0.05$ 为差异有统计学意义。

2.结果

(1)患者基本资料(附表 2-16) 入选 142 例 CA 患者中男性 80 例,女性 62 例;年龄 20~80 岁,平均(46.94±11.18)岁;ROSC 率为 40.14%(57/142)。ROSC 成功组与失败组患者性别、年龄、体重指数(BMI)、CA 病因及 CA 前 CPC 分级比较差异均无统计学意义(均 $P>0.05$),说明基线资料均衡,具有可比性。

附表 2-16 AACD-CPR 患者基线资料在是否自主循环恢复两组间的比较

指标	成功组($n=57$)	失败组($n=85$)	χ^2/t 值	P 值
性别(例,男/女)	35/22	45/40	0.993	0.319
年龄(岁,$\bar{x}\pm s$)	46.25±12.29	47.41±10.43	-0.608	0.544
BMI(kg/m^2,$\bar{x}\pm s$)	23.16±3.16	23.71±1.97	-1.174	0.244
CA 病因[例(%)]	—	—	—	—
心源性	25(17.61)	35(24.65)	0.101	0.751
脑源性	9(6.34)	15(10.56)	0.084	0.772
肺源性	5(3.52)	11(7.75)	0.593	0.441
创伤性	11(7.75)	19(13.38)	0.191	0.662
其他	7(4.93)	5(3.51)	1.805	0.179
CA 前 CPC 分级[例(%)]	—	—	0.010	0.922
1~2 级	15(26.32)	23(27.06)	—	—
3~5 级	42(73.68)	62(72.94)	—	—

(2)复苏患者血流动力学和血气指标变化(附表 2-17) 与 CA 时比较,复苏过程中 HR、MAP、PaO_2、$PaCO_2$ 均明显改善(均 $P<0.01$);且 ROSC 20 min 时各指标较复苏过程中进一步改善(均 $P<0.05$)。

附表 2-17 142 例腹部提压心腹复苏患者各时间点血流动力学及动脉血气指标比较($\bar{x}\pm s$)

时间	例数(例)	HR(次/min)	MAP(mmHg)	PaO_2(mmHg)	$PaCO_2$(mmHg)
CA 时	142	0	0	50.51±11.11	59.71±5.52
复苏中	142	47.08±19.61 a	70.62±7.72 a	67.54±12.27 a	55.09±10.29 a
ROSC 20 min	57	52.63±18.02 b	76.26±9.04 b	82.68±5.60 ab	37.03±5.56 ab

与 CA 时比较,a $P<0.05$;与复苏中比较,b $P<0.05$。

(3)两组患者 $PetCO_2$ 变化比较 通过传统的定性指标判断,142 例 CA 患者复苏成功 54 例,而通过 $PetCO_2$ 指导 CPR,最后复苏成功 57 例,两者对比差异无统计学意义(χ^2 =

0.133，$P=0.715$）。定性指标判断的成功组 $PetCO_2$ 平均值≥20 mmHg，而失败组 $PetCO_2$ 平均值≤20 mmHg（附表 2-18）。通过监测 $PetCO_2$ 指导 CPR，142 例患者 CPR 开始时 $PetCO_2$ 均较低（约 10 mmHg），是否复苏成功两组差异无统计学意义（$P>0.05$）。随着 AACD-CPR 的进行，成功组 $PetCO_2$ 呈上升趋势，且逐渐升至 20 mmHg 以上，而失败组呈下降趋势，且一直在 20 mmHg 以下（附表 2-19）；两组患者 CPR 后各时间点 $PetCO_2$ 比较差异均有统计学意义（均 $P<0.01$），与定性指标判断的 $PetCO_2$ 变化趋势大致一致。

附表 2-18　传统定性指标判断 AACD-CPR 患者成功与否两组各时间点 $PetCO_2$ 的变化比较（$\bar{x}\pm s$）

组别	例数（例）	$PetCO_2$（mmHg）					
		CPR 0 min	CPR 2 min	CPR 5 min	CPR 20 min	CPR 60 min	CPR 120 min
成功组	54	10.35±3.72	21.15±6.02	27.74±8.70	34.44±10.07	35.07±6.33	35.00±3.41
失败组	88	8.99±4.22	17.59±6.68	16.92±6.25	14.59±5.29	11.27±5.97	7.85±6.22
t 值		1.950	3.198	8.606	13.397	22.545	29.444
P 值		0.053	0.002	0.000	0.000	0.000	0.000

附表 2-19　$PetCO_2$ 指导 AACD-CPR 患者成功与否两组各时间点 $PetCO_2$ 的变化比较（$\bar{x}\pm s$）

组别	例数（例）	$PetCO_2$（mmHg）					
		CPR 0 min	CPR 2 min	CPR 5 min	CPR 20 min	CPR 60 min	CPR 120 min
成功组	57	10.07±3.84	21.23±6.05	28.10±8.77	34.06±10.06	34.96±6.28	34.95±3.40
失败组	85	9.13±4.21	17.41±6.62	16.30±5.20	14.14±4.64	10.50±4.28	7.01±3.70
t 值		1.353	3.484	9.129	13.985	25.673	45.554
P 值		0.178	0.001	0.000	0.000	0.000	0.000

（4）各组血清 S100B 水平变化比较（附表 2-20）　与健康对照组比较，预后良好组和预后不良组 ROSC 0.5 h 时血清 S100B 蛋白水平均明显升高（均 $P<0.01$），但预后良好组与预后不良组间 S100B 蛋白水平差异无统计学意义（$P>0.05$）。随时间延长预后不良组于 ROSC 3~6 h 内达峰值，然后逐渐降低，但至 ROSC 72 h 仍高于健康对照组（$P<0.01$）；而预后良好组则逐渐降低，于 ROSC 72 h 内恢复至正常范围（$P>0.05$）。

附表 2-20 脑功能预后良好组和不良组 AACD-CPR 患者各时间点血清 S100B 水平的变化比较($\bar{x}\pm s$)

组别	例数(例)	血清 S100B(ug/L)				
		ROSC 0.5 h	ROSC 3 h	ROSC 6 h	ROSC 24 h	ROSC 72 h
健康对照组	25	0.35±0.16	0.36±0.15	0.33±0.12	0.40±0.16	0.43±0.10
预后良好组	30	1.69±0.52 a	1.03±0.35 a	1.14±0.36 a	0.79±0.42 a	0.41±0.13
预后不良组	27	1.57±0.39 a	1.96±0.71 ab	1.92±0.55 ab	1.50±0.24 ab	1.05±0.38 ab

与健康对照组比较,a $P<0.01$;与预后良好组比较,b $P<0.01$。

(5)ROC 曲线分析(附图 2-4,附图 2-5) CPR 20 min $PetCO_2$值对复苏结局预测的 AUC 为 0.969,95%可信区间(95%CI)为 0.943~0.995($P=0.000$),最佳临界值为274.325 mmHg时,敏感度为 7 090.74%,特异度为 986.96%。ROSC 3 h 血清 S100B 蛋白水平对脑功能预后不良预测的 AUC 为 0.925,95% *CI* 为 0.867~0.984($P=0.000$),最佳临界值为 1.215 mg/L 时,敏感度为 85.2%,特异度为 85.5%。

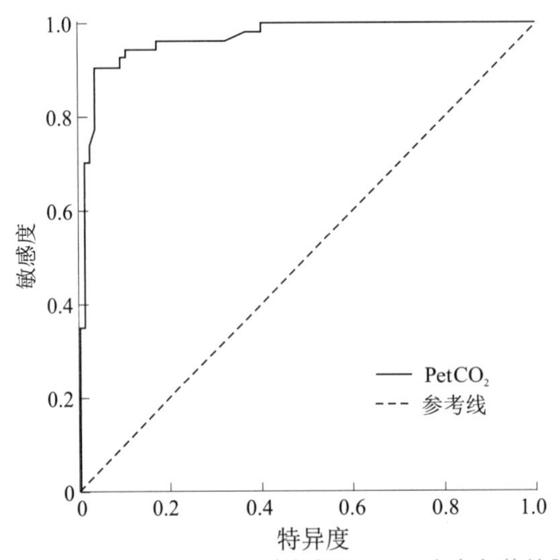

附图 2-4 CPR 20 min $PetCO_2$值预测腹部提压 CPR 患者复苏结局的 ROC 曲线

3.讨论 随着 CPR 指南的不断更新,CA 患者 ROSC 率虽有提高,但出院存活率仍不理想。传统标准胸外按压 CPR 因受其禁忌证(胸部外伤、胸廓畸形等)的限制、CPR 操作不够规范、加之不能同时兼顾人工循环和通气,对复苏效果有很大程度的影响。2015 年 CPR 指南将 CPR 步骤从 A—B—C 更改为 C—A—B,增加按压深度和频率,调整按压通气比例,同时尽量减少心脏按压的干扰或中断,旨在规范 CPR 操作,提高 CPR 的复苏效果,但这些改变仍不能从根本上改变标准 CPR 的不足。为了弥补标准 CPR 的不足,Babbs 等提出了"腹泵"学说。王立祥发明了腹部提压 CPR 仪,通过"腹泵""胸泵"启动"心泵""肺泵",从而同时产生了人工循环和通气;此法可以使腹腔储血器官及容量血管约 25%的人体血液回流入心脏。膈肌上抬,肺脏受压回缩(舒张)使肺泡内气体排出(吸入)，产生了人工循环与同步的人工通气，避免了人工通气和循环的脱节。有研究显示，AACD-CPR 产生的人工通气为有效肺通气，且已有研究证实，AACD-CPR 在氧供方面优于传统胸外按压 CPR。

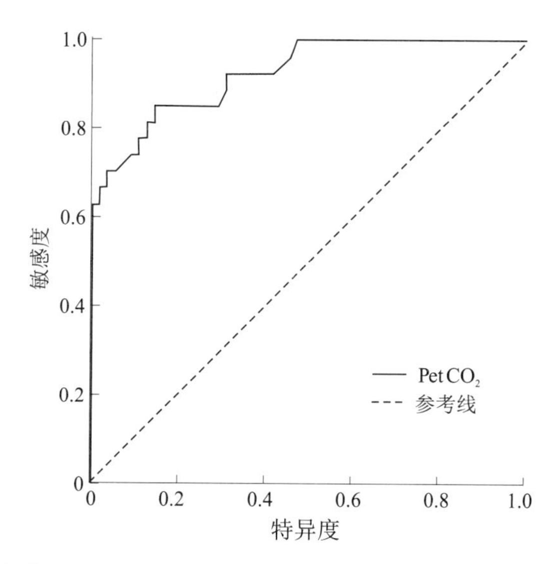

附图 2-5　ROSC 3 h 血清 S100B 蛋白水平预测腹部提压 CPR 成功患者脑功能预后不良的 ROC 曲线

由于救治时间紧迫，血气指标往往不能及时反映机体内环境稳态的变化情况，使其敏感性和准确性受限。相关研究证实，$PetCO_2$可以作为评价 CPR 有效性及预后评估的指标。本研究通过传统指标判断 ROSC 与否，142 例 CA 患者中 54 例恢复自主循环，而通过 $PetCO_2$指导复苏，最后复苏成功 57 例，两种方法判断的结果差异虽无统计学意义，但由于 $PetCO_2$为定量指标，较为客观，有助于临床对复苏界点的把握。本研究显示，传统指标判定的成功组 $PetCO_2$值在 20 mmHg 以上，失败组一直在 20 mmHg 以下；而通过监测 $PetCO_2$发现，患者 CA 时 $PetCO_2$平均值约为 10 mmHg，随着 AACD-CPR 的进行，复苏成功组 $PetCO_2$平均值逐渐升至正常（$PetCO_2$值≥20 mmHg），而失败组 $PetCO_2$值稍升高后持续下降（$PetCO_2$值≤20 mmHg），结合 ROSC 20 min $PaCO_2$值变化及 CPR 20 min $PetCO_2$的 ROC 曲线分析显示，采用 $PetCO_2$预测复苏结局的 AUC 为 0.969，最佳临界值为 24.25 mmHg 时，敏感度为 90.7%，特异度为 96.6%。说明 $PetCO_2$可以作为 AACD-CPR 复苏有效性及复苏早期预后评估的客观指标。

S100B 蛋白特异地存在于中枢神经系统星型胶质细胞等胞质中，对神经元的分化、生长、凋亡等具有重要的调节作用。CA 超过 4~6 min 时脑组织细胞会因缺血缺氧发生不可逆性损伤，存在于上述细胞内的 S100B 蛋白迅速释放入血，导致外周血中 S100B 水平升高，持续升高意味着脑损伤持久且严重，且高水平的 S100B 蛋白可促使炎症因子释放，进一步加重脑损伤。已有研究表明，脑损伤严重程度与血清 S100B 蛋白水平呈正相关，与格拉斯哥昏迷评分（GCS）呈负相关。Song 等研究表明，S100B 水平变化对 CPR 后脑功能预后恢复具有重要的意义。Shinozaki 等表明，S100B 对 CPR 后脑功能评估的早期预测价值高于神经元特异性烯醇化酶（NSE）。本研究显示，预后不良组血清 S100B 于

ROSC 3 h 左右达峰值后逐渐降低,至 ROSC 72 h 一直高于健康对照组;而预后良好组随着复苏的进行 S100B 蛋白逐渐降低,且于 ROSC 72 h 内降至正常范围。ROC 曲线分析显示,以 S100B 蛋白预测复苏患者脑功能预后不良的 AUC 高达 0.942,最佳临界值为 1.215 mg/L时评判脑功能预后不良的 AUC 为 0.925,且敏感度和特异度较高。表明早期监测血清 S100B 蛋白水平可以有效地预测 CPR 术后脑功能不良预后,为临床早期提供客观的参考依据。

综上所述,$PetCO_2$ 变化可作为预测 AACD-CPR 成功与否的客观判断参考指标;血清 S100B 水平可作为预测 AACD-CPR 脑功能预后不良的客观指标,两者对临床治疗具有一定的参考和指导意义。本研究因样本量有限,部分结果可能会受影响,在以后的研究中仍需进行多中心大样本临床试验深入研究。

注:此文章发表在《中华危重病急救医学杂志》2018 年 6 月第 30 卷第 3 期。

九、腹部提压 CPR 与胸部按压 CPR 对窒息性心搏骤停患者术后脑功能预后的对比研究

【摘要】目的:比较窒息所致心搏骤停(CA)患者腹部提压心肺复苏(AACD-CPR)与标准胸部按压心肺复苏(STD-CPR)术后脑功能的预后情况。方法:采用前瞻性多中心随机对照研究方法,纳入 2014 年 6 月至 2017 年 12 月郑州人民医院医疗集团、三门峡市中心医院收治的因溺水、异物吸入等窒息引起的 CA 成人患者。获得患者家属知情同意,按照随机数字表法将患者分为 AACD-CPR 组和 STD-CPR 组。于患者自主循环恢复(ROSC)后 1、6、12、24、48 h 抽取肘正中静脉或贵要静脉血,采用酶联免疫法检测 S100B 蛋白及神经元特异性烯醇化酶(NSE)水平;3 个月后行脑功能分级(CPC 分级)。结果:共入选 69 例 ROSC 患者,其中 STD-CPR 组 36 例,AACD-CPR 组 33 例。两组 ROSC 后血 S100B 蛋白和 NSE 水平逐渐升高,均于 6 h 达高峰,随后逐渐下降。AACD-CPR 组 ROSC 后各时间点 S100B 蛋白和 NSE 含量均明显低于 STD-CPR 组[S100B 蛋白(μg/L):1 h 为 1.62±0.52 比 1.88±0.46,6 h 为 1.71±0.41 比 2.02±0.58;12 h 为 1.24±0.37 比 1.52±0.59,24 h 为 1.05±0.23 比 1.28±0.37,48 h 为 0.82±0.29 比 1.05±0.36;NSE(μg/L):1 h为 24.76±3.02 比 26.78±4.29,6 h 为 58.78±5.58 比 61.68±5.44,12 h 为53.87±4.84 比 56.78±5.68,24 h 为 40.96±3.52 比 43.13±4.50,48 h 为 33.23±2.89 比 35.54±3.44,均 $P<0.05$]。AACD-CPR 组患者 3 个月后 CPC 分级明显低于 STD-CPR 组(平均秩次:28.86 比 42.46,$Z=-3.375$,$P<0.001$)。结论:对于因窒息所致的 CA 患者,AACD-CPR 比 STD-CPR 更有利于脑功能的恢复。

【关键词】窒息性心搏骤停;腹部提压心肺复苏;脑功能预后;S100B 蛋白;神经元特异性烯醇化酶;脑功能分级。

CA 是临床上最常见的灾难性疾病,每年罹患数百万人,及时 CPR 是其唯一有效的救治方法。随着医学的发展,CPR 技术有了很大的进步,CPR 成功率显著提高,但 CA 仍伴

随着低出院率和高病死率，究其原因：传统 CPR 技术存在局限性，已不能满足当今临床的需求。因此王立祥等经过十余年的临床实践和科学研究，在前人的基础上发明了腹部提压心肺复苏仪，首次提出了 AACD-CPR。在窒息所致 CA 中，患者不仅需要循环支持，更需要通气，而 STD-CPR 人为地把通气和循环分开，不符合正常的生理结构。AACD-CPR 使人工通气和血流有机地结合，我们猜想在窒息所致 CA 中，给予 AACD-CPR 恢复自主循环患者的脑功能预后优于 STD-CPR。S100B 蛋白主要存在于星形胶质细胞，在脑组织中含量极其丰富。NSE 几乎只存在于神经外胚层起源的细胞中。在健康个体中，外周血液中的 S100B 和 NSE 含量极低。当 CA 脑缺血缺氧损伤后，S100B 蛋白和 NSE 明显升高，多项研究已证实，检测外周血 S100B 蛋白和 NSE 可用于评价 CPR 术后脑功能的预后。本研究中拟通过 S100B 蛋白、NSE 评估比较 STD-CPR 与 AACD-CPR 两种复苏方式下脑功能预后的情况。

1.资料与方法

（1）研究对象　采用前瞻性多中心随机对照临床研究方法，选择 2014 年 6 月至 2017 年 12 月郑州人民医院医疗集团和三门峡市中心医院救治的因窒息所致的 CA 患者。

1）纳入标准：①年龄>18 岁；②符合 2015 年美国心脏协会（AHA）指南标准的需要 CPR 的患者；③由于窒息引起的 CA，如溺水、异物吸入等；④体重 40～150 kg。

2）排除标准：①既往有脑血管狭窄、脑卒中、脑损伤、脑肿瘤者；②慢性疾病终末期（如恶性肿瘤等）；③因中枢神经系统损伤导致的 CA，如脑卒中、外伤性颅脑损伤；④存在 STD-CPR 及 AACD-CPR 禁忌证。

3）剔除标准：①CA 时间大于 8 min；②抢救时间大于 1 h。

（2）伦理学　本临床试验通过郑州人民医院和三门峡市中心医院伦理委员会审批（审批号：2014-006-03），与患者家属沟通并取得家属同意及签字后纳入试验。

（3）分组　按照随机数字表法将纳入试验的患者分为 STD-CPR 组及 AACD-CPR 组。

STD-CPR 按照 2015 年 AHA 心肺复苏指南执行；AACD-CPR 采用腹部提压心肺复苏装置，参照 2013 年《腹部提压心肺复苏专家共识》。两组患者除复苏方式不同外，气管插管、简易气囊/呼吸机辅助通气、电除颤、药物复苏等治疗基本相同，并根据病情辅以亚低温治疗、脱水降颅压、抗惊厥等。

（4）终止抢救标准　根据 AHA 指南标准，当患者恢复自主循环则终止抢救；抢救 30 min以上，患者仍未恢复自主循环，经家属同意后停止抢救。

（5）检测指标及方法　于患者自主循环恢复（ROSC）后 1、6、12、24、48 h 抽取患者肘正中静脉或贵要静脉血，采用酶联免疫法检测 S100B 蛋白和 NSE 含量，严格按照试剂盒说明书步骤操作。3 个月后行脑功能分级（CPC 分级），CPC1～5 级分别记 1～5 分。

（6）统计学方法　所有数据采用 SPSS 20.0 软件进行统计分析。计量资料若服从正态分布用均数±标准差（$x \pm s$）表示，且方差齐性者两组间比较采用两独立样本 t 检验，方差不齐者比较采用近似 t 检验；计量资料若不服从正态分布则用［中位数（四分位数间距）］［M（QR）］表示，两组间比较采用非参数检验。计数资料以例数或率表示，采用 χ^2 检验。CPC 分级等级资料采用平均秩次表示，两独立样本比较使用 Wilcoxon 秩和检验。$P<0.05$ 为差异有统计学意义。

2.结果

(1)患者一般资料(附表2-21) 共入选183例患者,STD-CPR组94例,AACD-CPR组89例;CPR后共78例患者恢复自主循环,剔除骤停时间及复苏时间过长者,共69例入选研究,其中STD-CPR组36例,AACD-CPR组33例。两组患者性别、年龄、体重、CA时间、ROSC时间、亚低温治疗情况等差异均无统计学意义(均$P>0.05$)。

附表2-21 不同复苏方式两组窒息性CA患者一般资料比较

组别	例数(例)	性别(例)		年龄(岁,$\bar{x}\pm s$)	体重(kg,$\bar{x}\pm s$)	CA时间(min,$\bar{x}\pm s$)	ROSC时间(min,$\bar{x}\pm s$)	亚低温治疗[例(%)]
		男性	女性					
STD-CPR组	36	17	19	51.44±15.07	55.78±4.99	3.24±1.33	28.74±14.50	24(66.67)
AACD-CPR组	33	16	17	51.39±17.13	54.21±7.9	3.38±1.09	34.99±13.65	25(75.76)
t/χ^2值		0.011		0.013	0.974	-0.493	-1.841	0.691
P值		0.916		0.990	0.334	0.623	0.070	0.406

(2)两组血中S100B蛋白变化比较(附表2-22,附图2-6) 两组患者ROSC后血中S100B蛋白水平明显升高,均于6 h达高峰,随后逐渐下降。AACD-CPR组ROSC后各时间点S100B蛋白水平均明显低于STD-CPR组(均$P<0.05$)。

附表2-22 不同复苏方式两组窒息性CA患者ROSC后不同时间点血中S100B蛋白含量变化比较($\bar{x}\pm s$)

组别	S100B蛋白(μg/L)				
	ROSC 1 h	ROSC 6 h	ROSC 12 h	ROSC 24 h	ROSC 48 h
STD-CPR组	1.88±0.46	2.02±0.58	1.52±0.59	1.28±0.37	1.05±0.36
AACD-CPR组	1.62±0.52	1.71±0.41	1.24±0.37	1.05±0.23	0.82±0.29
t值	2.185	2.610	2.382	3.148	2.93
P值	0.032	0.011	0.020	0.003	0.005

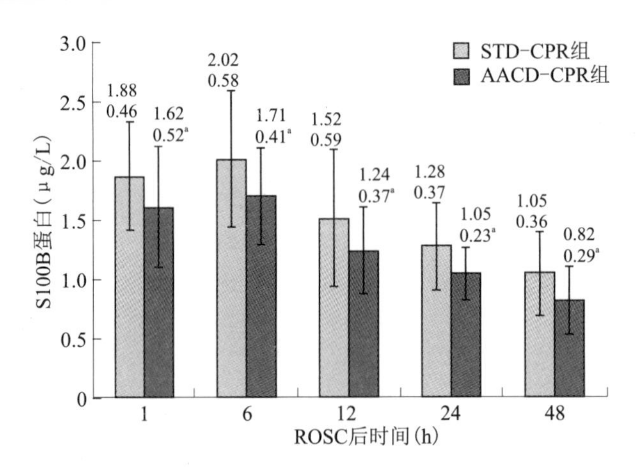

附图2-6 不同复苏方式两组窒息性CA患者ROSC后不同时间点血中S100B蛋白含量变化比较

(3)两组血中 NSE 含量变化比较(表 12-34,图 12-15)　两组患者 ROSC 后血中 NSE 含量明显升高,均于 6 h 达高峰,随后逐渐下降。AACD-CPR 组 ROSC 后各时间点 NSE 含量均明显低于 STD-CPR 组(均 $P<0.05$)。

附表 2-23　不同复苏方式两组窒息性 CA 患者 ROSC 后不同时间点血中 NSE 含量变化比较($\bar{x}\pm s$)

组别	NSE 含量(μg/L)				
	ROSC 1 h	ROSC 6 h	ROSC 12 h	ROSC 24 h	ROSC 48 h
STD-CPR 组	26.78±4.29	61.68±5.44	56.78±5.68	43.13±4.50	35.54±3.44
AACD-CPR 组	24.76±3.02	58.78±5.58	53.87±4.84	40.96±3.52	33.23±2.89
t 值	2.232	2.186	2.288	2.218	3.008
P 值	0.029	0.032	0.025	0.030	0.004

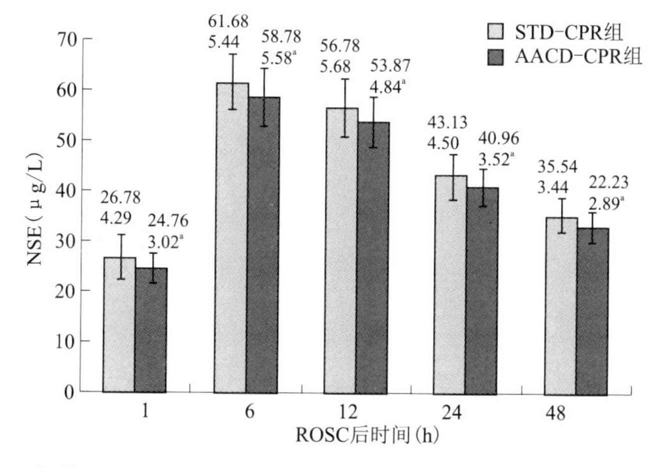

附图 2-7　不同复苏方式两组窒息性 CA 患者 ROSC 后不同时间点血中 NSE 含量变化比较

(4)两组患者 CPC 分级　AACD-CPR 组患者 3 个月后 CPC 分级明显低于 STD-CPR 组(平均秩次:28.86 比 42.46,$Z=-3.375$,$P<0.001$)。

3.讨论　CA 后患者全身各器官处于缺血缺氧状态,甚至最终可造成不可逆的损伤。尽管脑组织只占体重的 2%,但是却占了 15%的心排血量及 20%的全身氧耗,因此脑组织对缺血缺氧尤为明显。CA 超过 5 min 便可造成大脑严重的不可逆损伤或死亡,由此可见脑复苏的重要性。溺水、异物阻塞气道等窒息性因素导致的 CA 时常可见,STD-CPR 尽管可恢复自主循环,但脑功能预后往往较差,这不仅仅因为脑组织缺血,更重要的是缺氧,另有资料显示,在心跳呼吸骤停的患者中,仅靠口对口人工呼吸是不可能改善缺氧状态的。多项实验研究已表明 AACD-CPR 可产生有效的循环血量及通气,在建立人工循环的同时给予了人工通气,早期不仅可改善脑组织缺血状态,更可改善缺氧状态。本研究显示,AACD-CPR 组 ROSC 后各时间点血中 S100B 蛋白、NSE 水平明显低于 STD-CPR 组,3 个月后 CPC 分级也明显降低,表明在窒息性 CA 中,AACD-CPR 对脑功能预后优于 STD-CPR。

AACD-CPR 通过“腹泵”“心泵”“胸泵”“肺泵”起作用。腹腔器官占人体 25%的血流,按压腹部时,腹腔内压力迅速增加,腹腔内器官及腹主动脉受压,使得腹腔内血液回流心脏,从而加大了心脏射血;另外,AACD-CPR将腹部按压后的被动减压转为主动,腹腔压力迅速下降,有利于腹腔血液储备,为下一次心脏射血做准备。腹部提压时,膈肌向下移动,从而增大胸腔内容积,负压增大,最终使得舒张期腔静脉和右心压力降低,回心血量增加;腹部按压时,因腹部提压使舒张期心室的充盈增加,射血时主动脉与心室的压力梯度增加,从而产生更大的前进血流。Zhang等发现,腹部按压可增加回心血量,提高舒张压。表明AACD-CPR可能产生比STD-CPR更快和更多的搏出量及产生有效的循环血量。本课题组前期研究表明,AACD-CPR组与STD-CPR组患者的ROSC率差异无统计学意义,但AACD-CPR组ROSC后30 min和60 min的存活率明显优于STD-CPR,为后期脑复苏的进行赢得了时间。金盼盼等人通过窒息性心搏骤停兔模型指出插入式腹部按压增加了脑灌注血流,从而能更好地改善脑组织缺血。窒息性心搏骤停是指某种因素导致气道受阻或通气障碍,从而使全身各器官组织逐渐出现缺氧、二氧化碳潴留的状态,组织细胞受到损伤;严重缺氧时,器官组织广泛损伤、坏死,大脑尤为明显,最终导致CA。吴彩军等人在猪室颤及窒息模型中研究得出,窒息性心搏骤停的猪模型心肌细胞代谢较室颤模型明显下降且ROSC后24 h恢复困难。Tsai等人指出这可能与窒息过程中心肌细胞内线粒体发生严重损伤导致细胞呼吸代谢链发生不可逆性损伤有关。有研究表明,冠状动脉灌注压(CPP)是决定CPR是否成功的重要指标,CPP>15 mmHg是CPR成功的基础值,且随着CPP增加,成功率增高;Zhou等研究显示,腹部按压可增加CPP;Georgioud等亦得出相同的结果。以上均表明AACD-CPR可使心肌缺血得到更好的改善。在窒息性CA患者中,患者往往处于氧债,若行STD-CPR则无法同时兼顾循环和呼吸,但AACD-CPR在早期即可同时兼顾二者,其原理是:在按压腹部时,腹腔内压力迅速增大,膈肌向上移动,从而使胸腔内负压减小,双肺受压回缩完成呼气动作;提拉腹部时,腹腔压力减少,膈肌向下移动,胸腔内负压增加,双肺膨胀使空气进入肺泡,完成吸气动作,相当于进行了一次腹式呼吸。王立祥等研究表明,与腹部按压相比,AACD-CPR能提供更大的潮气量,与呼吸抑制前的基础潮气量无统计学差异,表明AACD-CPR能产生有效的肺通气。传统CPR机械地将循环和通气分开,使得通气血流比例失调;而AACD-CPR将人工循环和人工通气完美地结合起来,增加了血液的含氧量,更符合人体结构。本课题组前期关于氧代谢方面的研究也显示,AACD-CPR组与STD-CPR组间SpO_2、PaO_2、CaO_2等差异有统计学意义,表明AACD-CPR能提供更多氧,纠正氧债,改善大脑缺氧状态。在窒息性CA患者中,机体处于严重的缺氧状态,若行STD-CPR,尽管能产生循环血量,但患者氧债难以改善,后期脑功能预后亦较差;AACD-CPR在产生循环的同时改善氧代谢,后期脑功能预后更好。本研究显示,AACD-CPR在改善脑功能预后方面明显优于STD-CPR。

综上,本研究显示,对于溺水、异物阻塞气道等窒息性CA患者,使用AACD-CPR较STD-CPR更能提高患者脑功能预后。但本研究存在一定局限:样本量少,可能对研究结果有影响;抢救人员尽管进行了培训,但仍可能存在差异;本研究未监测CPR期间血流动力学、CPP及颈动脉血流情况;CPR术后未行检查以排除胸外按压及腹部提压并发症。接下来我们将探究AACD-CPR期间颈动脉血流情况及对其机制作进一步研究。

注:此文章发表在《中华危重病急救医学杂志》2018年2月第30卷第2期。

十、颈动脉搏动实时超声检测对胸外按压 CPR 效果评价的可行性研究

【摘要】目的:高质量胸外心脏按压是心肺复苏有效实施的基础,但目前尚无一种实时、无创的监测按压时血流动力学之方法,本研究的目的在于用超声实时监测颈动脉血流的方法来评价胸外按压效果,提出一种实时、无创的血流动力学评估方法。方法:选取 2016 年 05 月至 2018 年 11 月在我院急诊科及重症监护病房行心肺复苏的患者,在开始胸外按压同时应用床旁超声测量患者的颈动脉血流,记录操作开始 1 min 和抢救终末 1 min时颈动脉收缩期血流速度峰值(peak systolic velocity,PSV)均值及舒张末期流速(end diastolic velocity,EDV)均值和每分钟按压频率;通过超声评价按压过程的达标率。结果:本研究共完成超声监测 39 例,其中抢救成功 21 例;从开始心肺复苏到获得超声图像的时间为 2.5±1.2 min(1.1~4.9 min);大部分在胸外按压全程均能获取超声图像(n= 28,71.80%);操作开始 1 min PSV (62.9±18.5) cm/s,EDV (13.9±3.5) cm/s,抢救终末 1 min PSV(55.4±18.4) cm/s,EDV(12.9±3.7) cm/s,比较无统计学差异;按压频率达标率 85.71%(24/28 例)。结论:床旁急诊超声对颈动脉血流量具有实时、无创的特点,可作为一种反馈胸外按压效果的可行性方法。

【关键词】高质量胸外按压;心肺复苏;颈动脉超声。

2015 版 AHA 指南再次强调高质量胸外心脏按压的重要性,并注重 CPR 过程中的质量反馈,指出复苏系统应对急救系统建立持续性评估和改进。床旁急诊超声近年来得到了越来越广泛的应用和发展,但是床旁超声在心肺复苏过程中的实施监测和评估复苏质量方面的报道极少,我们尝试应用床旁超声监测 CPR 过程中的颈动脉血流频谱动态反映胸外心脏按压效果,报道如下。

1.资料与方法

(1)一般资料　这是一个单中心前瞻性研究,选取 2016 年 5 月至 2018 年 11 月在郑州人民医院院急诊科及重症监护病房行心肺复苏的患者,排除标准包括:小于 18 岁,颈胸部创伤或者可以颈部损伤,怀孕,颈动脉阻塞及自缢等。本临床试验按医学伦理学标准执行,已经过医院伦理委员会批准审核,且患者亲属均知情同意。

(2)监测方法　在实施心肺复苏同时立即打开床旁超声仪(日本 HITACHI 牌,型号 ALOKA Noblus)行颈动脉超声检查,操作由经过超声培训的熟练医师进行,在复苏过程中留取超声图像等资料,超声医师不参与抢救。从复苏开始记录至复苏结束,复苏终点为自主循环恢复或抢救 30 min 仍无恢复,宣布死亡为止。颈动脉超声检查及测量均按超声操作规程完成,具体如下:首先做横向探测, 将探头置于颈根部向头侧移动,在颈总动脉中部探查,使颈总动脉位于屏幕正中,旋转探头 90°,以纵轴显示颈总动脉,以多普勒超声标准操作显示颈总动脉靠锁骨段的血流频谱(附图 2-8)。

(3)观察指标　记录患者的一般资料包括年龄、性别、心搏骤停地点、心搏骤停原因、自主循环恢复时间。记录操作开始 1 min 和抢救终末 1 min 时颈动脉收缩期血流速度峰值(PSV)均值及舒张末期流速(EDV)均值和每分钟按压频率。记录整个复苏周期内按

压频率均值。通过记录的图像资料回顾计算按压中断时间。

2.统计学处理　采用 SPSS 13.0 软件进行统计学分析。计量资料以均数±标准差表示,比较采用 t 检验;计数资料采用率表示,比较采用 χ^2 检验。$P<0.05$ 为差异有统计学意义。

3.结果

(1)患者一般情况　本研究共完成超声监测 39 例,其中抢救成功 21 例,另 18 例抢救 30 min 后宣布临床死亡。从开始心肺复苏到获得超声图像的时间为 2.5±1.2 min (1.1~4.9 min),此段时间大部分为超声机器搬运和开机启动时间。大部分在胸外按压全程均能获取超声图像($n=28$,71.80%),见附图 2-8。未获得图像原因为高龄血管狭窄 4 例,开机过程中患者死亡 3 例,肥胖 2 例,糖尿病血管狭窄 2 例。在按压过程中如出现按压频率小于 100 次/min 或颈动脉流速下降则及时提醒实施胸外按压者及时纠正,按压不达标的图像见附图 2-9。

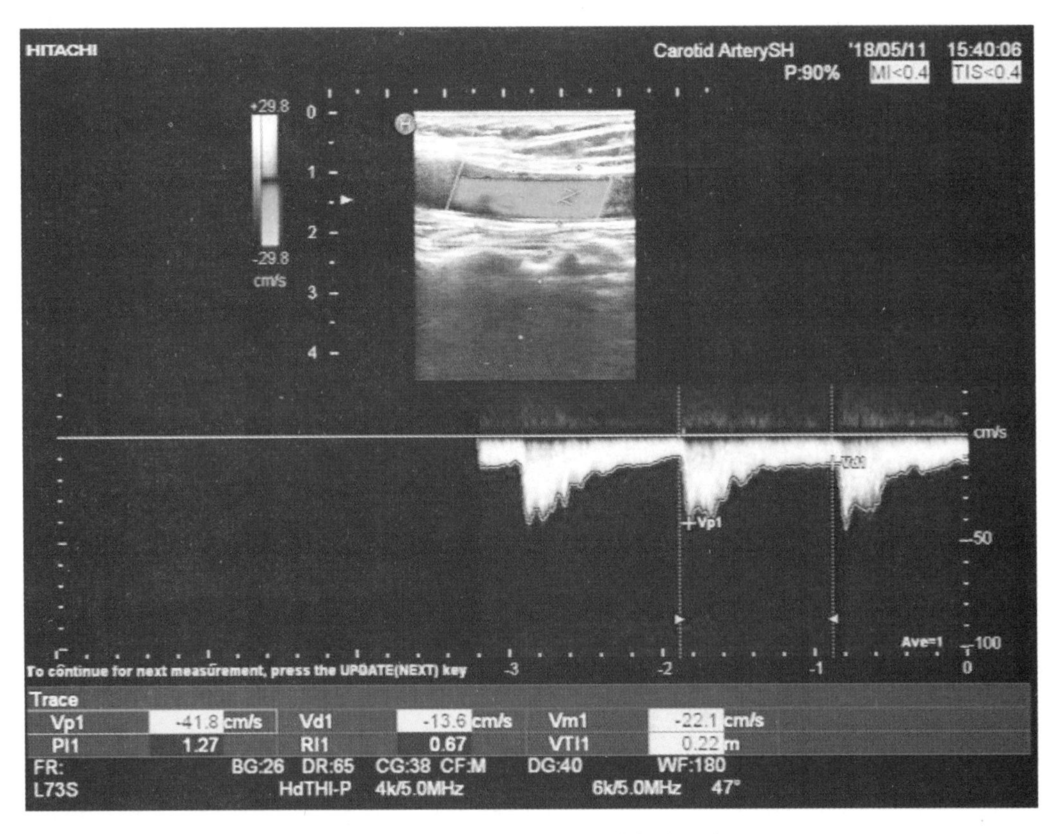

附图 2-8　胸外按压达标时的超声图像

男性患者,39 岁,恶性心律失常致心搏骤停。在按压开始 2 min 测得的图像,PSV=41.8 cm/s,EDV=13.6 cm/s。

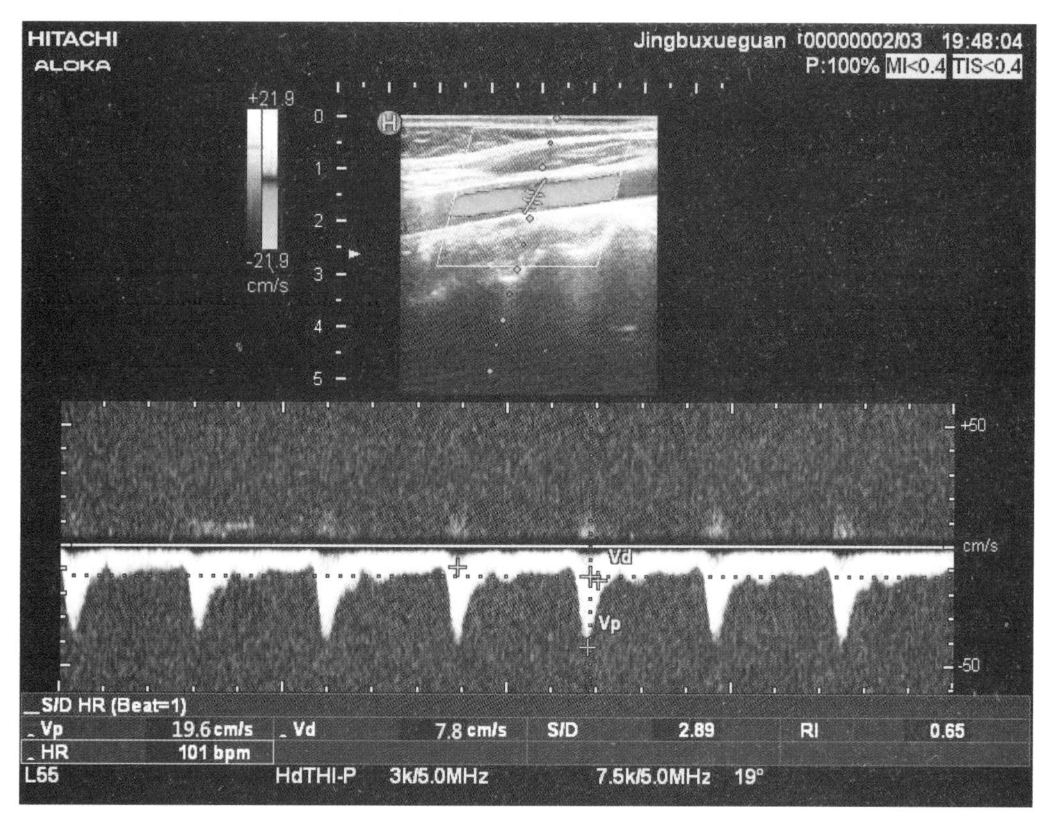

附图 2-9　胸外按压不达标时的颈动脉图像

女性患者，67 岁，急性冠脉综合征。在按压开始 5 min 时测得的图像，PSV = 19.6 cm/s，EDV = 7.8 cm/s，收缩期和舒张期血流速均较低。

（2）获取满意图像的 28 例患者 PSV 及 EDV 均值比较　操作开始 1 min PSV（62.9±18.5）cm/s，EDV（13.9±3.5）cm/s，抢救终末 1 min PSV（55.4±18.4）cm/s，EDV（12.9±3.7）cm/s。操作开始 1 min 及终末 1 min 的 PSV、EDV 比较均无统计学差异（附表 2-24）。

附表 2-24　操作开始 1 min 和抢救终末 1 min 的颈动脉血流速比较

项目	操作开始 1 min（n=28）	抢救终末 1 min（n=28）	t	p
PSV	62.9±18.5	55.4±18.4	1.521	0.134
EDV	13.9±3.5	12.9±3.7	1.039	0.304

（3）其他指标　获取满意图像的 28 例患者每分钟按压频率（117±4）1 次/min（100～149 次/min），按压频率达标率 85.71%（24/28 例）；通过记录的图像资料回顾计算按压中断时间，按压中断总时间占所有按压时间比值为 4.41%（25.9 min/587.2 min）。

4.讨论　胸外心脏按压的质量高低是心肺复苏能否成功的关键，但院前、院内心肺复苏质量差是普遍现象。高质量心肺复苏的特点包括：以足够的频率（100～120 次/min）和幅度(按压深度5~6 cm)进行按压,保证每次按压后胸廓充分回弹,尽可能减少按压中断并避免过度通气。研究显示,不仅是非专业人员,包括很多受过训练的医务人员实施心肺复苏仍有很多不达标,因此高质量心肺复苏和对复苏方案的持续质量改进十分重要。通过按压过程中的血流动力学监测,可以指导按压深度、按压频率及观察血管活性药物作用效果,并且可以减少按压中断。而在心肺复苏时极少患者具备有效的血流动力学监测装置(如PICCO、冠脉灌注压、肺动脉漂浮导管及脑灌注压等),导致无法获取按压过程中的血流动力学指标。胸外按压同时行急诊超声测颈动脉血流可以提供可视且直观的颈部血流动力学变化,并且具有实时、无创、简便易操作的特点,因此我们提出用超声测颈动脉血流的方法来反馈胸外按压效果,并且指导胸外按压的实施。

通过研究,开始心肺复苏后可以在短时间内获取超声图像[(2.3±1.1) min],并且大部分可以获得满意的图像(n=28,75.80%),这说明胸外按压同时超声测颈动脉血流是可行的。健康人群的颈动脉超声PSV为28.6~178.4 cm/s,而我们检测心脏按压的颈动脉PSV结果是19.6~98.2 cm/s,这表明进行高质量胸外按压时可达到与正常生理基本一致的血流量。并且,通过超声实时的反馈,可以及时反馈目前的按压频率、指导按压深度,因此最终可以减少按压中断时间,我们的研究也表明:由于及时的反馈作用,按压中断时间占所有按压时间比值为4.41%(25.9 min/587.2 min)。超声测到的颈部血流动力学参数能一定程度上反映脑部血供,研究表明通过标准心肺复苏最大限度地提高血流量和尤其是脑部灌注流量可以明显改善患者的预后,因此,我们通过超声监测血流量来指导高质量复苏也可能会明显改善脑复苏结局,而脑复苏成功与否决定患者的最终生存质量。

本研究之所以选取颈动脉血流反映复苏时心排血量尤其是脑部血流量的大小,有以下原因:①颈动脉位置表浅,具有明显的体表标记,易于寻找,且离脑部最近;②行CRP同时可进行彩超的操作而不必中断按压;③颈动脉超声培训简单,易于掌握。尽管颈动脉血流信号可能因为血容量过负荷/不足、颈动脉斑块形成及颈动脉狭窄等受到影响,但是,颈动脉超声实时、动态的监测特点仍具有优势和应用前景。而且通过测定颈动脉内径、血流峰流速和心率,应用血流速度时间积分可以得出颈动脉血流量,还可以评估心排血量及脑部血灌注量。本研究的不足之处在于:一是本研究为单中心研究,纳入标本量少;二是床旁超声的测量与操作者个人经验和方法有关,具有一定的主观性,因此本研究超声由经验丰富的医师完成以减少人为混杂因素;三是本研究只测定了颈动脉血流速度,缺乏颈动脉血流量的指标,下一步还需要进一步的研究。

总之,颈动脉超声可轻松获得按压过程中颈动脉血流量、按压频率和按压中断时间,并可及时反馈按压效果,具有无创、实时及操作简易的特点,可作为一种临床实时监测胸外按压心肺复苏效果的可行性观察指标。

注:此文章发表在《中华危重病急救医学杂志》2019年3月第31卷第3期。

十一、郑州市区近两年院外心搏骤停普查及心肺复苏预后相关因素分析

【摘要】目的:分析郑州市院外心搏骤停急救情况,评估郑州市院外心搏骤停发生率及预后,探讨影响院外心肺复苏预后的相关因素。方法:回顾性分析郑州市紧急医疗救援中心2016年6月到2018年6月院外心搏骤停患者病例,对影响心肺复苏预后的因素进行单因素及多因素Logistic回归分析。结果:①普查结果示两年间院外心搏骤停共计有7 728人,其中3 891人到达时临床死亡,1 413人放弃抢救,2 424人进行了积极的抢救,仅有51人恢复自主循环;EMS反应时间为(10.36±6.75)min,男性发生心搏骤停的概率大于女性,60岁以上的患者占54.94%,心源性因素在众多因素中占首位。②非医护旁观者的自主循环恢复率优于无旁观者,医护人员旁观者优于非医护旁观者;首次监测心律为可除颤心律、CPR持续时间小于10 min、肾上腺素用量小于5 mg是ROSC的有利因素($P<0.05$)。结论:院前急救有待进一步提高,旁观者、可除颤心律、CPR持续时间<10 min、肾上腺素用量<5 mg是院外心搏骤停预后较好的有利因素。

【关键词】院外心搏骤停;普查;复苏;影响因素;预后。

心搏骤停是指心肌有效收缩停止,心音消失,大动脉搏动消失。每年每10万人中就有36~81人发生院外心搏骤停。院外心搏骤停预后极差,仍然是导致全球范围死亡的重要原因。在过去的20余年里,为了提高心搏骤停的预后,我们做了很多努力,例如早期除颤、普及胸外按压等。2000年美国心脏病协会和欧洲复苏委员会达成共识发布心肺复苏指南,此后,每5年更新修改一次以适应当前的科学研究和最佳的临床实践。尽管如此,院外心搏骤停的抢救成功率仍然很低。有研究指出,约有89%院外心搏骤停患者在到达医院前就宣布死亡,由此看来院前救治十分重要。

先前没有关于郑州院外心搏骤停发生及预后的相关分析。本研究中,我们收集郑州市紧急医疗救援中心2016—2018年院外心搏骤停患者资料,通过分析,试图评估郑州市院外心搏骤停情况及得出影响院外心搏骤停预后的因素。

1.资料和方法

(1)研究对象　回顾性分析2016年6月至2018年6月郑州市紧急医疗救援中心接收的院外心搏骤停患者,共计7 728人,其中3 891人到达时临床死亡,1 413人放弃抢救,2 424进行了积极的抢救,其中51人恢复自主循环。

(2)复苏方法　参照2015年AHA心肺复苏指南,判断患者心搏骤停后,迅速给予胸外按压,开放气道,辅助通气(球囊面罩、气管插管、喉罩、呼吸机辅助通气等),对可除颤心律进行除颤,肾上腺素、阿托品等药物应用。

(3)恢复自主循环的标准　符合AHA指南标准:①出现自主大动脉搏动;②面色转润;③出现自主呼吸;④瞳孔由大变小并有对光反射,或出现眼球活动及四肢抽动。

(4)数据采集　患者性别、年龄、是否有旁观者、旁观者质量(医护人员、非医护人员)、时间段分布(白天/夜晚)、地点(家庭、公共场所、酒店、其他)、EMS反应时间、CPR持续时间、首次监测到的心律、除颤、通气方式(球囊面罩、喉罩、气管插管)、肾上腺素用

量、心搏骤停的原因、复苏结果(恢复自主循环或死亡)。

(5)统计学方法　录入数据,采用 SPSS 20.0 统计软件进行数据统计及分析,对各影响因素进行单因素分析,对有统计学意义的因素进行 Logistic 多因素回归分析。

2.结果

(1)我们对 2016 年 6 月至 2018 年 6 月郑州市紧急医疗救援中心接收的 7 728 名院外心搏骤停患者进行普查及统计。

1)120 接收时段分布见附表 2-25。

附表 2-25　120 接收时段分布

时间段	病例数(*n*)	构成比(%)
白天 7:00—22:59	5 696	73.71
夜晚 23:00—6:59	2 032	26.29
合计	7 728	100

2)EMS 反应时间:从 120 指挥中心接到求救电话到救护人员到达现场所用时间为(9.36±6.75)min。

3)心搏骤停发生地点分布附见表 2-26。

附表 2-26　心搏骤停发生地点分布

地点	病例数(*n*)	构成比(%)
居民居住点	4 761	61.61
公共场所	1 251	16.19
酒店	317	4.10
其他	1 399	18.10
合计	7 728	100%

4)院外心搏骤停患者性别与年龄分布:2016 年 6 月到 2018 年 6 月期间郑州市紧急医疗救援中心接收的院外心搏骤停患者共计 7 728 人,其中男性有 4 877 人,女性有 2 851 人,院外心搏骤停中男性人数明显多于女性人数,附图 2-10。年龄分布见附图 2-11,其中 0~6 岁有 101 人,7~17 岁有 176 人,18~44 岁有 1 354 人,45~59 岁有 1 539 人,60 岁以上有 4 246 人,不详者有 312 人。我们可以看到院外心搏骤停者以老年人居多,其次为中年人。

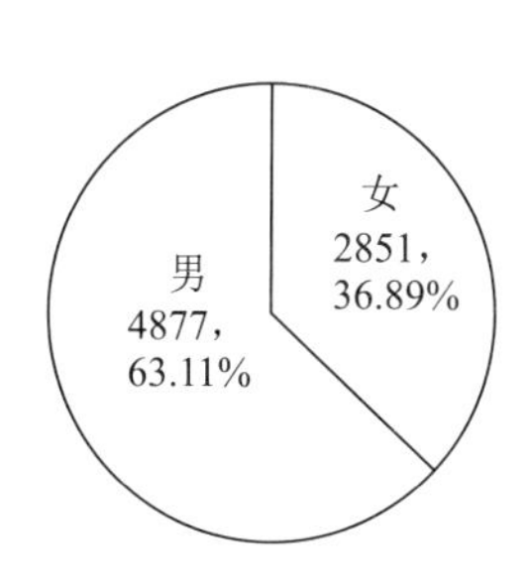

附图 2-10　院前心搏骤停患者性别分布

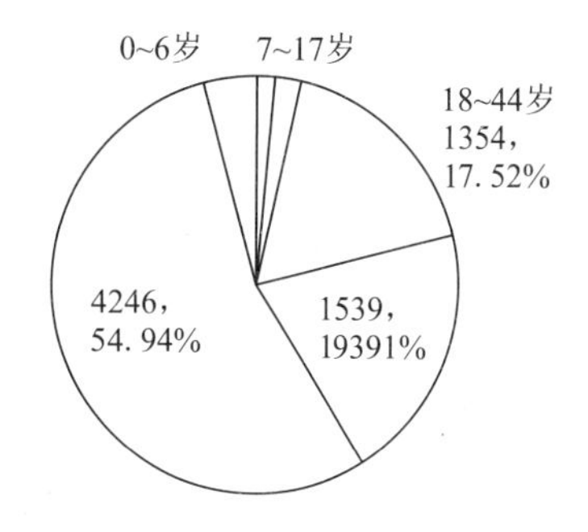

附图 2-11　院前心搏骤停患者年龄分布

5）心搏骤停原因：通过统计可得出，在院外心搏骤停病因中，心源性为首要原因，其次为创伤性（附表 2-27）。

附表 2-27　心搏骤停原因分布

心搏骤停原因	病例数（*n*）	构成比（%）
心源性	2 985	38.63
创伤	1 481	19.16
脑源性	672	8.70
肺源性	347	4.49
肿瘤晚期	127	1.64
气道异物阻塞	223	2.89
自缢	298	3.86
中毒	61	0.79
溺水	103	1.33
电击	38	0.49
原因不明	1 393	18.03
合计	7 728	100.01

（2）我们对进行积极抢救的 2 424 人进行了统计分析。

1）抢救患者的一般资料及其赋值见附表 2-28。

附表 2-28　患者一般资料及赋值

项目	分组	赋值	例数	ROSC（例）
年龄	<60 岁	0	912	29
	≥60 岁	1	1 512	22
性别	女	0	1 044	21
	男	1	1 380	30

续附表 2-28

项目	分组	赋值	例数	ROSC(例)
旁观者	无	0	2 210	15
	非医护人员	1	108	12
	医护人员	2	106	24
时间分布	白天 7:00—22:59	0	1 570	35
	夜晚 23:00—6:59	1	854	16
地点	家	1	1 428	31
	公共场所	2	182	4
	酒店	3	46	0
	其他	4	768	16
EMS 反应时间	<10 min	0	1 628	37
	≥10 min	1	796	14
CPR 持续时间	<10 min	0	78	8
	≥10 min	1	2 346	43
首次监测心律	可除颤心律	0	84	14
	不可除颤心律	1	2 340	37
通气分式	无	0	2	0
	面罩	1	1 774	23
	喉罩	2	54	4
	插管	3	594	14
肾上腺素用量	<5 mg	0	878	29
	≥5 mg	1	1 546	22
心搏骤停原因	非心源性	0	1 602	26
	心源性	1	822	25
自主循环	死亡	0	—	—
	恢复	1	—	—

2)不同因素对心肺复苏预后的比较见附表 2-29。

单因素 Logistic 回归分析得出年龄、旁观者、时间分布、CPR 持续时间、首次监测心律、肾上腺素用量、心搏骤停原因与自主循环恢复率有关($P<0.05$)。

附表 2-29　不同因素对心肺复苏预后的比较

项目	B	S.E.	Wald X^2	P 值	OR 值	95%CI
年龄	-0.799	0.286	7.819	0.005	0.45	0.257~0.787
性别	0.068	0.311	0.048	0.827	1.070	0.582~1.968
旁观者	1.864	0.162	132.788	0.000	6.446	4.695~8.851
时间分布	0.663	0.283	5.473	0.019	1.941	1.114~3.382
地点	-0.024	0.105	0.054	0.817	0.976	0.795~1.198
EMS 反应时间	-0.262	0.317	0.682	0.409	0.770	0.414~1.432
CPR 持续时间	-1.812	0.404	20.140	0.000	0.163	0.074~0.360
首次监测心律	-2.522	0.336	56.183	0.000	0.08	0.042~0.155
通气分式	0.050	0.161	0.099	0.754	1.052	0.768~1.441
肾上腺素用量	-0.861	0.286	9.072	0.003	0.423	0.241~0.740
心搏骤停原因	0.643	0.283	5.139	0.023	1.901	1.091~3.314

(3)多因素对 CPR 预后的比较　CPR 预后多因素 Logistic 回归分析得出:非医护旁观者的自主循环恢复率优于无旁观者,医护人员旁观者优于非医护旁观者;首次监测心律为可除颤心律、CPR 持续时间小于 10 min、肾上腺素用量小于 5 mg 是影响 ROSC 的有利因素(P<0.05)(附表 2-30)。

附表 2-30　心肺复苏相关因素的多因素 Logistic 回归分析

		B	S.E.	Wald X^2	P 值	OR 值	95%CI
旁观者	非医护	3.201	0.449	50.914	0.000	24.552	10.192~59.144
	医护	3.610	0.379	90.551	0.000	36.960	17.572~77.740
CPR 持续时间		-1.655	0.516	10.276	0.001	0.191	0.069~0.526
首次监测心律		-3.325	0.451	54.351	0.000	0.036	0.015~0.087
肾上腺素用量		-1.353	0.372	13.186	0.000	0.259	0.125~0.537

3.讨论

(1)接诊时间分布　晚上 11 点至凌晨 6 点,接诊量仍较高,占全天接诊量的 1/4,这个时间段属于人体的生理休息时间,医护人员都比较疲惫,我们应该引起注意。

(2)EMS 反应时间　Burger 等人统计了德国 2010—2016 年心肺复苏的 10 853 人,得出快速的 EMS 反应时间能得到更高的存活率及神经功能预后。我国卫健委明确要求 EMS 反应时间在 5~10 min 之间,郑州市 EMS 反应时间为(9.36±6.75)min,虽符合国家要求,但分析得出有 32.7%的车次 EMS 反应时间大于 10 min,这需要引起我们的注意。其中的原因大概有如下几个:①部分医护人员意识不够强;②社会人员避让救护车的意识弱;③郑州交通拥堵,特别是上下班高峰期;④描述的地方不准确或地方偏僻难以找到;

⑤部分地区道路情况差,小街小巷救护车无法通过,需步行到达;⑥部分旧校区楼层高,无电梯、楼道狭窄;⑦部分地区急救半径较大。

(3)心搏骤停发生地点　多在患者居住地,其次是公共场所,由此看来对公民普及心肺复苏术是重中之重;分析数据得出,男性心搏骤停患者明显多于女性,这与宋维等人对海南省数据的统计结果大致相同,我们考虑其原因是男性心血管疾病及创伤性疾病发生率高所致。院外心搏骤停的患者年龄多在60岁以上,且以心源性因素为首位,这提示我们要重点培训心源性心搏骤停方面的抢救。

(4)心肺复苏　是抢救心搏骤停的重要措施,但尽管经过几十年的努力,院外心搏骤停存活率仍差强人意。从1978年到2008年30年里,美国院外心搏骤停存活率仍在7.6%。2015年美国心脏病协会指南中也指出,尽管给予高级生命支持,存活率仍在5%~10%。本研究回顾性的分析了郑州市近两年院外心搏骤停的病例,积极抢救的2 424名患者,只有51人恢复自主循环,自主循环恢复率仅有2.1%,远远低于欧美国家水平。

Nakahara等人回顾性分析了日本2005—2012年期间心搏骤停患者数据,得出有旁观者心肺复苏的患者神经功能预后优于无旁观者患者。2017年,流行病学分析得出尽管EMS反应时间延长,有旁观者进行心肺复苏的患者仍得到较好的预后。我们分析郑州市近两年的院外心搏骤停数据也得出旁观者心肺复苏与患者自主循环恢复率有关,且医护工作者的旁观者心肺复苏效果优于非医护工作者。由此看来我市公民心肺复苏仍欠规范。1991年学者们提出了生存链的概念,为心肺复苏做出了很大的贡献。然而,任何一条链条的强度都取决于它最薄弱的环节。旁观者心肺复苏便是其最薄弱的环节。Gordon总结了几个国家城市旁观者心肺复苏发生率:美国纽约32%,美国底特律市21%,加拿大安大略省15%,日本28%,新加坡25%。而本研究发现郑州市旁观者心肺复苏发生率仅有8.2%,远远低于发达国家,这提示我们仍需加强心肺复苏的普及,提高公民心肺复苏的意识。

2016年Joshua等人在Circulation上发表了一项关于CPR持续时间与良好预后的研究成果。他们将收集到的病例根据改良Rankin评分分为0~3分组、4~5分组及6分组,各组的平均CPR持续时间分别为7.7(3.9~12.7)、10.0(5.7~15.3)、15.7(10.5~21.7),两两之间有统计学差异,从而指出较短复苏时间的患者有良好的预后。最近一个系统评价也指出:CPR持续时间越短对脑功能预后越好。通过分析我市近两年120指挥中心的数据,我们得出CPR持续时间小于10 min的患者自主循环恢复率较高。然而延长心肺复苏时间是否使院外心搏骤停患者获益仍有争论。2016年Rajan等人分析了丹麦急救系统2005—2011年1 316例院外心搏骤停患者的资料,发现CPR持续时间与预后成负相关,但CPR持续时间小于5 min的患者30 d存活率(97.6%)与CPR持续时间大于25 min的患者(94.7%)差异无统计学意义。这提示我们延长心肺复苏时间在一定程度上可使患者获益。

可除颤心律是预测院外心搏骤停的重要指标,首次监测到的心律为可除颤心律自主循环恢复率高于非可除颤心律患者。Martinell等人回顾性分析了933名患者,6个月后神经功能预后良好组440名患者中有38名为非可除颤心律,预后不良组493名患者中有169名患者为非可除颤心律,差异有统计学意义,从而提出非可除颤心律是导致预后不良的一个独立危险因素。我们研究得出首次监测到的心律为可除颤心律的患者自主循环恢复率高于非可除颤患者。然而在2 424名患者中,仅有84(3.5%)名患者首次监测到的心律为可除颤心律,远远低于国外报道。这可能是由于我市 EMS 反应时间稍长,患者开始表现为室颤或无脉性室速,但医护人员到达时转变为不可除颤心律。另外我们应该在公共场所放置 AED,向社会人员普及 AED 的使用,从而提高院外心搏骤停的自主循环恢复率。

近年来已有临床研究证实院外心搏骤停早期使用肾上腺素可提高患者自主循环恢复率。2018 年 Perkins 等在新英格兰杂志发表了一个关于肾上腺素对院外心搏骤停患者的有效性及安全性的多中心随机双盲安慰剂的对照临床试验结果,结果显示肾上腺素组患者自主循环恢复率高于生理盐水组,但神经功能预后上无明显差异,这可能是因为心肺复苏术后患者遗留严重神经功能缺失。Callaham 等人通过猪模型研究得出大剂量使用肾上腺素并未能提高生存率,反而会增加不良反应。巴黎笛卡尔大学 Dumas 等人将患者分为未使用肾上腺素组、肾上腺素<1 mg 组,2~5 mg 组,>5 mg 组,发现肾上腺素剂量越大,患者自主循环恢复率越低,预后越差。2015 年 AHA 指南中亦不推荐应用大剂量的肾上腺素。然而亦有研究指出小剂量应用肾上腺素与大剂量在患者出院率方面无明显差异。我们的研究得出肾上腺素<5 mg的患者共有 878,其中 29 人恢复自主循环(3.3%),而肾上腺素≥5 mg 得 1 546 名患者中仅有 22 人恢复自主循环(1.4%),肾上腺素<5 mg 的患者自主循环恢复率更高。

注:此文章发表在《中华危重病急救医学杂志》2019 年 4 月第 31 卷第 4 期。

十二、咳嗽心肺复苏:机制、临床应用及局限性

【摘要】咳嗽心肺复苏是指当患者突然发生全身低灌注或无灌注的心脏节律时,例如心搏骤停、室扑、室颤、明显心动过缓伴低血压、室性心动过速等,在意识丧失之前立即进行有节律的用力咳嗽,以保持意识清醒,为高级生命支持的实施争取准备时间的一种心肺复苏术。其作用机制包括两个期,即“咳嗽收缩期”和“咳嗽舒张期”。咳嗽心肺复苏也有其局限性,例如其仅仅适用于在心脏导管室、重症医学科等有心电监护情况下,且以上心律失常情况必须在意识丧失之前被识别等。自咳嗽心肺复苏提出至今,国内外相关研究较少,还需要更多基础及临床实验进一步研究论证和完善。

【关键词】心肺复苏;咳嗽;作用机制;临床应用;局限性。

咳嗽心肺复苏(cough cardiopulmonary resuscitation,CCPR,又 Cough-CPR、Cough-induced CPR),最早由 Criley JM 于 1976 年提出。Criley JM 指导在心脏导管室中突发室颤的 3 名患者,通过有节奏地用力咳嗽,维持意识清醒达 24~39 s,并使平均动脉压达到了(139.7±3.8)mmHg。咳嗽心肺复苏的提出,为突发室颤的患者提供了自我救援的新方法,该技术也为医护人员对患者进行紧急抢救争取了宝贵的时间。然而,至今并未有文献对咳嗽心肺复苏术进行专业定义,根据笔者对相关文献的阅读、理解,将咳嗽心肺复苏的定义主要概括如下:CCPR 是指在心脏导管室、重症医学科等有心电监护情况下,患者突然发生全身低灌注或无灌注的心脏节律时,被及时识别并立即进行有节律的咳嗽,以维持较高动脉压及主要脏器(脑、心)血供,从而保持意识,为高级生命支持的实施争取准

备时间的一种心肺复苏术。现笔者就 CCPR 的作用机制、临床应用等综述如下。

1.咳嗽心肺复苏的作用机制　CCPR 的作用机制包括两个期，即咳嗽收缩期和咳嗽舒张期，两个期的差别在于胸内压及血流动力学的不同。咳嗽收缩期即主动咳嗽阶段，咳嗽舒张期即咳嗽与咳嗽之间吸入空气的阶段。

(1)咳嗽收缩期　咳嗽开始时，由于声门有 0.2 s 的延迟开放，呼气肌(肋间内肌及腹壁肌肉)同时收缩，可使胸腔及腹腔内压迅速升高，并分别产生一个 100~180 mmHg 的胸腔内正压和最高 100 mmHg 的腹内压。随后声门开放，胸内正压随肺内气体的排出而迅速下降。因为胸腔内肺血管及动脉的血管壁相比心脏壁(尤其是心室壁)薄得多，升高的胸腔内压主要压迫胸腔内肺血管及动脉，以促使肺血管及动脉内血液流向胸外压力小的脏器血管(尤其是大脑)以提供有效血液灌注，从而维持意识清醒及各脏器功能。由于心内瓣膜的存在，咳嗽收缩期肺动脉瓣关闭，肺血管及动脉血液并不会反流入右心及上下腔静脉，只会经心脏及动脉系统流出。而心脏在此过程中仅仅是起到一个被动的血液流通的管道作用。这就是所谓的“胸泵”(或者称为“肺泵”)理论。同时，由于腹内压的增高，腹腔内保存着大量血液的脏器被压缩，将储存的血液排入体循环，增加有效血流，对维持意识及重要脏器灌注也起到了重要作用，这被称为“腹泵”理论。这样，咳嗽便起到了代替心脏泵血的作用。

随着肺内气体的排除，咳嗽收缩期迅速结束，并进入咳嗽心肺复苏的第二期——咳嗽舒张期。

(2)咳嗽舒张期　随着呼气肌的放松及吸气肌(膈肌及肋间外肌)的收缩，胸腔及腹腔内压力进一步下降，甚至可产生-20~-10 mmHg 的胸腔内负压，此时肺部吸入空气，并为下一次咳嗽收缩期做好准备。在此过程中，较低的胸腔内压，促使胸腔外相对较高压力的血液向胸腔内回流，其中：①体循环静脉系统血液经上下腔静脉回流入右心及肺血管，使其充盈，为下一次咳嗽收缩期排血做好装备；②由于主动脉瓣的关闭，胸外动脉系统的血液并不能回流入左心，但可通过主动脉瓣窦流入冠状动脉，以提供冠脉灌注血流，从而营养心肌。

最近研究报道，咳嗽舒张期时，肺部吸入的气体越多，咳嗽收缩期用力咳嗽时产生的前向血流量越多，更有利于重要脏器的灌注，且两者之间呈正相关关系，这表明了每次咳嗽前深吸气的重要性。

综上，咳嗽心肺复苏的作用主要概括为：①咳嗽收缩期，使肺动脉瓣关闭，及二尖瓣、主动脉瓣开放。②产生前向血流。③产生较高的动脉压及脉搏。④在室颤等情况下，维持患者意识。

2.CCPR 的临床应用　CCPR 适用于在心脏导管室、重症医学科等有心电监护情况下，并能在意识丧失之前被快速识别的能导致全身低灌注或无灌注的以下心脏节律。

(1)心搏骤停　对于使用心脏起搏器的患者突发起搏器没电或故障等原因引起心搏骤停时，及时进行用力、连续而有节律的咳嗽，可提供较高的动脉压，保持脑血液灌注，从而维持患者意识清醒。这也为医师帮助患者更换起搏器电池或更换、重新安装起搏器提供了宝贵的时间。且此过程甚至有时可产生 QRS 综合波，引起心室自发收缩和动脉搏动。

(2)室扑、室颤　室颤发作时，咳嗽心肺复苏不仅能使患者在等待医护人员准备除颤器的同时维持意识清醒，还能为冠脉提供一定的灌注，营养心肌，从而提高除颤的成功率。除颤准备完毕时,指导患者停止咳嗽,待患者意识丧失后行电除颤。对于急性心肌梗死所致的室颤,咳嗽心肺复苏可以维持患者意识,且不会产生溶栓的禁忌证。

(3)明显心动过缓伴低血压 房室传导阻滞等导致心动过缓伴低血压时,咳嗽心肺复苏可以提供较高的动脉压,维持各脏器灌注,甚至可使心脏恢复正常节律和心率。咳嗽增加心率有2种解释:一是咳嗽可增加对交感神经的刺激作用;二是咳嗽引起的心率加快又可以增加心肌氧的利用率。

(4)室性心动过速 室性心动过速发作时,心室率常为100~250次/min,过快的心室率常导致明显血流动力学障碍与心肌缺血。咳嗽心肺复苏可协助心室产生前向血流及动脉压,维持患者意识,甚至可能将心律失常转复为室上性节律,这种现象有3种可能的解释:第一,咳嗽产生的机械能可能转变为电刺激引起去极化;第二,咳嗽可以增加供氧和冠脉灌注,降低缺氧;第三,咳嗽可影响支配心脏的交感、副交感神经。

3.CCPR的实施方法 在突发上述紧急情况,而意识暂未丧失之前,患者每次尽量多地深吸气后,进行迅速、有力、频率为1次/(1~3)s的咳嗽。

4.CCPR的局限性 心搏骤停或者室颤发生后,意识仅仅可维持5~11 s,因此其必须在10~15 s内被发现,并开始CCPR,否则患者将会失去意识。然而,除了心脏导管室、重症监护室等科室能对患者持续心电监护外,其他科室或场所均难以做到,这就限制了CCPR的使用地点。

咳嗽必须是迅速、有力、频率为1次/(1~3)s的咳嗽,才能达到最佳效果。这可能需要医护人员对存在心搏骤停或者室颤风险的患者进行提前宣教,以使患者能够较好掌握正确咳CCPR的实施方法。

实施标准CCPR时,往往会迅速消耗患者大量的体力,患者常很快疲乏,而没法保证咳嗽心肺复苏的质量,且限制了咳嗽心肺复苏实施的持续时间。

5.展望 自CCPR提出至今,国内外相关研究较少,对CCPR机制、咳嗽的频率、临床应用范围及禁忌证,以及急性心肌梗死至室颤患者行咳嗽心肺复苏后远期存活率等问题还需要更多基础及临床实验进一步研究论证和完善。

注:此文章发表在《临床急诊杂志》2019年第20卷第5期。

十三、多学科协作教学模式在心肺复苏临床教学中的应用

【摘要】目的:探讨多学科协作教学模式在全科医师规范化培训心肺复苏临床教学中的应用效果。方法:选取2016年在郑州人民医院进行全科医师规范化培训的50名学员为研究对象,根据学员工号用数字奇偶法分为对照组和实验组,23名学员为试验组,采用多学科协作教学模式,27名学员为对照组,采用传统教学方法。两组教学时间均为5周,培训结束后对两组学员进行理论考核、技能考核和问卷调查。结果:两组性别比较,$\chi^2=0.144$,$P=0.704(>0.05)$,差异无统计学意义。两组年龄、培训初CPR机考及技能成绩比较,差异均无统计学意义(均$P>0.05$),具有可比性。经培训后,两组理论考核的差异无统计学意义($P>0.05$)。心肺复苏、气管插管、综合能力及技能总成绩,试验组优于对照组,差异均有统计学意义(均$P<0.05$)。两组电除颤的差异无统计学意义($P>0.05$);

问卷调查结果显示,除提高急救技能及思维能力外,试验组在其他方面的满意度均优于对照组,差异均有统计学意义(均 $P<0.05$)。结论:多学科协作教学模式应用于全科医师规范化培训心肺复苏临床教学,有助于提高教学效果。

【关键词】多学科协作;全科医师规范化培训;心肺复苏;临床教学。

随着临床诊治水平的提高,社会对全科医生的要求越来越高,需要更多具有较强综合能力、高质量的全科医师,去解决临床实际问题。规范化培训是全科医学毕业后教育的重点,承担着为医疗卫生服务输送合格人才的重任。如何进行规范、有效的规培是目前面临的难题。全科医师在临床一线,经常第一时间接触患者,掌握急救技术,尤其是 CPR 术,对规培技能培训尤为重要。临床教学是将医学理论应用于临床的重要阶段,是引导学员建立科学的临床思维模式、提高分析和解决问题能力的关键阶段。然而,目前 CPR 教学未能跟上临床的步伐,单一和碎片化的教学导致医师对心肺复苏缺乏层次和系统的认识。且急救技术很难在真实危重患者身上练习操作,因此,如何让低年资医师在短期内掌握急救技术从来都是面临的难题。多学科协作(multidisciplinary team, MDT)是将多个临床学科组成工作组,从各自专业角度对患者进行诊疗,提出最优的诊疗方案。我院对医教协同和多学科协作教学高度重视,在这方面有着多年的实践经验。本文探讨多学科协作教学模式在全科医师规范化培训 CPR 临床教学中的应用效果。

1.对象与方法

(1)研究对象 选取 2016 年在郑州人民医院进行全科医师规范化培训的 50 名学员为研究对象,研究对象对本研究知情同意。

(2)研究方法 本研究采用试验对照方法。根据学员工号,将研究对象用数字奇偶法随机分为试验组 23 名(女 14,男 9),对照组 27 名(女 15,男 12)。两组的性别比较,Pearson $\chi^2=0.144, P=0.704(>0.05)$,差异无统计学意义。两组的年龄、培训初 CPR 机考及技能成绩比较,差异均无统计学意义(均 $P>0.05$),具有可比性,详见附表 2-31。教学均为 10 学时(2 学时/周,共 5 周)。培训教师均由科室副主任医师及以上各 1 名担任,试验组包括急诊科、麻醉科、心内科和重症医学科,对照组仅急诊科。教材均采用《2015 美国心脏协会心肺复苏及心血管急救指南》和《中国医学生临床技能操作指南》。

附表 2-31 郑州人民医院 CPR 临床教学两组学员基本情况的比较($\bar{x}\pm s$)

组别	年龄(岁)	培训初 CPR 机考成绩(分)	培训初 CPR 技能成绩(分)
对照组	24.15±1.29	75.85±4.29	73.37±3.99
实验组	24.78±2.00	74.43±5.13	73.04±3.74
t	−1.352	1.064	0.297
P 值	0.183	0.293	0.768

1)试验组教学:流程如下。①CPR 理论授课。采用多学科协作教学 4 学时,急诊科、麻醉科、心内科、重症医学科培训教师各利用 1 学时,以多媒体集中授课,分别负责 CPR、机械通气、常见急诊心电图判读与电除颤、复苏团队协作的理论授课。CPR 强调高质量

复苏，即尽量减少按压中断，提供足够速度和深度的按压，胸壁充分回弹、避免过度通气。机械通气重点讲述建立人工气道的解剖基础及气管插管注意事项；急诊心电图判读重点讲述可除颤心电图及其处理；电除颤重点讲述早期除颤及注意事项；团队协作授课是综合能力的培训，即贯穿整个急救流程、明确分工与领导沟通的团队协作。②技能操作。采用多学科协作教学4学时，急诊科、麻醉科、心内科教师分别利用1学时将CPR、气管插管术、电除颤用模拟人操作示范，并指导学员操作。最后3学时按备好的案例设计，每3人一组分组操作，模拟心搏骤停情景运行3～4 min并进行1～2 min讨论，模拟过程中，急诊科、麻醉科、心内科、重症医学科教师分别负责了解学员CPR、气管插管术、心电图判读与电除颤、综合能力的操作情况。模拟结束后，学员就案例中采取的技能操作情况进行讨论，各培训教师对共性、争议较大的问题给出相应的讲解与总结。

2）对照组教学：流程如下。①CPR理论授课。急诊科教师利用4学时，以多媒体集中授课，授课内容同实验组；②技能操作。急诊科教师利用3学时将CPR、气管插管术、电除颤用模拟人操作示范，并指导学员操作。最后3学时，学员每3人一组自由组合操作，教师对学员操作过程中存在的共性、争议较大的问题给出相应的讲解与总结。

（3）评价方法　两组均采用考核与问卷调查，考核评分的教师为不参与此次教学的副主任医师2名。A理论考核（涉及理论授课内容的单选题、多选题及问答题）。B技能考核：要求学员根据案例模拟CPR情景。评分内容粗略如下：CPR（按压频率100～120次/min、按压深度5～6 cm、胸廓完全回弹再施压等）、气管插管术（熟练程度、深度和成功评价指标等）、心电图处理（心室颤动识别处理及抗心律失常药物应用等）、电除颤（物品准备、电极板放置位置、能量选择等）、综合能力（合作、领导、沟通能力等）。C问卷调查（是否可以增加学习兴趣、培养团队精神等）。D对成绩和问卷进行统计分析。

（4）统计学方法　用SPSS 22.0软件进行统计分析，考核均属于客观成绩，符合正态分布，且方差齐，以均数±标准差（$x \pm s$）表示，采用两独立样本t检验；问卷属于主观成绩，不符合方差齐性检验，用率表示，采用χ^2检验，以$P<0.05$为差异有统计学意义。

2.结果

（1）理论考核成绩比较　两组理论考核成绩的差异无统计学意义（$P>0.05$），详见附表2-32。

附表2-32　郑州人民医院CPR临床教学两组学员考核成绩的比较（分，$x \pm s$）

考核项目	对照组（n=27）	实验组（n=23）	t值	P值
理论考核	81.03±3.98	82.70±4.25	−1.425	0.161
技能考核	78.37±3.22	85.09±3.90	−6.672	0.000

（2）技能考核成绩比较　CPR、气管插管、综合能力及技能总成绩，试验组优于对照组，差异均有统计学意义（均$P<0.05$）；而两组电除颤的差异无统计学意义（$P>0.05$）。详见附表2-33。

附表 12-33 郑州人民医院 CPR 临床教学两组学员技能考核成绩的比较($\bar{x}\pm s$)

项目	满分	对照组($n=27$)	实验组($n=23$)	t 值	P 值
心肺复苏	40	28.67±3.19	32.35±2.81	-4.299	0.000
气管插管	20	16.11±1.50	17.30±1.15	-3.114	0.003
电除颤	20	17.59±0.89	17.65±1.07	-0.215	0.831
综合能力	20	16.00±0.96	17.78±0.85	-6.889	0.000
总分	100	78.37±3.22	85.09±3.90	-6.672	0.000

(3)问卷调查比较 两组在提高急救技能及思维能力方面,差异无统计学意义(均 $P>0.05$);而试验组在其他方面的满意度优于对照组,差异均具有统计学意义(均 $P<0.05$),详见附表 2-34。

表 2-34 郑州人民医院 CPR 临床教学两组学员对其教学方法效果评价的比较(人)

问卷项目	对照组($n=27$)		试验组($n=23$)		χ^2 值	P 值
	同意	不同意	同意	不同意		
认可教学方法	16	11	20	3	4.726	0.030
提高急救技能	22	5	23	0	/	0.054*
增加学习兴趣	18	9	23	0	/	0.002*
提高学习能力	12	15	21	2	12.154	0.000
提高领导能力	9	18	18	5	10.092	0.000
提高沟通能力	7	20	19	4	15.987	0.000
提高思维能力	15	12	15	8	0.483	0.487
培养团队精神	10	17	18	5	8.566	0.001

* 为 Fisher 精确概率法。

3.讨论 心搏骤停是最严重、最紧急危及生命的情况,现场急救技术对提高抢救成功率、降低病死及致残率至关重要。院外心搏骤停发生率和结果存在显著的地区差异,但存活率普遍较低(<10%)。能否及时有效地实施急救措施是复苏成败的关键。患者 1 min内得到有效救治,成功率可达 50%,超过 6 min,成功率仅 4%。因此,急救技能培训是医师必须掌握的基本技能。横截面研究表明,医师急救知识不足的主要原因是缺乏培训。任何临床教育模式,不应只学习专科技能,应该培养有跨学科技能的医生。尽管全科医师培训初均有学习过 CPR,但技能随时间推移显著下降,导致不能展现熟练的 CPR。心搏骤停病例无法预先准备,抢救现场不容出现教学场景。CPR 作为临床教学难题,目前证据提示缺乏最佳教学方法。传统的培训模式指简单复苏及气管插管模拟人教学法,是理论授课结合单项操作练习,没有综合急救技能的训练,使住院医仅掌握单项急救操作技术,而不懂得如何综合应用急救技能,导致医师在临床工作中仍不会对危重患者

进行急救，影响培训效果。为确保个人和社会获得高质量的医疗服务，需要对临床教学进行改革，需要对医生的知识、技能和领导能力进行全面提高。多学科协作教学即多个学科协同教学，确保了课程的横向整合，利于综合能力的发展。而模拟人既不伤害患者又能模拟临床紧急情况，广泛应用于 CPR 培训中取得良好效果。多学科协作教学设计，将其整合到复苏情景模拟中，围绕复苏模拟及讨论的学习，可以改善教育成果，最终转化为改善心搏骤停后患者的预后。本研究理论授课后，模拟了复苏情景并进行讨论。模拟情景的培训提供了一个受控制、安全的学习环境，可应对高风险医疗情况，可提供处理重大情况的经验，还记录数据为团队协作行为的详细分析提供了机会。本研究的考核也采用了模拟，将突发情况与心肺复苏指南相结合，考查学员的技能操作及综合能力。

Vafaei 等研究显示，在实施 CPR 的病例中，至少 1/3 的 CPR 具有中等及以下质量。而高质量 CPR 与心搏骤停的良好生存相关。一项荟萃分析表明，胸部按压深度和速度与生存结果有关。且减少复苏中断可增加院外心搏骤停患者的出院存活。因此，本研究强调高质量 CPR，学员被要求在模拟中证明他们可以提供高质量复苏。然而，复苏效果不完全取决于技能，个人和情境因素在认知和情感上也影响复苏效果，在教学设计中考虑这些因素，可以改善复苏效果。美国与欧洲 CPR 指南在内容和要求上有所不同，这些不同对课程的教学时间、设计和模拟均有影响。本研究采用学员既往学习和临床应用的 2015 年 AHA 指南，以更好地服务于临床。气管插管术是 CPR 时保证有效通气的常用方法，为规培要掌握的重要技能。其理论枯燥、操作性强，需要通过教学激发学员的学习兴趣、树立信心。本研究采用多学科协作教学的优势在于，麻醉科通过可视喉镜直观清晰的讲解气道解剖，激发学员的学习兴趣，也可观察学员的操作是否到位，给予必要的指导，提高插管成功率，增强学员操作的自信心。Nallamothu 等研究表明，反复模拟复苏情景，CPR 期间明确团队成员的角色和职责，确保良好的沟通和领导，可以获得较好的复苏结果。相比传统教学，本研究采用多学科协作教学，在提高学员的领导和沟通能力、培养团队精神方面均有优势。

本研究结果显示，在 CPR、气管插管、综合能力及技能总考核中，试验组优于对照组，差异均有统计学意义。问卷调查结果显示，除提高急救技能及思维能力外，试验组在其他方面满意度均优于对照组，差异均有统计学意义。可见在全科医师规范化培训 CPR 临床教学中，多学科协作教学模式优于传统教学方法，是一种可行的教学方法。本研究中，两组在 CPR 理论考核方面，差异无统计学意义，可能是由于学员既往有学习经历，也曾因各种考试多次考核过，经本次教学培训后，CPR 理论知识得到巩固。在技能考核的电除颤方面，两组差异无统计学意义，可能是由于电除颤知识点少、部位固定、操作相对简单，所以试验组没有明显优势。

综上所述，CPR 临床教学，横向联系多个学科。从其特点着手，将 MDT 模式应用于 CPR 临床教学，加强多学科协作教学，让学员去除固有的学科壁垒，主动横向联系各学科知识，可提高教学质量，培养高水平的医学人才，为我国的 CPR 急救事业做出贡献。

十四、案例式立体教学法在腹部提压心肺复苏培训中的应用研究

【摘要】目的:探讨案例式立体教学法在腹部提压心肺复苏培训中的应用效果。方法:选取2018年在南方医科大学附属郑州人民医院进行全科医师规范化培训的60名学员为研究对象,根据学员工号,采用数字奇偶法将其分为实验组和对照组,每组30名。试验组学员采用案例式立体教学法,对照组学员采用传统教学方法,培训结束后采用考核和问卷调查的方法对教学效果进行评估分析。结果:试验组学员理论成绩为(89.83±5.33)分,对照组学员理论成绩为(86.17±6.52)分,两组差异有统计学意义($P<0.05$)。实验组学员技能成绩为(84.17±5.43)分,对照组学员技能成绩为(78.50±5.44)分,两组差异有统计学意义($P<0.05$)。问卷调查结果显示,案例式立体教学法在增强学习兴趣、提高思维能力、深化学习印象、增强思考主动性、强化理论与临床桥接方面的满意度均优于传统教学法,差异均有统计学意义(均$P<0.05$)。结论:案例式立体教学法应用于全科医师的腹部提压心肺复苏培训,有利于提高学员理论成绩和技能成绩,有利于提高思维能力、增强思考主动性、增加学习兴趣、深化学习印象和强化理论与临床桥接。

【关键词】案例式立体教学;全科医师;规范化培训;腹部提压心肺复苏。

案例教学法是19世纪70年代美国哈佛大学法学院院长兰德尔首创的,又称基于案例的学习(case based learning,CBL),即让学生通过对特殊事例的分析,掌握一般分析原理,并借助这一原理独立分析和解决问题的教学方法。立体教学法(three-dimensional teaching method)是教师把教材中知识结构的组成和知识之间的内在联系以及规律性的内容,经过周密的构思加工成概括清晰、系统全面、有机联系、多元结合的立体式知识。案例式立体教学法(case three-dimensional teaching method,CTTM)是将案例教学与立体教学有机结合,在教学过程中运用人工智能、网络技术、影像资料及电化教学等方法,结合三维重建和多媒体技术,对选择临床典型病例资料和教案进行精心的编排和设计,并拓展教学的一种新型教学方法,目前其在某些临床领域已取得相对满意的成果。

动物研究和临床研究均已证实高质量心肺复苏至关重要,低质量CPR不仅无法挽救患者生命,甚至带来更多危害。STD-CPR不能适用于所有CA患者,而腹部提压心肺复苏AACD-CPR作为我国自主研发的创新性CPR技术,弥补了胸外按压禁忌证、无法兼顾呼吸等STD-CPR的不足,并可与STD-CPR协同救治CA患者。因此,学员仅仅掌握STD-CPR不能满足临床需要,高效学习和掌握AACD-CPR技术可以提高患者的存活率,为CA患者带来生的希望。培训目的是使学员在学习STD-CPR的基础上,了解STD-CPR的禁忌证和掌握AACD-CPR的适应证,为临床工作中的特殊情况提供最佳的救治方法。鉴于CA发生时间无法预测,急救技术很难在真实危重患者身上展示,采用CTTM教学法解决了急诊教学的难题、有效降低了医疗风险。笔者旨在探讨CTTM教学法在AACD-CPR培训中的应用效果。

(一)对象与方法

1.研究对象

选取2018年9月在南方医科大学附属郑州人民医院进行全科医师规范化培训的60名学员为研究对象,入组学员对本研究知情同意。

2.研究方法

本研究为前瞻性队列研究。根据学员工号,采用数字奇偶法将其分为试验组(女性22名,男性8名)和对照组(女性19名,男性11名),分别采用案例式立体教学法和传统教学方法。两组学员性别差异无统计学意义($\chi^2=0.69$,$P>0.05$)。年龄、STD-CPR理论成绩比较,差异均无统计学意义(均$P>0.05$),具有可比性,见附表2-35。

附表2-35　郑州人民医院AACD-CPR培训两组学员基本情况($\bar{x}\pm s$)

组别	年龄(岁)	STD-CPR理论成绩(分)
对照组	24.93±1.46	77.00±4.69
试验组	24.70±1.34	76.67±4.63
t值	0.64	0.28
P值	0.522	0.783

3.教学实施

案例式立体教学法与传统教学法实施的异同点如下。

(1)相同点

1)教学时间均为2学时(2018.9.3—2018.9.5)。

2)培训教师由同一名急诊科副主任医师担任。

3)培训教材均采用《2015美国心脏协会心肺复苏及心血管急救指南》和2019年5月由科学出版社出版,王立祥主编的《中国心肺复苏培训教程》,培训前30 min将培训教程分发给两组学员。

4)操作器材:腹部提压心肺复苏仪(德美瑞CPR-LW1000,长×宽×高为23.4 cm×14 cm×10.5 cm,重约0.83 kg)。

5)教案和课件制作:①由急诊科指定培训教师完成2组的教案及课件制作,并在培训前1周上交医院教学部备案;②教案制作要求突出培训内容的重点和难点;③以AACD-CPR内容为中心,查阅相关文献和教材制作课件;④根据实际需要,课件中插入视频、音频、图片、动画等。

6)理论授课:①授课学时均为1学时;②授课内容大致包括STD-CPR胸外按压的窘境、解读腹部提压心肺复苏指南(AACD-CPR产生的背景、主要机制、使用器具、使用方法及适应证)、AACD-CPR多中心临床研究成果等。

7)技能授课:①授课学时均为1学时;②操作要点包括开放气道、开机准备、提压部位、吸附腹部、提压频率、提压力度、操作手法、复苏后判定、关机移除等;③教师实操培训结束后,2组学员均有自行练习环节,实践过程中如有疑问,可以及时请教师解答。

(2)不同点

1)教学方法:①照组教学采用传统教学方法.②试验组教学采用案例式立体教学法。

2)教案和课件制作:①对照组的课件无临床病例。②试验组的课件中有典型、客观真实的临床病例,根据知识结构,模块化分解案例。

3)理论课组织方法:①对照组教师以讲课为主,间断插入式提问,学员被动听课。②试验组教师针对案例中的各模块提问,组织全体学员讨论,引导学员思考后,再结合理论知识对各模块进行讲解,以将所有知识点串联起来。

4)技能课组织方法:①教师在示范 AACD-CPR 技能的同时,讲解操作要点。②教师模拟 CPR 急救场景,重现急诊抢救的流程及复苏方法。先做出正确的复苏方法判断,再在模拟人身上进行 5 个循环的 AACD-CPR 操作示范。

4.评价方法

两组均采用理论考核、技能考核及问卷调查,考核评分的教师为不参与此次教学的急诊科副主任医师 2 名。1 名教师负责所有学员的技能考试,另 1 名教师负责理论考试、试卷评阅、问卷调查的发放和回收。具体如下。①理论考核(单选题 20 题,5 分/题,共计 100 分,时间 20 min)。②技能考核(时间 10 min):要求学员根据提供的病例资料,模拟 CPR 急救场景,选择正确的 CPR 方法,高质量完成考核量表的所有项目。考核项目详见附表 2-36。③问卷调查(时间 10 min)。采用自行设计的问卷对两组学员进行调查。内容包括是否认可教学方法、增加学习兴趣、提高思维能力等 9 个方面,选项包括同意和不同意。该问卷克朗巴赫系数为 0.939,属于高信度;KMO 值为 0.873(>0.7),说明问卷的结构效度良好。④对成绩和问卷进行统计分析。

附表 2-36 郑州人民医院两组 AACD-CPR 培训技能考核项目及评分标准(分)

考核项目	评分标准
正确选择复苏方法(10 分)	安全意识;选择 AACD-CPR(选择 STD-CPR 不得分)
评估并启动急救系统(25 分)	判断意识;大声呼救;判断呼吸;触摸脉搏;5~10 s 同步完成以上项目
腹部提压质量评价(45 分)	开放气道;开机准备;提压部位;吸附腹部;提压频率;提压力度;操作手法;五个循环(共 10 分,每少 2 个循环扣 5 分)
复苏后评估及处理(20 分)	再次判断呼吸;再次判断脉搏;复苏后处理;关机移除

每个项目 5 分。

5.统计学分析

应用 SPSS 22.0 软件,考核成绩属于客观指标,若符合正态分布,且方差齐,以 $\bar{x}\pm s$ 表示,采用两独立样本 t 检验,否则,采用非参数秩和检验;问卷属于主观成绩,计数资料采用频数和百分比[例(%)]表示,采用 χ^2 检验,$P<0.05$ 为差异有统计学意义。

(二)结果

1.考核成绩比较

试验组的理论成绩、技能成绩、综合成绩均高于对照组,两组差异有统计学意义(均 $P<0.05$),见附表 2-37。

附表 2-37　郑州人民医院 AACD-CPR 培训两组学员考核成绩的比较(分,±s)

组别	例数	考核项目		
		理论成绩	技能成绩	综合成绩
对照组	30	86.17±6.52	78.50±5.44	81.57±4.13
实验组	30	89.83±5.33	84.17±5.43	86.43±4.43
t 值		−2.38	−4.04	−4.40
P 值		<0.05	<0.05	<0.05

综合成绩=理论成绩×40%+技能成绩×60%。

2.问卷调查比较

采用自行设计的问卷对两组学员进行调查。本次调查共发出问卷 60 份,有效问卷回收率 100%。结果显示,两组在认可教学方法、提高自主学习能力、能够掌握理论知识及技能操作方面的满意度,差异均无统计学意义(均 $P>0.05$);而试验组在增强学习兴趣、提高思维能力、深化学习印象、增强思考主动性、强化理论与临床桥接方面的满意度优于对照组,差异均有统计学意义(均 $P<0.05$),见附表 2-38。

附表 2-38　郑州人民医院 AACD-CPR 培训两组学员对其教学方法效果的评价[例(%)]

组别	例数	问卷项目								
		认可教学方法	增加学习兴趣	提高思维能力	深化学习印象	增强思考主动性	提高自主学习能力	能够掌握理论知识	能够掌握技能操作	强化理论与临床桥接
对照组	30	18(60.0)	12(40.0)	8(26.7)	16(53.3)	6(20.0)	10(33.3)	24(80.0)	19(63.3)	18(60.0)
试验组	30	27(90.0)	26(86.7)	17(56.7)	24(80.0)	21(70.0)	12(40.0)	20(66.7)	22(73.3)	28(93.3)
x^2 值		7.20	14.07	5.55	4.80	15.15	0.29	1.36	0.69	9.32
P 值		>0.05	<0.05	<0.05	<0.05	<0.05	>0.05	>0.05	>0.05	<0.05

(三)讨论

1. CTTM 教学法应用于 AACD-CPR 培训有利于提高学习成绩

本研究结果显示,试验组不论是理论成绩($t=-2.38$,$P<0.05$),还是技能成绩($t=-4.04$,$P<0.05$)均高于对照组,两组差异有统计学意义,这与张伟丽等的研究结果相似。从

综合成绩来看，试验组（86.43±4.43分）高于对照组（81.57±4.13分），两组的差异有统计学意义（$t=-4.40$，$P<0.05$）。但是，问卷调查结果表明，在认可教学方法、掌握理论知识和技能操作方面的满意度，两组的差异均无统计学意义（均 $P>0.05$）。可能原因：①学员已经习惯了长期沿用的以教师讲座为主的传统教学方法，而AACD-CPR的理论知识相对简单，操作要点较少。②我院的专业技能训练平台在完成正常教学、科研任务的前提下，配备的仪器设备面对规培学员全天候、全方位开放使用，使其能在教师理论和技能授课后，利用课余时间自主选择技能训练时间和内容，帮助其巩固相关的理论及技能知识。因此，在认可教学方法的同时，为达到自身发展的学习需求，学员也能达到掌握AACD-CPR理论知识和技能操作的学习目标。③本研究试验组是在CBL的基础上，结合立体教学法，将CTTM教学法应用到AACD-CPR培训中。而先前的研究结果显示，CBL不仅是一种有效的学习工具，还是仅次于"临床教学"的最佳教学方法，但鉴于研究证据不足，Thistlethwaite等纳入173篇文献，对CBL在卫生职业教育中的有效性进行了系统评价，结果显示，CBL确实可以提高学员的学习效果。此外，中医系统评价也得出了相同的结果。综上所述，在教学方法认可度差异不大、达成培训目标的基础上，CTTM教学法应用于AACD-CPR培训有利于提高理论成绩和技能成绩。

2. CTTM教学法应用于AACD-CPR培训有利于提高思维能力和增强思考主动性

本研究问卷结果显示，在提高思维能力、增强思考主动性方面的满意度，两组差异有统计学意义（均 $P<0.05$），而在提高自主学习能力方面的满意度，两组差异不具有统计学意义（$P>0.05$）。究其原因，一是培训教程发放给学员的时间距离培训时间太短，规培学员临床任务繁重，两组学员均未能预留足够时间去提前熟悉教材内容、查阅相关书籍和文献。二是对照组采用传统教学法，以教师讲座为主，对学员提问较少，导致学员积极性不高、注意力容易分散。而实验组采用CTTM教学法，教师会针对案例中的各个模块提出问题，组织全体学员进行讨论，吸引和鼓励学员思考。三是传统教学内容枯燥、抽象化，而CTTM教学法可以将抽象、枯燥的理论知识变得形象、生动，有助于学员对知识的理解和掌握，培养学员的临床思维能力，可以立体多维度展现培训内容，既强调教师的组织指导作用，也重视培养学员的主动思考、主动学习能力，实现教与学的优化组合，确立学生在教学过程中的主体地位。因此，CTTM教学法应用于AACD-CPR培训有利于提高思维能力和增强思考主动性。

3. CTTM教学法应用于AACD-CPR培训有利于增加学习兴趣、深化学习印象和强化理论与临床桥接

本研究问卷结果表明，在增加学习兴趣、深化学习印象、强化理论与临床桥接方面的满意度，两组差异均有统计学意义（均 $P<0.05$）。对于增加学习兴趣、强化理论与临床桥接方面，这与祖雄兵等的研究结果类似，表明CTTM教学法不仅不影响学员对各项知识点的掌握，还可以增加学员学习的动力、兴趣和解决实际问题的能力。对于深化学习印象方面，以往的研究提示，CBL已得到了大多数教师的认可，广泛应用于医学领域，供准备从事临床和临床在岗人员学习，与传统教学相比，CBL更有助于知识的保留及其应用，有助于学员在工作后回忆相关知识。而CTTM教学法是在CBL的基础上，结合立体教学法，也在多个学科的教学实践中取得良好的教学效果，显示出传统教学法无法比拟的优点，成功实现由单一化到立体化的转变，集多种教学法于一体，同时发挥多角度、大

信息量和系统性的教学优点,深化了学员的学习印象。而针对强化理论与临床桥接方面,本研究的试验组采用 CTTM 教学法,通过展示内容新颖丰富的教学课件,分模块提问及讲解知识点,帮助学员回顾 AACD-CPR 案例的发病情况、复苏过程和转归,以及教师在模拟人身上进行技能示教,重现案例中的急救流程及场景,这都体现了理论与临床实践的紧密联系。

4. 结论

尽管在 AACD-CPR 培训中采用 CTTM 教学法取得了明显的效果,但该教学法使用时间短、范围较小,学员对该教学法的认可度不太高。要想在今后教学中更好地发挥 CTTM 教学法的优势,不仅对教师教学理念及综合教学能力提出了更高的要求,还需要教师在以后的教学工作中不断修正与完善 CTTM 教学。该教学方法经过进一步充实后,可能会在教学科研中发挥更大作用。

注:此文章发表在《中华应急卫生电子医学杂志》2019 年 12 月第 5 卷第 6 期。

参考文献

[1] ZHANG S ,YING X C, XIN S .Clinical analysis of $PetCO_2$ in predicting abdominal lifting and compression CPR[J]. J Complement Med Alt Healthcare, 2017,3(3): 555611.

[2] Xin S, Zhang S, Wang H, et al. Effect of active abdominal compression-decompression cardiopulmonary resuscitation on oxygen metabolism and prognosis in patients with cardiac arrest[J]. ARC Journal of Anesthesiology, 2017,2(4):24-31.

[3] LEDERER W, MAIR D, RABL W, et al. Frequency of rib and sternum fractures associated with out-of-hospital cardiopulmonary resuscitation is underestimated by conventional chest X-ray[J]. Resuscitation,2004, 60(2): 157-162.

[4] NEUMAR R W, OTTO C W, LINK M S, et al. Part 8: adult advanced cardiovascular life support: 2010 American Heart Association Guidelines for Cardiopulmonary Resuscitation and Emergency Cardiovascular Care [J]. Circulation, 2010, 122 (18 Suppl 3): S729-S767.

[5] CALLAWAY C W, DONNINO M W, FINK E L, et al. Part 8: post-cardiac arrest care: 2015 American Heart Association Guidelines Update for Cardiopulmonary Resuscitation and Emergency Cardiovascular Care [J]. Circulation, 2015, 132 (18 Suppl 2): S465-S482.

[6] 汪宏伟,沙鑫,张思森,等. $PetCO_2$ 对腹部提压 CPR 救治效果及血清 S100B 蛋白对脑功能预测价值的研究[J]. 中华危重病急救医学,2018,30(2):117-122.

[7] Eisenberg M S. Resuscitate: How your community can improve survival from sudden cardiac arrest[M]. Seattle :University of Washington Press,2013.

[8] ZHANG S, LIU Q, HAN S, et al. Standard versus abdominal lifting and compression CPR[J]. Evid Based Complement Alternat Med,2016,2016: 9416908.

[9] 刘婷,张思森. 案例式立体教学法在腹部提压心肺复苏培训中的应用研究[J]. 中华卫生应急电子杂志,2019, 5(6): 355-359.

[10] 中国研究型医院学会卫生应急学专业委员会,中国研究型医院学会心肺复苏学专业委员会,河南省医院协会心肺复苏专业委员会. 创伤性休克急救复苏新技术临床应用中国专家共识(2019)[J]. 中华卫生应急电子杂志,2019, 5(1): 1-6.

[11] 岑颖欣,张思森,焦宪法,等. 对比腹部提压 CPR 与胸外按压 CPR 对窒息性心搏骤停患者术后脑功能预后的影响[J]. 中华危重病急救医学,2018,30(6):549-553.

[12] 刘婷,刘青,付晓丽,等. 多学科协作教学模式在全科医师心肺复苏临床教学中的应

用研究[J]. 中华医学教育杂志,2019, 39(12): 901-904.

[13] 沙鑫,张思森,汪宏伟,等. 腹部提压 CPR 对心搏骤停患者氧代谢及预后的影响[J]. 中华危重病急救医学,2017,29(12):1117-1121.

[14] 刘青,张思森,彭丹洋,等. 腹部提压法急救复苏效果临床观察[J]. 中华危重病急救医学,2015, 27(12): 1011-1012.

[15] 黎敏,宋维,欧阳艳红,等. 腹部提压心肺复苏的临床应用[J]. 中华危重病急救医学,2016, 28(7): 651-653.

[16] 王立祥,宋维,张思森,等. 腹部提压心肺复苏多中心临床实验报告[J]. 中华急诊医学杂志,2017, 26(3): 333-336.

[17] 戚文涛,彭丹洋,张思森,等. 腹部提压心肺复苏法救治心搏骤停临床疗效观察:附 57 例病例报告[J]. 中华危重病急救医学,2016, 28(7): 654-656.

[18] 王国涛,张思森,刘青,等. 腹部提压心肺复苏临床应用研究:附 40 例报告[J]. 中华急诊医学杂志, 2015, 24(11): 1264-1267.

[19] 中国腹部提压心肺复苏协作组. 腹部提压心肺复苏专家共识[J]. 中华急诊医学杂志,2013, 22(9): 957-959.

[20] 李会清,王立祥. 经腹实施心肺复苏方法的进展[J]. 中华急诊医学杂志,2011, 20(5):551-554.

[21] 中国腹部心肺复苏协作组. 经膈肌下抬挤心肺复苏共识[J]. 中华急诊医学杂志,2014, 23(4): 369-370.

[22] 王红宇,张思森,高白. 颈动脉搏动实时超声检测对胸外按压 CPR 效果评价的可行性研究[J]. 中华危重病急救医学,2019,31(3):309-312.

[23] 舒延章,张思森,孟庆义. 咳嗽心肺复苏:机制、临床应用及局限性[J]. 临床急诊杂志,2019, 20(5): 416-417, 422.

[24] 中国研究型医院学会心肺复苏学专业委员会. 新型冠状病毒肺炎相关心搏骤停患者心肺复苏专家共识[J]. 解放军医学杂志,2020, 45(4): 345-359.

[25] 王立祥,宋维,张思森. 胸部按压 CPR 与腹部提压 CPR[J]. 中华危重病急救医学,2017, 29(12): 1057-1061.

[26] 岑颖欣,张思森,舒延章,等. 郑州市院外心搏骤停普查及 CPR 预后相关因素:2016 至 2018 年病例分析[J]. 中华危重病急救医学, 2019, 31(4): 439-443.

后　记

自古以来，国人对复苏的探究，上下求索，追寻的脚步从未停止。时过境迁，纵观现代中国心肺复苏事业发展之路，其突破性进展可谓寥寥无几，尤其是心肺复苏成功率及生存率并无大的改善；以往过多从单一技术层面考量，忽略了我国现代心肺复苏整体技术的融合，致使导向性总体战略理念缺乏、顶层设计缺陷，弱化了国际竞争力。如何明确方向、立足本土、把控规律、实现复兴，制定科学严谨、实事求是地整合中国心肺复苏发展技术势在必行。

临床实践证明，无论是标准CPR方法，还是改良的胸部按压CPR都有一定的局限性，并且施救者必须保证足够的按压力度和按压幅度，否则容易导致新损伤发生。复苏时，口对口人工呼吸存在着增加传染疾病的可能，故有时被施救者拒绝，使CPR的有效实施受到了阻碍。针对标准CPR存在的诸多问题，“腹部按压”新方法应运而生，受到了人们的关注。

Geddes、Pargett等采用动物猪模型中进行腹部按压复苏试验，用冠状动脉灌注指数(Coronary artery perfusion index，CPI)作为观察指标评价传统CPR与单纯腹部按压(Only abdominal compressions，OAC)CPR的复苏效果，结果证实OAC能增加冠状动脉灌注率，且不损害其他脏器功能。在产生有效循环和冠状动脉血流同时，能够提供足够的通气。这些试验结果，为腹部复苏方法的实施提供了试验依据。有研究发现，每次胸外按压后如果插入一次腹部按压，可以使CPR产生的血流加倍。与传统CPR比较，在腹部节律按压可提高冠状动脉灌注率约60%，且不损害脏器功能。这些研究结果都为OAC-CPR方法的产生间接提供了理论依据。

王立祥等设计了心肺复苏腹部提压设备，研制了吸盘试吸附于腹部的装置，在吸盘两侧分别装上手柄，双手有节律地提拉和按压。该仪器的发明具有划时代的意义，使腹部心肺复苏思想得以从理论转化为实践，使胸部心肺复苏、下肢心肺复苏理论能够在临床实践中有机结合起来，是胸-腹-肢立体心肺脑复苏理念形成的关键所在。众所周知，联系和发展是唯物辩证法的总特征，心肺复苏的前进与发展注定不能孤立短视，胸-腹-肢立体心肺脑复苏理念的提出，奠定了中国心肺复苏整合技术的发展之路。

1.胸-腹-肢立体心肺脑复苏整体观　人体与自然界乃是一个整体，密不可分。自然界的变化随时影响着人体，人类也在适应自然和改造自然的过程中维持正常生命；人体自身同样为有机的整体，其各个组成部分之间在结构上不可分割，在功能上协调补充，在病理上相互影响，这种机体自身整体性和内外环境统一性即为整体观念。整体观念对于心肺复苏而言强调我们的研究思维方式不能“头疼医头，脚疼医脚”的定式孤立，而要将胸–腹–肢立体心肺脑复苏之整体观加以灵活应用。人为整体,其中的每个部分都联系紧密,互为因果关系,牵一发而动全身。在遇到单一胸外按压禁忌或不能达到理想复苏效果时,另辟蹊径,转而应用腹部提压心肺复苏技术,就是在单一胸外心脏按压的基础上,加用了腹部这一阵地。腹部提压心肺复苏技术的应用,弥补了传统心肺复苏方法的缺陷、规避了传统胸外按压的禁忌、完善了传统胸外按压的不足,“胸路”不通,走“腹路”,其效果卓然。当我们在抢救过程中遇到一路不通时,要立即转变思想,开阔思维,整合思路,整体把控则会别有洞天。这就是源自于胸–腹–肢立体心肺脑复苏之整体观念。

2.胸–腹–肢立体心肺复苏时空观 时间和空间的观点是人类在长期的生产生活和历史实践过程中所形成,并逐渐认识到空间、时间与具体实物运动的一定联系。布鲁诺、伽利略主张时间、空间是物质存在的绝对形式,并提出时空无限的思想,即时空观念。时空观对于心肺复苏技术来讲,是时间上的把握,空间中的协调。辩证唯物主义时空观认为,时间是一维的,过去、现在、和未来。如从时间要素来考量,在过去态方面,应关注心搏骤停前的预防与处理,在现在态中,应关注心搏骤停时间对复苏方法有效性的影响以及心搏骤停时间不明确的患者,其心肺复苏方法的特殊性。在未来态中,则强调心搏骤停后的处理,停搏后近期与远期的处理应有各自的特点。何忠杰教授这些年来一直在倡导急救白金 10 min 的理念,就是在有限的时间内,对患者施以更好的救治,以达到最大限度地挽救生命。上述都是从时间的角度去换得生存的空间,那我们何尝不可以反相思维,用空间的屈伸来换得时间的延长呢?人体的上胸中腹和下肢,包含上中下,就是一个立体的复苏空间体系。这其中胸部、腹部与肢体,都是空间中的组成部分。进行胸–腹–肢立体心肺脑复苏时,在胸外按压的放松期压缩患者的肢体,患者下半身的血液就会在短时间内转移到身体上半部,也就是会有 500~1 000 mL 的血液被挤到中心循环,促使全身血流的再分配,增加主动脉和颈动脉内血容量,从而升高平均动脉压,改善心肺复苏患者神经系统的预后,增加心肺复苏患者抢救成功概率,某种意义上说这种全身肢体的屈伸就形成了空间上的变化;在进行腹部提压心肺复苏过程中,通过提拉与按压患者腹部,引起腹腔容积改变从而使腹内压和胸内压产生变化,充分利用“腹泵”“胸泵”“肺泵”“心泵”及“血泵”机制,起到了良好的复苏效果。以上范例,都是在空间的变化过程中不断量变积累最终达到本质上的改变,使结果豁然开朗,这就是源于胸–腹–肢立体心肺复苏脑之时空观。

3.胸–腹–肢立体心肺复苏系统观 系统观是由相互作用相互依赖的若干组成部分结合而成的,是具有特定功能的有机整体,同时这个有机整体又是从属于更大系统的组成部分。人体系统是能够完成一种或者几种生理功能的多个器官按照一定的次序组合在一起的结构,它们互为影响与依存,即各有作用,又不能独立存在,此为系统观念。系统观对于胸–腹–肢立体心肺脑复苏理念来讲,不是指单一的胸、腹或者肢体的心肺复苏技术,而是将其视为一个整体,重视其系统的打造,包括心肺脑复苏的完全统一,落脚点在于既要重视心肺,更要注意脑保护与脑复苏。

众所周知,心搏骤停后损伤并非只是单一某个组织或心肺等器官的损伤,大脑缺血、缺氧以及 CPR 过程中脑灌注不足所造成的神经损伤及功能障碍,是造成 CPR 后患者存活率低、神经功能不可逆损害的重要原因。因而尽早增加脑循环血流和血氧供给以维持脑组织灌注,这对 CPR 的脑保护至关重要。单一的胸外按压显然不能满足危重患者生理功能的需要,故 CPR 的发展方向应更加重视系统建设,以实现全方位的复苏。插入式腹部按压心肺复苏术,即在标准胸外按压的基础上于胸外按压的放松期加入腹部按压,其作用机制的关键在于利用腹主动脉反搏最大化地提高主动脉脉冲压力,产生一个动静脉压差,从而保障重要器官、组织的血液灌注。大量文献报道了插入式腹部按压心肺复苏方法,增加了颈动脉血流量,提高了脑灌注压,是一项有利于脑复苏的循环支持技术,将胸部按压系统与腹部按压系统两者互为帮衬完美结合,达到了一加一大于二的效果,就是源于胸-腹-肢立体心肺脑复苏之系统观。

4.胸-腹-肢立体心肺脑复苏方法 方法是解决一切问题的门路和程序。对于心肺复苏来说,只要是可以挽救患者生命,都是好的方法。早在几百年前,欧洲人对溺水者应用马背复苏法,将患者置于马背上,让马不断地跳跃颠簸,就这样经过一段时间,复苏成功了。国人也有类似的方法,将溺水的孩子放到施救者肩上,让施救者抬高腿不停地跑步,也同样成功挽救了生命。这是很经典的案例,就是因人施法、因地施法、因材施法的典范。通过震荡和颠簸,挤压被救者的腹部与胸部,同一时间发挥"胸泵和腹泵的作用",这种对胸腹部的挤压与震荡,使腹腔内的压力发生变化,连带膈肌上下移动起到了腹式呼吸的作用,相当于胸-腹-肢立体心肺脑复苏"肺泵"的原理,也就是腹部心肺复苏术的雏形。在当代基于循环与呼吸的解剖及生理基础,结合心肺复苏个体化临床实践,笔者提出了腹部提压、经膈肌下抬挤、胸腹联合按压、插入式腹主动脉按压、腹部通气、体位加压、胸腹提压、腹部舒缩、充气加压下肢等系列心肺复苏方法。如插入式腹主动脉按压是在实施标准 CPR 的同时,于胸外按压的放松期按压腹主动脉,增加心脑循环血流,就是主动脉反搏技术与传统 CPR 方法的有机结合。腹部提压 CPR 法是借助于自行设计的腹部提压装置来实施的。将提压板平置于患者中上腹部,利用其负压技术形成的负压装置,保证了底板与腹部皮肤的紧密连接,施救者在患者侧方通过提压手柄以 100 次/min 的频率连续交替向下按压与向上提拉,按压力度 40~50 kg,上提力度 20~30 kg。胸-腹-肢立体心肺脑复苏之法就是将人体的几个部位和相关因素置于不同的时间和空间中去考量,其部位的最佳组合和多种因素的有机配合,方能取得更好的效果。

5.胸-腹-肢立体心肺脑复苏之模式 模式是事物的发展样式。胸-腹-肢立体心肺脑复苏之模式是指通过胸部、腹部、肢体以不同的复苏模式进行排列组合,以达到最佳的复苏效果。以胸腹为例,心肺复苏指南从最初 5:1、15:2 到现行推荐胸外按压与人工通气比为 30:2 的比例调整,正是为了减少胸外按压的间断,然而这种在胸外按压人工循环终止后再给予人工通气,人为地将人工通气与胸外按压孤立开来,造成了建立循环而不能兼顾呼吸的缺陷性,而笔者在前期动物实验和临床实践得到腹部提压心肺复苏在兼顾循环的同时又可产生有效通气量的可喜成果,此时可以在指南推荐的 30:2 胸外按压时,30 次胸外按压后,2 次人工通气时,进行两次腹部提压,可兼顾循环呼吸。1992 年国际心肺复苏指南提出并一直沿用至 2010 年指南的插入式腹部按压法,也是胸与腹的组合复苏,该方法操作是在标准胸外按压基础上,于放松期按压腹中部、脐与剑突之间,与胸外按压具有类似按压深度、频率和节律,增加舒张期主动脉压力和静脉回流,改善冠状动脉与脑血管等血流灌注。总之,依据个体化复苏理念,将胸-腹-肢心肺脑复苏方法科学排列、搭配与组合,可达到事半功倍的复苏效果。